现代儿科疾病诊疗研究

孙莹莹 等 主编

吉林科学技术出版社

图书在版编目（CIP）数据

现代儿科疾病诊疗研究 / 孙莹莹等主编 . -- 长春 : 吉林科学技术出版社 , 2024.3

ISBN 978-7-5744-1099-2

Ⅰ . ①现 … Ⅱ . ①孙 … Ⅲ . ①小儿疾病－诊疗－研究 Ⅳ . ① R72

中国国家版本馆 CIP 数据核字 (2024) 第 059756 号

现代儿科疾病诊疗研究

主　　编　孙莹莹　等
出 版 人　宛　霞
责任编辑　张　楠
封面设计　刘　雨
制　　版　刘　雨
幅面尺寸　185mm × 260mm
开　　本　16
字　　数　311 千字
印　　张　14.375
印　　数　1~1500 册
版　　次　2024 年 3 月第 1 版
印　　次　2024 年12月第 1 次印刷

出　　版　吉林科学技术出版社
发　　行　吉林科学技术出版社
地　　址　长春市福祉大路5788 号出版大厦A 座
邮　　编　130118
发行部电话/传真　0431-81629529 81629530 81629531
81629532 81629533 81629534
储运部电话　0431-86059116
编辑部电话　0431-81629510
印　　刷　廊坊市印艺阁数字科技有限公司

书　　号　ISBN 978-7-5744-1099-2
定　　价　84.00元

前 言

随着科学技术的迅猛发展，医学也发生了日新月异的变化，儿科疾病的理论和诊断技术也有了很大的提高。应用先进的诊断技术和治疗方法对小儿疾病给予及时的、正确的治疗，以促进小儿早日康复并健康地发育成长。本书在编写过程中参考了国内外相关文献，编入最新的诊疗方法，力求反映本专业的最新动态。

本书内容包括儿科学疾病、新生儿窒息、神经系统疾病、呼吸系统疾病、循环系统疾病、泌尿系统疾病、变态反应性疾病和小儿常见危重急症。本书条理清楚，重点突出，内容紧密结合临床，实用性强，既有一定深度和广度，又有实际应用价值，同时结合了编者的学术创见，是一本实用性较强的读物。

由于编者的水平有限，难免有疏漏错误之处，诚恳希望同行和广大读者批评指正。

目录

第一章　儿科学疾病

第一节　小儿疾病的特点

小儿并非成人简单的缩影，在临床上小儿与成年人有很多不同之处，年龄越小，差别越大。表现在疾病种类、病理、临床表现以及预后各个方面与成人的不同构成了儿科特点。

一、种类

如婴幼儿患先天性疾病、遗传性疾病、感染性疾病较成年人为多；心血管疾病中小儿常见先天性心脏病，而很少患高血压、冠心病等。如同为肺炎，小儿易患支气管肺炎，而成年人则以大叶性肺炎多见。

二、临床表现

婴幼儿高热常易引起惊厥，而成年人则很少单纯高热引起惊厥者；低钙血症在婴幼儿常引起全身惊厥，而成年人则表现为手足搐搦，新生儿严重感染时常表现为精神萎靡、面色发灰、拒奶、体温不升等非特异性症状。因此家长及医护人员对病情的密切观察在儿科是至关重要的。

三、诊断

由于不同年龄的病儿所患疾病种类和临床表现不同，因此诊断时必须重视年龄因素。如 3 岁以上小儿一般很少有首次高热惊厥发作，而在 6 个月～3 岁小儿则较常见。又如学龄前儿童患风湿病很少，但在学龄期儿童则较多等。

四、治疗

小儿由于免疫机能差、代偿能力有限，多数患病后病情重、发展快、易有并发症，因此强调抓紧时间，及时采取有力的治疗措施。由于小儿体液调节能力差，病后极易因摄入不足、异常丢失过多而发生水、电解质和酸碱平衡紊乱，故小儿液体疗法的实施颇为重要。

五、预后

一方面，儿童患病起病急、变化快、调节能力差，因此小儿疾病病死率显著高于成人。年龄越小，病死率越高，因此对新生儿及小婴儿患病更为密切、细致观察病情变化，及时采取措施，以改善预后。另一方面小儿生长旺盛，机体修复能力强，如诊断治疗正确及时，虽病情危重，大多可望痊愈。

医学遗传学是近年来进展速度很快的学科。它研究人类遗传与疾病的关系，迄今已发现 3000 多种人类的遗传疾病，尤其在儿科学中占有重要地位，例如先天畸形为新生儿、婴幼儿甚至整个小儿时期主要的死亡原因，而很多遗传性智力发育障碍的儿童是一个突出的社会问题。为了保证小儿的健康，减少社会大量经济和精神负担，对遗传性代谢性疾病的研究，可以阐明其发病理论，并提供正确的诊疗和预防措施。目前，最重要的是如何避免出生有遗传性代谢性疾病患儿，应积极开展优生优育宣传，注意做好如下三点：①胎儿的产前检查和终止妊娠；②携带者的检查和防止近亲结婚；③搞好计划生育。通过以上措施，至少能减少 1/4 ～ 1/3 的遗传性代谢性疾病。近年来，对此类疾病的治疗有了较大的进展，包括环境工程和基因工程两大类，前者通过改善内、外环境因素 (如饮食、药物、手术、脏器移植) 以纠正代谢紊乱，改善症状；后者系用人工方法改造和修补有缺陷的基因，以期达到治疗的目的 (如将半乳糖血症患儿的皮肤纤维母细胞培养，加入载有自大肠埃希氏菌切下来的半乳糖转化酶基因的噬菌体，噬菌体侵入纤维母细胞，使这些细胞获得半乳糖转移酶基因，从而使细胞内半乳糖转化酶活性增高，并能维持 8 ～ 10 个细胞世代以上)。基因工程疗法取得了初步的成果，但目前仍有许多问题有待于继续探索。

第二节　小儿病历和体格检查

认真而详细地询问病史和正确而仔细的体格检查，是诊治疾病的依据。儿科病史询问及体格检查的内容与方法，虽与成年人的病史及体格检查基本相同，但也有儿科的一些特点。

一、儿科病例的特点

1. 询问病史的方法

要注意儿童年龄特点，年幼儿病史可通过照看人员获得，而年长儿可自己叙述病史，但有时害怕治疗，不肯说出真实病情。医生采集病史时一定要注重与家长和患儿的沟通，取得患儿及家长信任。同时要尊重家长和孩子的隐私并为其保密。不能用暗示的言语诱导家长给予主观期望的回答，以免给诊断造成困难。

2. 询问的内容

(1) 一般内容：正确记录患儿的姓名、性别、年龄、出生地、种族、父母或抚养人的姓名、职业、年龄、文化程度、家庭住址、联系电话、病史叙述者与病儿的关系以及病史的可靠程度。

(2) 主诉：是患儿本次就诊最主要的原因，即为患儿感觉最痛苦或最明显的症状或体征，同时注明发病时间。

(3) 现病史：要详细记述患儿病后的病情发生、发展、演变情况及伴随症状，发病后的诊疗经过及结果等方面的全过程，以及与鉴别诊断有关的阳性或阴性资料等。

要特别注意：①询问主要症状的特点，及有鉴别意义的相关症状及阴性症状；②病后小儿的一般情况；③已经做过的检查和结果；④已经进行过治疗的病人要询问用药的情况；⑤询问近期是否有传染病接触史。

(4) 个人史：根据不同的年龄和不同的疾病在询问时要各有侧重。①出生史：母孕期营养及健康情况，胎次、胎龄、生产方式 (顺产或难产)，出生时有无窒息或产伤情况。②喂养史：对婴幼儿应详细询问喂养方式，加添辅食的情况，断奶日期及有无困难；年长儿应询问饮食习惯，现在的食谱、食欲、有无偏食和吃零食，以及大便情况。③生长发育史：3 岁内患儿应详细询问何时能竖头、会笑、认人、抬头、坐、爬、立、走路及说话；前囟闭合及出牙时间等；身高、体重增长情况及其生长发育监测曲线。对入学儿童，询问其学习成绩、体格锻炼情况及与老师、同学的关系以及本人性格、行为特点及与家人和同学相处关系等情况。④预防接种史：曾接种过的疫苗种类，记录接种年龄、是否有不良反应及最近一次的接种时间。⑤生活史：患儿的居住条件，生活是否规律，睡眠及个人卫生习惯，是否经常进行户外活动，以及家庭周围环境、是否饲养宠物等。

(5) 既往史：需详细询问既往患过的疾病、患病时间和治疗结果；着重了解是否患过或接触过急、慢性传染病；记录发病年龄、治疗或手术经过、是否有后遗症。另外要记录有无食物及药物过敏史。

(6) 家族史：询问父母年龄、职业和健康状况，是否近亲结婚；患儿的母亲历次妊娠及分娩状况；家庭成员及密切接触者的健康情况，同胞健康情况，家族中是否有遗传病及传染病的成员。

二、小儿体格检查的特点

1. 小儿体格检查的方式

(1) 一般状况：在询问病史的过程中，就要留心观察小儿的营养发育情况、神志、表情、对周围事物的反应、皮肤颜色、体位、行走姿势和孩子的语言能力等。

(2) 一般测量：包括体温、呼吸、脉搏、血压、体重，必要时测量身长 (高)、头围、前囟大小、胸围、坐高及上下部量。

①体温：可根据小儿的年龄和病情选用测温的方法。A. 腋温法：最常用，36 ～ 37℃为正常。B. 口温法：准确方便，适于神志清楚而且配合的 6 岁以上的小儿，37℃为正常。C. 肛温法：测温时间短、准确，36.5 ～ 37.5℃为正常，1 岁以内小儿、不配合的儿童以及昏迷、休克患儿可采用此方法。D. 耳温法：用耳温测定仪插入外耳道内，20 秒左右即可测试完，准确快速，不会造成交叉感染，但仪器贵，目前临床比较少用。

②呼吸、脉搏：应在小儿安静时进行。小儿呼吸频率可通过听诊或观察腹部起伏而得，也可将棉花少许置于小儿鼻孔边缘，观察棉花纤维的摆动而得。对年长儿一般选择较浅的动脉如桡动脉来检查脉搏，婴幼儿最好检查股动脉或通过心脏听诊来检测。

③血压：测量血压时应根据不同的年龄选择不同宽度的袖带，一般来说，袖带的宽度应为上臂长度的 1/2 ～ 2/3。新生儿多采用多普勒超声监听仪或心电监护仪测定血压。年龄越小，血压越低。不同年龄小儿血压的正常值可用公式推算：收缩压 (mmHg)=80+(年龄 ×2)，舒张压为收缩压的 2/3。

(3) 皮肤及皮下组织：应在自然光线下仔细观察皮肤的颜色，有无苍白、黄染、发绀、潮红、皮疹、瘀点 (斑)、脱屑、色素沉着，毛发有无异常，触摸皮肤的弹性、皮下组织及脂肪的厚度、有无水肿及水肿的性质。

(4) 淋巴结：包括淋巴结的大小、数目、活动度、质地、有无粘连和 (或) 压痛等。

(5) 头部及其器官。

①头颅：观察大小、形状，必要时测量头围；头颅有无枕秃、畸形、头颅颅缝闭合情况；囟门大小、张力、是否隆起或凹陷；颅骨有无软化。

②面部：有无鼻周青紫和鼻翼翕动；有无特殊面容、眼距宽窄、鼻梁高低，注意双耳位置和形状等。

③眼、耳、鼻：有无眼睑浮肿和下垂、眼球突出、斜视、结膜充血、眼分泌物、角膜混浊、瞳孔大小、形状、对光反应；检查双外耳道有无分泌物、局部红肿及外耳牵拉痛，若怀疑有中耳炎时应用耳镜检查鼓膜情况；观察鼻形、注意有无鼻翼翕动、鼻腔分泌物及通气情况。

④口腔：口腔内有无异常气味；有无张口呼吸；唇有无苍白、发绀，有无疱疹、皲裂、溃疡、畸形、色素沉着；牙齿数目、形状，有无龋齿；牙龈色泽，有无肿胀、溃疡、出血及溢脓；舌的形态及大小，有否颤动，有无溃疡、是否伸出口外；舌系带有无溃疡或过短；口腔黏膜颜色，有无瘀点、溃疡、麻疹黏膜斑、鹅口疮，腮腺管开口情况；腭有无腭裂、上皮珠；咽有无充血、溃疡、疱疹等；扁桃体是否肿大，有无充血、分泌物和假膜；喉有无声音嘶哑、失声及喘鸣声。

(6) 颈部：有无斜颈、短颈或蹼颈等畸形，颈椎活动情况，有无颈肌张力增高或弛缓等；甲状腺有无肿大；气管是否居中；颈静脉充盈及搏动情况。

(7) 胸部。

①胸廓：观察胸廓是否对称，有无畸形，如鸡胸、漏斗胸、肋骨串珠、肋膈沟和桶状胸，有无三凹征 (即胸骨上窝、肋间隙和剑突下吸气时凹陷) 和呼吸运动异常。

②肺脏：

A. 视诊：应注意呼吸频率和节律有无异常，有无呼吸困难和呼吸深浅改变；吸气性呼吸困难时可出现“三凹征”，呼气性呼吸困难时可出现呼气延长。

B. 触诊：在年幼儿可利用啼哭或说话时进行。

C. 叩诊：因小儿胸壁薄，叩诊反响比成年人轻，故叩诊时用力要轻或可用直接叩诊法 (用两个手指直接叩击胸壁)。

D. 听诊：听诊时尽量保持小儿安静，因正常小儿呼吸音较成人响，呈支气管肺泡呼吸音，应注意听腋下、肩胛区及肩胛下区有无异常，肺炎时这些部位较易听到湿啰音。

③心脏：

A. 望诊：注意观察心前区是否隆起，心尖搏动部位于第四肋间锁骨中线偏外侧，心尖搏动范围在 2 ～ 3cm。

B. 触诊：主要检查心脏搏动的位置及有无震颤，并应注意震颤出现的部位和性质。

C. 叩诊：通过叩心界可估计心脏大小、形状及其在胸腔的位置。心界叩诊时用力要轻，3 岁以内婴幼儿一般只叩心脏左右界。

D. 听诊：应在安静环境下进行，听诊器的胸件要小。小婴儿心间部第一心音与第二心音响度几乎相等；随年龄的增长，心尖部第一心音较第二音响，而心底部第二音超过第一音。小儿时期肺动脉瓣区第二音比主动脉瓣区第二音响。有时可出现吸气性第二心音分裂。学龄前期及学龄儿童常于肺动脉瓣区或心尖部听到生理性收缩期杂音或窦性心律不齐。

(8) 腹部：

A. 视诊：有无蠕动波及肠型，脐部有无分泌物或脐疝，有无包块，肝、脾、肾及膀胱能否触及。

B. 触诊：手法须轻巧，宜争取在患儿不啼哭进行。3 岁以内正常婴幼儿的肝脏下缘常可在锁骨中线右肋缘下 1 ～ 2cm 处触及，1 岁以内正常小儿的脾脏也偶可在肋缘下触及。检查有无压痛主要观察小儿表情变化，而不能完全依靠小儿的回答。

C. 叩诊：检查方法和检查内容与成人相同。

D. 听诊：小儿腹部听诊有时可闻及肠鸣音亢进，如有血管杂音时应注意杂音性质、强弱及部位。

(9) 脊柱和四肢：注意有无畸形、躯干与四肢比例及佝偻病体征；观察手、足指 (趾) 有无杵状指、多指 (趾) 畸形等。

(10) 肛门和外生殖器：观察有无畸形 (如先天性无肛、尿道下裂、两性畸形)、肛裂；女孩有无阴道分泌物、畸形；男孩有无隐睾、包皮过长、过紧、鞘膜积液和腹股沟疝等。

(11) 神经系统：根据病种、病情、年龄等选择必要的检查。①一般检查：观察小儿的神志、精神状态、面部表情、反应灵敏度、动作语言能力、有无异常行为等。②神经反射：新生儿期特有的反射，如吸吮反射、拥抱反射、握持反射出现和消失的时间是否在正常范围；有些神经反射有其年龄特点，如新生儿和小婴儿期提睾反射、腹壁反射较弱或不能引出，但跟腱反射亢进，并可出现踝痉挛。

2. 体格检查的技巧和手法特点

在采集病史时要注意观察患儿的精神状态、外界的反应及智力情况。体检时应特别记住以下要点：安静时先检查易受哭闹影响的部位如心肺听诊和腹部触诊等；容易观察的部位随时查，如四肢躯干骨骼、全身浅表淋巴结等；对患儿有刺激而患儿不易接受的部位最后查，如口腔、咽部等，有疼痛的部位也应放在最后检查。检查时动作轻柔，冬天时双手及所用听诊器胸件应先温暖，不要过多暴露身体部位以免着凉；对年长儿还要照顾他（她）们的害羞心理和自尊心。对急症或危重抢救病例，应先重点检查生命体征或与疾病有关的部位，全面的体检最好在病情稍稳定后进行，也可边抢救边检查。

3. 体格检查记录方法

体格检查项目虽然在检查时无一定顺序，但结果记录应按上述顺序书写；不仅阳性体征应记录，重要的阴性体征结果也要记录。

第三节　小儿常见症状的鉴别诊断

一、发热

发热 (fever) 是指体温超过正常范围的高限，是儿科最常见的症状之一。一般当小儿肛温＞37.8℃，或口温＞37.5℃，腋温＞37.4℃时称为发热。

（一）病因

1. 感染因素

感染因素最常见。各种病原体感染均可引起发热，如病毒、细菌、支原体、衣原体、真菌等。

2. 非感染因素

见于恶性肿瘤、创伤、手术、免疫性疾病、新生儿脱水热、暑热病等。

（二）临床表现

1. 一般将发热分为 4 个等级（儿科临床多采用腋表测温）

①低热：37.5～38℃；②中度发热：38.1～39℃；③高热：39.1～40.9℃；④超高热：达 41℃以上。

2. 临床根据发热持续时间的长短将发热分为 4 类

①短期发热：指发热时间＜2 周；②长期发热：指发热时间≥ 2 周；③原因不明发热指发热持续或间歇超过 3 周；④慢性低热：指低热持续 1 个月以上。小儿的常见热型有稽留热、弛张热、间歇热、双峰热、不规则发热、复发热或再发性热等。

（三）诊断和鉴别诊断

发热是许多疾病的常见症状，诊断容易。但其病因诊断和鉴别诊断确实有一定难度，应从以下几方面着手。

1. 详细准确采集病史

注意年龄、发病季节、流行病史，传染病接触史，预防接种史，起病缓急，病种长短，热型和伴随的主要症状。询问发热的同时要注意询问各系统的特异性临床表现，如呼吸道感染常伴有咳嗽、气急。消化道感染常有恶心、呕吐、腹痛、腹泻。泌尿系感染有尿频、尿急、尿痛等。中枢神经疾患，多有呕吐、惊厥、昏迷等。发热伴黄疸常见肝脏的细菌性或病毒性炎症、肿瘤；伴多汗者常见于结缔组织病、败血症等；伴寒战者多为细菌感染如败血症、深部脓肿等。

2. 全面仔细体格检查

①注意口腔病理改变。扁桃体炎可见扁桃体红肿或有脓性分泌性；疱疹性咽炎在咽部等处可见疱疹及溃疡；麻疹早期颊黏膜有科氏斑等。②注意皮疹的分布与形态。金葡菌败血症、链球菌感染常见有猩红热样皮疹；血液病、流行性脑脊髓膜炎、流行性出血热等皮肤可有出血点；风湿热可见环形红斑；病毒感染、结缔组织病、败血症、细菌性心内膜炎、皮肤黏膜淋巴结综合征及许多药物都可出现皮疹。③肝大、脾大常见于白血病、结缔组织病、肝胆系统的炎症、伤寒、败血症、疟疾、肿瘤等。④周身淋巴结肿大可见于血液病、传染性单核细胞增多症、支原体感染、皮肤黏膜淋巴结综合征等。局部淋巴结肿大、压痛，应注意查找邻近部位有无炎性病灶。

3. 实验室检查

血、尿、粪常规检查为筛选的首选项目。白细胞总数和中性粒细胞分类增高，多考虑为细菌性感染；减低者则偏重于病毒或杆菌感染。若怀疑败血症、肠道及泌尿道感染，需分别送血、粪、尿培养。各种穿刺液除常规检查外，有时需送培养或涂片检查。风湿热或类风湿病分别进行抗链球菌溶血素“O”或类风湿因子检查。疑病毒感染者，可进行免疫学方面的早期快速诊断检查。免疫缺陷病致反复感染者可作血清免疫球蛋白及细胞免疫与补体测定。血液病宜做骨髓象检查。怀疑结核病需进行结核菌素试验。

4. X 线及其他胸部 X 线检查

X 线及其他胸部 X 线检查有助于肺与胸部疾病的诊断。其他如恶性肿瘤，可根据部位选择 CT、MRI、血管造影、放射性核素、超声及活体组织检查等。

二、呕吐

呕吐是指由于食管、胃或肠道呈逆蠕动，伴有腹肌、膈肌强力收缩，迫使胃或部分小肠的内容物经口、鼻涌出的现象，是小儿常见的临床症状之一。频繁和剧烈的呕吐不仅给患儿带来极度不适，而且由于大量胃液丢失，引起脱水、电解质紊乱和代谢性碱中毒，长期呕吐可发生营养不良和维生素缺乏症。

（一）病因和发病机制

几乎任何感染或情绪紧张都可引起呕吐，其中以消化系统和中枢神经系统疾病最多见。常见有消化道的感染、梗阻及功能异常，颅内高压、小脑或前庭功能异常等原因。呕吐是一个复杂的反射过程。呕吐中枢位于延髓，一方面它接受来自消化道、大脑皮质、内耳前庭、冠状动脉以及化学感受器触发出的传入冲动，直接支配呕吐的动作；另一方面它接受各种外来的化学物质或药物与内生代谢产物的刺激，并由此发出神经冲动，传至呕吐反射中枢，引起呕吐。

（二）临床表现

儿童时期呕吐可分三种类型：①溢乳：小婴儿吃奶后常自口角溢出少量乳汁，不影响健康。②普通呕吐：吐前常恶心，以后吐一口或连吐几口，连吐或反复呕吐都是病态。③喷射性呕吐：吐前多不恶心，大量胃内容物突然经口腔或同时自鼻孔喷出。上胃肠道梗阻和食物中毒时，多在发病的早期出现呕吐；下胃肠道梗阻和肾衰竭时，则在较晚期出现呕吐，后期呕吐物可有粪便；先天性肥厚性幽门狭窄和胃扭转时，喂奶后很快就呕吐；肥大性幽门狭窄时，只吐奶，不吐胆汁，而梗阻在十二指肠以下时则吐胆汁；出血性疾病或鼻出血后的呕吐物可带血。

（三）鉴别诊断

1. 新生儿期

呕吐常见于吞入羊水、胃扭转、食管狭窄或闭锁、肠道闭锁、胎粪性肠梗阻、肛门或直肠闭锁、巨结肠症及脑部产伤等。

2. 婴儿期

常见于肥厚性幽门狭窄、幽门痉挛、喂养方法不当、感染和败血症中毒状态、脑神经疾病、肠套叠、食管裂孔疝、先天性代谢性疾病、胃食管反流等。

3. 幼儿期

除上述原因外，还有贲门痉挛、维生素 A 或 D 中毒、药物中毒等原因。

4. 学龄前及学龄期

常见于感染、急腹症、颅内感染或肿瘤、再发性呕吐、代谢异常性疾病、各种中毒等。

三、呼吸困难

呼吸困难是指呼吸频率、呼吸节律、呼吸深度及呼气吸气相之比发生异常改变，表现为患儿呼吸用力，辅助呼吸肌参与呼吸运动，是儿童常见的急症。

（一）临床表现

呼吸困难大致可分为轻度、中度、重度呼吸困难。①轻度：呼吸频率加快或节律不正，患儿可安静入睡，活动时可见呼吸频率加快，有轻度青紫。②中度：不仅有呼吸频率加快，也常有呼吸节律不整，患儿出现“三凹征”，即吸气时胸骨上窝、肋间隙和剑突下明显凹陷，有时呼吸伴有点头、耸肩，烦躁不安，青紫等症状，患儿常不能平卧，入睡困难，经吸氧可减轻症状。③重度：上述症状表现均较严重，患儿常有张口、抬肩、点头呼吸，烦躁不安等表现，常伴青紫，呼吸频率更快或过缓，呼吸表浅不一，吸氧也难以改善症状。

（二）病因及鉴别诊断

1. 肺源性呼吸困难

肺源性呼吸困难很常见，临床分三类。①吸气性呼吸困难：表现为吸气相延长。吸气显著困难，重者出现“三凹征”，常伴有干咳和高调吸气，见于急性喉炎、喉痉挛、喉喘鸣，扁桃体极度肥大，咽后壁脓肿，会厌炎，气管异物等疾病。②呼气性呼吸困难：表现为呼气相延长。呼气费力，常伴有喘鸣音。常见于毛细支气管炎、支气管哮喘等下呼吸道梗阻。③混合性呼吸困难：吸气相和呼气相大致相等。吸气与呼气均费力，呼吸频率增快、变浅，常伴有呼吸音异常（减弱或消失），常有病理性呼吸音。常见于重症肺炎、大片肺不张、大块肺梗死、大量胸腔积液和气胸等疾病。

2. 心源性呼吸困难

心源性呼吸困难主要由心功能不全引起，尤其是当左心衰竭时，患儿除有原发病的临床表现外，常有心率和呼吸增快、端坐呼吸、肝大、颈静脉怒张、水肿等静脉压增高的表现。常见于各种心血管病、心律失常、心包疾病、严重贫血等。

3. 神经与肌肉性呼吸困难

中枢性呼吸衰竭表现为呼吸暂停、节律不整、深浅不一。呼吸中枢过度兴奋表现为呼吸急促、深大，可致呼吸性碱中毒，常见于重症颅脑疾患如脑炎、脑膜炎、中毒性脑病、颅内出血和缺氧缺血性脑病等。末梢神经、肌肉麻痹如肋间肌麻痹，除有“三凹征”外，尚有呼吸急促、浅表及矛盾呼吸运动；膈肌麻痹时则腹式呼吸消失，X线透视下不见横膈运动，常见于急性感染性多发性神经根炎、脊髓灰质炎、重症肌无力、有机磷中毒等。

4. 中毒性呼吸困难

中毒性呼吸困难见于各种病因引起的代谢异常，也可见于一氧化碳、亚硝酸盐、磺胺等药物所致的中毒。

四、腹痛

腹痛是小儿时期最常见的症状之一。胸骨下、脐的两旁及耻骨以上部位发生疼痛者均称为腹痛。小儿一般不能准确表达腹痛的部位和性质，其中一部分腹痛属于外科急腹症，一旦漏诊或误治，可导致严重后果。因此对于小儿腹痛的诊断和鉴别应十分重视。

（一）分类

1. 儿内科疾病

常见于急性胃炎、胃肠炎、胃及十二指肠溃疡、肠痉挛性绞痛、肠系膜淋巴结炎、急性坏死性肠炎、胰腺炎、腹膜炎、肝脓肿、膈下脓肿、尿路感染、细菌性痢疾、过敏性紫癜、肋间神经痛、腹型癫痫、尿毒症、卟啉病、伤寒、流行性脑脊髓膜炎、带状疱疹、铅中毒等。

2. 儿外科疾病

常见于急性阑尾炎、胃及十二指肠溃疡合并穿孔、机械性肠梗阻、肠套叠、肠系膜动脉栓塞、急性肠扭转、腹膜炎、嵌顿性腹股沟疝、泌尿道结石等。

（二）临床表现

小儿腹痛随年龄大小而有不同的表现。①新生儿：机体反应差，虽有严重的腹内脏器病变，但往往不表现腹痛，而仅出现顽固性腹胀和频繁的呕吐。②婴幼儿：多无自述腹痛能力，更不能确切陈述腹痛的性质、部位及其演变过程，仅以其表现可被家长及医生理解为腹痛，如阵发性或持续性的哭吵，两下肢蜷曲，烦躁不安，面色苍白，出汗，拒食或精神萎靡。③年长儿：腹痛时常哭闹或辗转不安，两下肢向腹部屈曲，并以手护腹部，而对腹痛性质、经过常常描述不确切，定位能力差。

（三）鉴别诊断

小儿腹痛的诊断有赖于医生详细询问病史，耐心观察腹痛情况，仔细全面地进行体格检查，必要时辅以实验室检查或其他检查，进行全面分析，尽快做出早期、正确的诊断。

1. 非腹部器官的腹痛

腹痛一般不剧烈，疼痛范围弥散，腹部多无明确的压痛和肌紧张，腹式呼吸不受限，常有原发疾病的症状和体征。

2. 腹部功能性病变的腹痛

腹痛多为反复发作性钝痛，长期发作而不影响患儿的营养状态和日常生活。无腹胀及肠型，腹部始终柔软，局部喜按，肠鸣音正常。常见于肠痉挛、结肠过敏、精神性腹痛等。

3. 腹部器质性病变的腹痛

腹痛特点为持续性腹痛，阵发性加剧。腹痛部位固定，腹部局部压痛明显，有腹肌紧张，肠鸣音异常。对腹部器质性病变所致的腹痛，诊断应注意考虑以下因素：

(1) 发病年龄 3 个月以下的幼婴腹痛多见于肠痉挛；肠套叠、嵌顿性疝以及肠道感染多见于两岁内小儿；胃肠道感染、肠寄生虫病、肠系膜淋巴结炎、胆道蛔虫病、大叶性肺炎、腹型癫痫、过敏性紫癜等以年长儿为多见。

(2) 发作时间发病急骤或阵发性加剧者常为外科性疾病，如急性阑尾炎、绞窄性肠梗阻、胃肠道穿孔、肠套叠及腹股沟疝嵌顿等。发病缓慢而疼痛持续者常为内科性疾病，如肠道蛔虫症、胃及十二指肠溃疡、肠炎等。对原有慢性腹痛者要注意，如果腹痛转为持续性或突然剧痛，应注意急腹症的可能。

(3) 腹痛部位右上腹痛常见胆道蛔虫症、病毒性肝炎以及同侧的胸膜病变或大叶性肺炎；剑下疼痛见于消化性溃疡；右下腹痛以阑尾炎及肠系膜淋巴结炎等可能性最大；左下腹痛要想到便秘或细菌性痢疾的可能性；脐部疼痛以急性肠炎为多见；全腹剧烈疼痛伴高热及全身中毒症状者，多提示原发性腹膜炎；沿输尿管部位的绞痛，伴腰痛者，应多考虑尿路结石的可能。

(4) 腹痛性质阵发性疼痛或绞痛应想到可能有梗阻性疾病。若局部喜按或热敷后腹痛减轻者，常为胃、肠、胆管等空腔脏器的痉挛；持续腹痛加剧多见于胃肠穿孔；持续性钝痛，改变体位时疼痛加剧，腹部拒按，常为腹腔脏器炎症；隐痛多见于消化性溃疡；大叶性肺炎可引起同侧上腹部放射性疼痛；腹痛伴排粪或排尿困难，可能为粪块堵塞或尿路感染、结石等。

(5) 伴随症状应注意腹痛与发热的关系：先发热，后腹痛多为内科疾病如上呼吸道感染、扁桃体炎，常并发急性肠系膜淋巴结炎；反之先腹痛，后发热多为外科疾病，如急性阑尾炎、继发性腹膜炎等。应注意腹痛属于哪个系统疾病：如腹痛伴有发热，咳嗽则为呼吸系统疾病；伴有恶心，呕吐、腹泻、便血或呕血等多为胃肠道疾病；伴有尿频、尿痛、血尿或脓尿者，多为泌尿道疾患。伴有黄疸者多系肝胆疾病。阵发性腹痛伴有频繁呕吐，明显腹胀，不排气及不排粪者，常提示肠梗阻。急性腹痛伴中毒性休克多见于胃肠穿孔、急性坏死性肠炎、急性胰腺炎等。腹痛剧烈不敢翻动体位且拒按者，常有局限性或弥漫性腹膜刺激征，如阑尾炎、腹膜炎等。腹痛后迅速入睡，醒后活动如常，见于腹型癫痫，常有反复发作史。

(6) 腹部检查①视诊：若有明显肠型或蠕动波者，提示有肠道梗阻可能；若伴有明显腹胀者，应考虑肠炎、机械性或麻痹性肠梗阻等；弥漫性腹膜炎时，腹式呼吸常受限。②触诊：若全腹柔软，疼痛部位不固定，基本可排除外科急腹症；全腹肌紧张伴压痛及反跳痛者，提示有腹膜炎存在或腹内空腔脏器有穿孔。另外，肠套叠可于右上腹或脐上方触及腊肠样肿物；急性肠系膜淋巴结炎，有时可在右下腹触及肿大的淋巴结；先天性肥大性幽门狭窄，可于肋下缘与右腹直肌间触及橄榄样肿块。③叩诊：腹胀明显者应检查肝浊音是否消失，有无移动性浊音，对腹腔脏器破裂、出血、穿孔的诊断甚为重要；鼓音明显者提示肠腔充气，有梗阻可能；肝浊音区消失是穿孔的表现。④听诊：肠鸣音减少或消失，可能为肠麻痹；肠鸣音不规则地亢进，提示有肠道感染可能；肠鸣音高亢、气过水声、金属音则常表示肠梗阻的存在。

五、血尿

血尿是指尿中混有超过正常数量的红细胞，是儿科泌尿系统疾病最常见的症状。

（一）病因

1. 泌尿系统最常见疾病

①各种原发性、继发性肾小球肾炎，肾病综合征等；②遗传性先天性畸形，如遗传性肾炎、家族性良性血尿、多囊肾、尿路畸形、肾盂积水、肾血管畸形等；③急慢性泌尿系感染，肾结核等；④泌尿系统结石，肿瘤等；⑤药物致泌尿系统损伤，如磺胺、庆大霉素、环磷酰胺等；⑥左肾静脉受压综合征。

2. 全身性疾病

①感染性疾病：如流行性出血热、猩红热、钩端螺旋体病等；②血液病：如血小板减少性紫癜、白血病、再生障碍性贫血等；③营养性疾病：如维生素K、维生素C缺乏症等。

3. 邻近器官疾病

如阑尾或结肠疾患。

（二）临床表现

血尿分为肉眼血尿和镜下血尿，前者是肉眼所见尿液呈血样或洗肉水样或带有血块，后者仅在显微镜下见到超出正常数量的红细胞。

（三）鉴别诊断

1. 确定是真性血尿

首先要除外非泌尿系出血，如外阴部、阴道或下消化道出血混入；另外某些代谢产物所致，如卟啉尿；药物引起的红色尿，如酚红、利福平等；还可见于血红蛋白尿及某些食物、蔬菜中的色素。

2. 判断血尿来源

(1) 尿三杯试验血尿分为初血尿、全血尿和终血尿，可进行尿三杯试验来了解血尿来源。第一杯（初血尿）表示血来自前尿道；第三杯（终血尿）病变多在膀胱三角区或后尿道；如果三杯均为血尿（全血尿）病变在肾脏、输尿管和膀胱。

(2) 肉眼观察尿色鲜红及带血块，提示病变来自膀胱以下尿路；尿色暗红多提示病变来自肾实质、肾盂；滴血可来自尿道。

(3) 尿红细胞形态学检查用相差显微镜或普通光镜油镜观察红细胞形态，当严重变形红细胞＞30% 时，提示肾小球性血尿；如正常形态红细胞则提示非肾小球性血尿。

(4) 尿常规检查：如尿中发现红细胞管型，表示出血来源于肾实质。

3. 结合病史及体检分析

①血尿伴水肿及高血压，多为各种肾小球肾炎、肾病综合征；②血尿伴发热及膀胱刺激症状，常为泌尿系感染及肾结核等；③血尿伴全身其他部位出血，则可能由血液病引起；④血尿伴肾绞痛，多为肾结石；⑤血尿伴肾区肿块，单侧应考虑肾肿瘤，双侧则多考虑先天性多囊肾；⑥无症状血尿，可见于轻型局灶性肾小球肾炎、病毒性肾炎及良性再发性血尿。

（四）实验室检查

1. 一般检查

①尿常规镜检：有红细胞管型、颗粒管型和蛋白时，多提示肾小球肾炎；②怀疑泌尿系感染时应做尿细菌培养；③怀疑血液病时应作血小板计数，检查外周血象、骨髓涂片及出凝血时间等。

2. 特殊检查

①泌尿系统 X 线检查：腹部平片对诊断结石有帮助；静脉肾盂造影和逆行泌尿道造影对肾结石、肿瘤、结核及先天性尿路结石有帮助；②超声检查：可检查肾形态，泌尿系结石、积液、肿物、畸形、肾静脉血栓或栓塞，以及有无肾静脉受压；③肾活检：对

明确肾小球性血尿的病因、预后及指导治疗，常能提供重要的帮助。活检标本除光镜检查外，应行免疫病理及电镜检查。

总之，血尿病因复杂，经过上述检查多可明确病因，对少数不能获得病因诊断者，需长期随访，加强监护。

六、水肿

人体组织间有过多的液体积聚使组织肿胀称为水肿。当水肿严重时，液体可积聚于体腔内称积液，如胸腔积液、腹腔积液、心包积液。

（一）病因及发病机制

正常组织间液与微循环间主要依靠微血管内的静力压与血浆蛋白的胶体渗透压来保持体液流动的动态平衡，如果维持体液平衡的因素发生障碍，出现组织间液积聚过多时，即可产生水肿。

影响该平衡的主要因素有：①微循环静水压升高，一旦超过血浆胶体渗透压时，组织间液回吸收受阻而发生水肿，如充血性心力衰竭、肾源性水钠潴留、血栓性静脉炎等；②任何原因导致血浆蛋白降低可使血浆胶体渗透压下降，血管内液体渗出多于吸入而发生水肿，见于营养不良、肾病综合征、肝衰竭等；③各种炎症反应、组织创伤及过敏反应，可因毛细血管通透性增加而引起水肿，如蜂窝织炎、血管神经性水肿等；④淋巴系统管道受损，淋巴回流受阻引起水肿，如淋巴结切除后、丝虫病等；⑤心肾疾患导致有效循环血量减少，刺激肾素—血管紧张素—醛固酮系统活性增加而致水钠潴留。

（二）诊断及鉴别诊断

根据水肿的分布范围将其分为全身性及局部性水肿，根据水肿的性质将其分为凹陷性水肿及非凹陷性水肿。

1. 全身性水肿

(1) 肾源性水肿见于各型肾炎及肾病患儿。急性肾炎多为非凹陷性水肿，常有尿液改变，高血压及肾功能异常；肾病时水肿表现为凹陷性，伴有白蛋白降低，胆固醇增高，有助于诊断。

(2) 心源性水肿各种心脏疾病引起的充血性心力衰竭出现凹陷性水肿，主要为右心衰竭的表现。

(3) 营养不良性水肿由于喂养不当或慢性消耗性疾病所致营养缺乏，出现低蛋白血症，血浆胶体渗透压下降而发生全身凹陷性水肿。

(4) 肝源性水肿各种肝病引起肝硬化时，因低白蛋白血症和继发性醛固酮增多，导致水钠潴留，出现水肿。

(5) 内分泌疾病所致水肿皮质醇增多症、原发性醛固酮增多症及甲状腺功能低下等，因水钠潴留和毛细血管内压力增高而导致水肿。

(6) 水、钠摄入过多或钠入量过少所致水肿供钠过多，尤其静脉输入含钠液过多，短时间内即可发生水肿。长期禁盐致血钠过低时亦可发生水肿。

2. 局限性水肿

由于局部皮肤或皮下组织的损伤使毛细血管渗透性增加，血浆和水分由血管滤出组织间隙，另外机体对感染中毒和某些变应原的异常免疫反应，导致水肿局限于局部，不向全身发展。

(1) 局部炎症或虫咬伤：早期水肿明显，局部常伴有红、热等炎症表现。

(2) 静脉回流受阻导致微循环静力压升高，出现局限性水肿。

(3) 淋巴回流受阻可致局部肿胀。

(4) 变态反应性疾病：局部水肿发生，常伴有荨麻疹、多形性红斑等皮疹，既往多有过敏史。

七、昏厥

昏厥是指突然发作的短暂的意识丧失，同时伴有肌张力的降低或消失，持续几秒至几分钟自行恢复。它是儿童的常见病症，女孩比男孩发病率高，发病的高峰年龄为15～19岁。

（一）病因和发病机制

病因复杂，可由许多疾病引起。直立不耐受是儿童昏厥的主要原因，它包括血管迷走性昏厥及其相关功能性疾病，如体位性心动过速综合征、直立性低血压、自主神经反应障碍等。其中血管迷走性昏厥是儿童昏厥中最常见的病因，约占所有昏厥患儿的60%～80%。另外一些器质性疾病如中枢神经系统疾病、心血管系统疾病、代谢性疾病都可以导致昏厥。

血管迷走性昏厥的发病机制尚不十分清楚。因其昏厥多发生在心脏充盈减少时或体内儿茶酚胺分泌增加时，故推测可能是由于各种刺激通过迷走神经介导反射，导致内脏和肌肉小血管扩张及心动过缓所致。

（二）临床表现

发病年龄多为学龄期儿童，女孩多于男孩。昏厥发作前可有某些精神刺激，疼痛刺激或持久站立等诱因，高温、通风不良、劳累及各种慢性疾病均可诱发昏厥。部分病人起病前可有昏厥先兆，如头晕、注意力不集中、恶心、多汗、站立不稳等。昏厥通常为立位或坐位起立时突然发生，发病初时心跳常加快，血压尚可维持，以后心跳减慢，血压逐渐下降，可出现意识丧失数秒或数分钟，同时伴有肌张力丧失。少数病人可伴有尿失禁。发作后可有乏力、头昏等不适，严重者可有遗忘、精神恍惚、头痛等症状，持续1～2天症状消失。发作间期常无阳性体征。

血管迷走性昏厥表现为儿童动脉低血压伴有短暂的意识丧失，能自行恢复，无神经定位体征。分为三种类型，即血管抑制型（以血压降低为主）、心脏抑制型（以心跳减慢为主）及混合型（血压降低和心跳减慢都有）。

（三）诊断和鉴别诊断

昏厥如果病因明确，根据临床表现诊断并不困难。但是血管迷走性昏厥及其相关功能性疾病的诊断一直非常困难，直立倾斜试验是近年发展起来的一种新型检查方法，对血管迷走性昏厥的诊断起决定性作用。

直立倾斜试验前 3 小时禁食，平卧 20 ～ 45 分钟。试验时患者斜靠在与地面呈 60° 夹角的倾斜板床上，无创记录患者的心率、血压以及心电图，直到出现阳性反应或至 45 分钟。

直立倾斜试验阳性结果的判断标准如下：①患儿在倾斜过程中出现昏厥或昏厥先兆（头晕并经常伴有以下一种或一种以上症状：视、听觉下降，恶心、呕吐、大汗、站立不稳等）的同时伴有以下情况之一者；②舒张压＜ 50mmHg 和（或）收缩压＜ 80mmHg 或平均压下降 25% 以上；③窦性心动过缓 (4 ～ 6 岁心率＜ 75 次 / 分；6 ～ 8 岁心率＜ 65 次 / 分；8 岁以上心率＜ 60 次 / 分或窦性停搏＞ 3 秒以上；④一过性Ⅱ度或Ⅱ度以上房室传导阻滞；⑤交界性心律（包括逸搏心率及加速性自主心率）。

反应类型判断：根据试验中血压和心率的变化，出现以心率陡降为主，心动过缓，收缩压无下降，为心脏抑制型；血压明显下降，伴心率增快，为血管抑制型；如果血压及心率均明显下降，则为混合型。

八、血压

高血压过去一直被认为是成年人的疾病，随着儿童保健事业的发展和健康检查的普及，发现儿童发病率并不低，约为 3%，是儿科一个常见的临床表现。由于小儿患本症时，多不能自诉，且症状亦不明显，容易延误诊治。所以，临床上有相当一部分成年人的高血压是由小儿高血压发展而来的。因此，对于小儿高血压一定要高度重视。

（一）病因

高血压分为原发性和继发性两大类。原发性高血压在小儿少见，多为 10 岁以上的儿童，其病因尚不十分清楚。目前认为是一种遗传基因缺陷与多种环境因素相互作用造成的。绝大多数的小儿高血压为继发性，多见于 10 岁以内的小儿。其中肾脏疾病约占 4/5，如急性肾炎、先天性。首先为肾发育不良或畸形、肾动脉狭窄、肾动脉血栓形成等；其次为心血管疾病如先天性主动脉狭窄、大动脉炎、心室内出血等；内分泌疾病如皮质醇增多症、原发性醛固酮增多症、嗜铬细胞瘤、神经母细胞瘤等；神经系统疾病如颅内肿瘤、出血、水肿、脑炎等；铅中毒、汞中毒等。

（二）临床表现

小儿高血压临床表现轻重不一，随血压增高程度、有无原发疾患及其严重程度而异。早期或轻度血压增高患儿常无明显自觉症状，多在体格检查时发现。当血压明显增高时，会出现头痛、头晕、眼花、恶心、呕吐等症状。婴幼儿因不会说话，常表现躁动不安、哭闹、过于兴奋、易怒、夜间尖声哭叫等。有的患者体重不增、发育停滞。严重高血压时会发生头痛头晕加剧、心慌气急、视力模糊，可出现惊厥、昏迷、失语、偏瘫等高血压危象。随着病情进展，血压持续地升高，会出现眼底、脑、心、肾等器官的损害和功能障碍，会导致脑卒中、心力衰竭、尿毒症等，危及生命。故对惊厥、心力衰竭患儿必须测量血压。

继发性高血压患儿除有上述表现外，还伴有原发病的症状和体征。体检时必须测量四肢血压并触颈动脉及四肢脉搏。主动脉缩窄患儿上肢血压高于下肢血压20mmHg以上，严重者股动脉搏动消失，下肢血压测不到。同时必须注意腹、腰及颈部大血管杂音。在肾血管疾患中约半数患儿可闻及血管杂音。还应注意腹部扪诊。如发现肿块时可能为肾盂积水、多囊肾、嗜铬细胞瘤、神经母细胞瘤或肾胚胎瘤等疾患。

（三）实验室检查

1. 常规检查

①血常规：排除贫血；②尿常规：检查尿比重，尿糖和尿培养；③肾功能检查：血肌酐，尿素氮及尿酸；④其他检查：如血脂和电解质。

2. 特殊检查

①血和（或）尿儿茶酚胺水平：可鉴定是否为嗜铬细胞瘤；②静脉尿路造影或肾图：可检查是否肾动脉狭窄；③腹部B超：可以发现有无肾脏畸形；④血浆醛固酮水平：可以发现原发性醛固酮增多症；⑤超声心动图检查：对心脏血流动力学的改变很有帮助，由于高血压早期心排出量增加，周围血管阻力正常，它还可动态观察心脏的病变。

（四）诊断和鉴别诊断

临床表现，结合实验室检查结果，对小儿高血压的诊断和鉴别诊断并不困难。重要的是如何早期发现小儿高血压。应从儿童开始，每年检查一次血压，做到早发现，早治疗，并采取保健措施，预防并发症的发生。

小儿测量血压必须注意袖袋的适当宽度，一般应为上臂长度的1/2～2/3，即1岁以下为2.5cm；1～4岁为5～6cm；5～8岁为8或9cm。成年为12.5cm。因袖带过窄可使测量的血压值偏高，而袖带过宽可使测量的血压值偏低。

小儿血压正常值因年龄不同而异，年龄越小血压越低。目前认为血压高于相同年龄段收缩压（高压）或舒张压（低压）20mmHg要考虑高血压。未成熟儿血压＞80/45mmHg，新生儿血压＞90/60mmHg，婴幼儿血压＞100/65mmHg，学龄前儿童血压＞110/70mmHg，学龄儿童血压＞120/80mmHg，并经多次证实，即可诊断为小儿高血压。任何年龄血压＞150/100mmHg为重症高血压。

九、肝、脾大

肝、脾大是儿科常见的异常体征，以两者同时增大或某一脏器增大为主，可由多种病因引起。

（一）正常小儿肝脾界限

1. 肝界

①肝上界：正常小儿肝上界在右锁骨中线第5肋间（婴儿在第4肋间），肩胛线第9肋间。②肝下界：1岁内可在右锁骨中线肋缘下1～3cm处扪及；6岁以内在右锁骨中线肋缘下1～2cm处扪及；7岁以上绝大部分不能扪及。当怀疑肝脏增大时，必须叩肝上界，以排除由胸腔积液、肺气肿、膈下脓肿等使肝向下移位。

2. 脾界

脾脏位置较表浅，正常新生儿脾脏可于左肋缘下1～2cm处扪及，1岁以后脾脏不易摸到。正常脾浊音界在左腋中线第9～11肋间，当疑有脾大时应叩脾浊音界。

（二）病因

1. 肝、脾同时增大

见于以下几种情况：①感染性疾病：各种病毒、细菌、螺旋体、寄生虫等引起；②代谢性疾病：如肝豆状核变性、肝糖原累积病、半乳糖血症等；③血液病：如溶血性贫血、营养性贫血、遗传性球形红细胞增多症等；④组织增生及肿瘤：如白血病、组织细胞增生症、淋巴瘤、肝原发性肿瘤等；⑤其他：如系统性红斑狼疮、类风湿性关节炎等。

2. 肝脏增大

可以以下面几点为主①肝脓肿、胆道感染、病毒性肝炎等；②充血性心力衰竭、慢性缩窄性心包炎等；③肝硬化早期；④脂肪肝；⑤先天性胆道闭锁；⑥肝血管瘤、多发性肝囊肿、肝癌等。

3. 脾脏增大

为主见于全身性疾患，如感染、血液病、代谢病及肿瘤等，仅限于脾脏本身的疾病则少见。

（三）诊断及鉴别诊断

小儿肝大、脾大原因很多，一般通过病史，体检及有关实验室检查可能得出病因诊断。当肝脾均肿大，而其他诊断指标缺乏时，常应考虑肝脏代谢疾病；如果肝脏明显肿大而脾未肿大，又不能用心力衰竭、血液病或感染性疾病解释时，应考虑是否为肝糖原累积病、肝脂肪变、肝肿瘤或寄生虫病；如果仅有肝、脾大，必要时要进行活体组织检查。

1. 详细询问病史

结合年龄，发病季节，当地疾病流行情况，传染病接触史等，以及有无呕血、便血、血尿等相关症状作为诊断参考。

2. 体格检查

首先要区分是否为肝、脾或两者均增大，其次区分两者中以何者肿大为主，再进一步区分其肿大的程度、质地表面光滑程度及有无压痛。肝、脾大的程度在临床上可分为轻、中、重三度。

(1) 肝大的判断轻度：指其下缘在锁骨中线肋缘点与脐连线的中点水平；中度：指下缘在该连线中点以下到脐水平之间；重度：指下缘在脐水平以下。

(2) 脾大的判断轻度：深吸气时，脾缘不超过肋下 2cm；中度：脾缘超过肋下 2cm 至脐水平线以上；重度：脾缘超过脐水平线或前正中线，即巨脾。

肝脏中度到重度肿大者要考虑由各种病原体引起的急慢性感染、慢性充血性心力衰竭、肝脓肿、代谢性疾病及先天性胆道畸形等。脾脏中度到重度肿大者要考虑急慢性白血病、淋巴瘤、各种原因引起的溶血性贫血等。肝脾均为中度到重度肿大者要考虑脂质沉积病、充血性肝脾大等。

此外，不能忽视全身体格检查，注意有否发育落后、特殊面容、黄疸、贫血、全身淋巴结肿大、皮疹及循环和神经系统的体征；注意有否腹水、蜘蛛痣、肝掌、腹壁静脉曲张等。

3. 实验室检查

(1) 一般常规检查：①血常规：注意红细胞形态，有无幼稚细胞；②便常规：找寄生虫卵及隐血试验；③尿常规、尿三胆检查。

(2) 血生化检测：肝功能、血糖、糖耐量、血脂等。

(3) 骨髓穿刺：有助于白血病、恶性淋巴瘤等的诊断。

(4) 细菌培养及免疫系统检测：对病原诊断有帮助。

4. 特殊检查

(1) 超声检查：用于确定肝脾大小、位置和性质。

(2) X 线检查：排除肺部疾病，膈下脓肿。钡餐检查可了解有无食管静脉曲张。

(3) 肝、脾、淋巴结穿刺及活组织检查：提供病理诊断依据。

(4) 若疑为占位性病变时：进行 CT、MRI 检查。

十、消化道出血

小儿消化道出血是指任何原因引起呕血或便血。各年龄均可发生，临床并不罕见。大量出血的结果常导致休克与急性贫血，严重者危及生命，故临床医生对消化道出血患儿一定要给予高度重视。

（一）病因

1. 消化道局限性病变

多为感染、局部组织血管损伤等。如食管静脉曲张、消化性或应激性溃疡、出血坏死性肠炎、梅克尔憩室、肠套叠、肠扭转、肠重度畸形，肠系膜血管栓塞、肠道寄生虫及传染病、肠息肉、痔及肛裂等。

2. 血液病

新生儿自然出血症、血小板减少性紫癜、再生障碍性贫血、白血病、血友病等。

3. 毛细血管渗透性异常

过敏性紫癜、败血病。

4. 严重代谢障碍

尿毒症、代谢性酸重度、肝性脑病、休克等。

（二）临床表现

上消化道出血特点为排柏油样便和（或）呕血；下消化道出血排柏油样便，多不伴呕血。

出血部位越低，大便颜色越红。小儿如果出血量大而迅速，一次超过全血量的1/5时，可出现休克或明显贫血。

（三）诊断及鉴别诊断

1. 病史

详细询问起病的急缓，呕血或便血量及大便次数，大便颜色及性状，血与便是否混合，有无脓性黏液或便后滴血，既往皮肤有无出血点及皮疹，腹部有无包块，有无溃疡病、鼻出血、服用药物史，有无传染病接触史、寄生虫病史及全身其他疾病史，家族中有无同样病患者。

2. 体征

面部皮肤及眼、口腔黏膜有无毛细血管扩张、出血点、紫癜或色素斑，有无慢性肝病表现等。腹部有无腹胀、压痛、腹膜刺激征、肠鸣音亢进、肝脾大或腹部肿块等。肛门及直肠指诊有无肛裂、息肉及肿物等。

3. 伴随临床表现

(1) 发热常见于传染病或恶性肿瘤，如伤寒、肠炎、中毒性痢疾、流行性出血热、胃癌、结肠癌等。

(2) 急腹症表现阵发性腹痛应考虑肠套叠、肠扭转、过敏性紫癜等；持续性腹痛可能为坏死性出血性小肠结肠炎。

(3) 腹痛：上腹疼痛可能为胃炎、消化性溃疡；下腹疼痛可能为肠结核、细菌性痢疾。

(4) 腹胀：应考虑肠伤寒、腹腔结核，以及各种胃肠先天畸形引起小肠梗阻者。

(5) 皮肤改变、皮肤出血点及紫癜：应考虑血液病、过敏性紫癜、流行性出血热及DIC等。皮肤毛细血管扩张提示遗传性毛细血管扩张症，皮肤有蜘蛛痣及肝掌，可能为肝硬化门静脉高压。

(6) 出血伴有肝大：应考虑血液病、血吸虫病、肝硬化或门静脉高压等。

4. 实验室检查

(1) 血液检查：血常规、出凝血时间检查、必要时骨髓涂片。

(2) 大便检查：大便性质、颜色、隐血试验、显微镜检查、细菌培养及寄生虫卵和阿米巴等。

(3) 生化检查：肝功能及凝血酶原时间的检查。

5. X 线钡餐及钡灌肠检查

要在患儿血压恢复，心功能好转后进行。用于诊断肠梗阻、消化道病变和畸形是否存在。

6. 内镜检查

可直接观察病变原因、部位和范围，同时可进行照相、录像、活检及治疗。但在急症情况下慎用。

7. Foley 双腔管检查

区别上消化道或下消化道出血。

第四节　小儿药物治疗

药物治疗是综合治疗措施中的重要组成部分。药物虽有防治疾病的有利方面，但也有产生不良反应的有害方面。因此，合理、正确地用药往往会在治疗中起到关键性作用。由于小儿的解剖生理特点和许多药物在年龄上存在的特异性，因此用药时要注意年龄差异和生理特点。要正确认识人与药物的相互关系，避免单纯的药物观点，重视护理及其他治疗措施，发挥机体的抗病能力。

一、各年龄期小儿药物治疗的特点

（一）胎儿期

许多药物能通过胎盘进入胎儿体内。药物对胎儿的影响取决于孕母所用药物的性质、药量、疗程的长短，且与胎龄有关。如妊娠 3 个月内大量应用免疫抑制药物，可导致胎儿发育畸形或死胎；长期应用雄激素，可使骨骼过早闭合，影响胎儿身长的增长；氨基糖苷类药物可致耳聋、肾损害；肾上腺皮质激素可引起胎盘功能不足。故孕母用药必须特别慎重。

（二）新生儿期

药物对新生儿的作用除直接用药外，尚可因乳母用药通过乳汁而间接进入新生儿体内。如吗啡、阿托品、催眠药等。孕母在临产时用药，药物通过胎盘进入胎儿，出生时引起症状，如孕母临产时用麻醉剂、镇静剂等，可引起新生儿呼吸中枢抑制；利血平可引起新生儿鼻塞而影响呼吸；阿司匹林、催产素、磺胺药物可引起新生儿高胆红素血症。

新生儿对药物的解毒能力差，如葡萄糖醛酸转化酶含量不足，应用氯霉素时不能在体内与葡萄糖醛酸结合，而使氯霉素呈游离状态而存在于体内，同时肾的排泄功能较差，氯霉素的积聚过多可引起中毒，表现为“灰婴综合征”，严重者可致死亡。对肾有损害的药物，如卡那霉素、新霉素等，用量亦应减少。

新生儿皮肤、黏膜柔嫩，血管、淋巴丰富，吸收面积又相对较成人大，故外敷或滴入眼、鼻的药物应注意用量，以免引起中毒。

新生儿防御功能差，感染后容易迅速扩散而造成败血症、脑膜炎。宜选用杀菌作用的抗菌药物，可采用两种抗生素联合用药，以达到迅速控制感染。

（三）婴幼儿期

婴幼儿神经系统发育尚未完善，氨茶碱易引起过度兴奋，鸦片类药物有明显的抑制作用，均应慎用。对巴比妥类药物的耐受性较高，其用量按体重计算较成人要大些。婴幼儿代谢旺盛，每日尿量相对较多，从肾排泄的药物较多，所以用毛地黄、抗生素等药量应偏大，用药的间隔时间亦适当缩短，才能维持血内的有效浓度。四环素可使乳牙黄染，牙釉质发育不良，骨骼生长障碍，故小儿不用。

二、给药途径特点

应根据年龄、病情选择合适的剂型及给药途径。给药种类不宜过多，力求精简有效，尽量避免不必要的合并用药。给药次数不宜过频，以免影响患儿休息。

（一）口服法

小儿用药能口服者宜尽量口服，一般多用溶剂、滴剂等合剂较好，可添加适量的糖浆以矫味，或制成糖果、糕饼等，使小儿易于接受。片剂应研碎后再喂。给小婴儿喂药时应将小儿抱起使之成半卧位，用小勺慢慢将药液从口角灌入，使药达舌根部后即可咽下。对较大儿童应先鼓励自己吃药。有困难者可协助喂药，但动作应迅速，防止将药吐出或呛咳。可用拇指及小指紧按两颊，使上下颌分开，将匙留在上下齿之间，直至将药咽下为止。不应将药发给患儿自己服用，以免发生误服或隐瞒不服等情况。

（二）注射法

注射法包括肌内、皮下及静脉注射等方法，此法药物起效快。多用于重症急症或有呕吐者。有些药物不能口服，或口服降低疗效，或因使用目的不同，均需应用注射法。可根据病情，药物特点选用合适的注射途径。静脉注射较易出现反应故尽量减少不必要的静脉注射用药。注射时要注意药物的浓度、速度及联合应用禁忌等。

（三）灌肠法

用此法时应先予等渗盐水作清洗灌肠，或在小儿 1 次自然排便后给药，用药时应加水稀释到 10 ～ 30mL，用灌肠器轻轻灌入后用手捏紧肛门，以防排出。小婴儿难以保留药液，故一般较少应用。

（四）其他

尚有鼻饲、含漱、吸入等。可根据病情选用。

三、小儿药物剂量计算方法

小儿用药剂量，必须结合年龄，体重，病情轻重，体质强弱等不同情况计算。一般常用体重计算法，有些药物可按年龄计算，如复方合剂等。至于按体表面积计算虽为较合理的计算方法，但要先行按年龄、体重、身长来折算出体表面积，故较为复杂。

(一)按体重计算法

按体重计算法较简易，已广泛应用于临床，为最基本的计算方法。可按下式计算：

小儿剂量：体重 (kg)× 每日 (或每次) 每公斤体重所需药量。

可先算出小儿的体重 (kg)，其次计算出 1 日用药总量，再根据病情及药物的性质，分次给用。一般年龄越大，每公斤体重的用药量越小。年龄越小每公斤体重用药量越大；病重者偏大，病轻者偏小。体质强者偏大，体质弱偏小。

例如：病儿 3 岁，用链霉素治疗支气管淋巴结结核。

先算出体重　　　3×2+8=14kg

再算出 1 日用量　14×25mg=350mg

1 日分 2 次肌肉注射　　　350÷2=175mg

为便于投药，可凑成整数，即每次约等于 150mg 或 200mg，肌内注射，每日 2 次。

(二)按年龄计算法

有些药物无须十分精确，为应用方便，可按年龄计算。如一般止咳糖浆，按每次每岁 1 ～ 2mL 计算即可，最多每次用 10mL。

(三)按成人剂量折算法

1. 根据小儿体重按成人 (以 50kg 为准) 剂量折算

小儿剂量 = 成人剂量 × 体重 (kg)50

2. 根据小儿年龄按成人 (以 20 岁为准) 剂量折算

小儿剂量 =成人剂量 ×(年龄 +2)20

3. 根据我国药典规定，小儿药物剂量估算见表 1-1。

表 1-1　小儿药物剂量估计

年龄	剂量 (为成人剂量的)
初生～ 1 个月	1/18 ～ 1/14
1 ～ 6 个月	1/14 ～ 1/7
6 个月～ 1 岁	1/7 ～ 1/5
1 ～ 2 岁	1/5 ～ 1/4
2 ～ 4 岁	1/4 ～ 1/3
4 ～ 6 岁	1/3 ～ 2/5
7 ～ 11 岁	2/5 ～ 1/2
11 岁以上	1/2 ～ 2/3

（四）根据体表面积计算法

本法计算药量较为合理。如已知成人用药剂量，可根据体表面积的比例，计算出任何年龄小儿的合理剂量。如以体表面积每平方米来表示，可按成人剂量除以体表面积（以 $1.7m^2$ 计算）便得。

小儿剂量 = 成人剂量 × 小儿体表面积 1.7

由体重推算体表面积的方法为：

小儿体表面积 (m^2)= 体重 (kg)×0.035+0.1=(年龄 +5)×$0.07m^2$

无论用何种方法计算所得的剂量都有其局限性，还需结合患儿的生理特点，疾病种类、病情的轻重、用药的途径及用药目的适当进行加减。

第五节　小儿液体疗法

一、小儿体液的特点

体液是细胞的内在环境，也是细胞的主要组成部分。人体一切物质的新陈代谢，无不在体液内进行并依赖其输送。因此，保持体液的相对恒定，是维持生命的重要保证。

体液有一定的分布、一定的数量和一定的组成成分。体液的进、出每日也有一定数量，通过一定的途径与体外进行交换，并受肾、肺、血药中的缓冲系统及神经、内分泌等功能的调节。在这些方面，小儿时期随年龄的增长而有其特点，主要表现在以下几个方面。

（一）体液总量及分布特点

体液的分布可分为三大区：

①血药区。

②间质区。

③细胞区。

前两区合称为细胞外液，后一区称为细胞内液。细胞内液量甚为固定，血药液也相当固定，间质区的液量变化较大。小儿与成人在体液的分布和数量上有所不同（如表 2-2）。主要表现在年龄越小，体液总量占体重的百分比越高，间质区的液量所占比例也越大。故在急性脱水时，由于细胞外液首先丢失，脱水症状可在短期内立即出现。

表 2-2　各年龄组体液量及分布（占体重%）

体液分布	新生儿	1 岁	2 ～ 14 岁	成人
总量	80	70	65	55 ～ 60
细胞内液	35	40	40	40 ～ 45
细胞外液	45	30	25	15 ～ 20
血浆液	5	5	5	5
间质液	40	25	20	10 ～ 15
血浆液：间质液	1:8	1:5	1:4	1:2 ～ 3

（二）水的摄入与排出的特点

小儿时期，由于生长发育和新陈代谢的需要，每日需水量相对较成人为多。按体重计算，年龄越小，每日需水量相对越多。

此外，小儿每日水的进、出量也相对较成人为多，除生后数日的新生儿出、入水量较少外，年龄越小，水的进出量越多。婴儿每日体内、体外水的交换量，约等于细胞外液的 1/2，而成年人仅为 1/7。婴儿水的交换率比成年人快 3 ～ 4 倍。所以，小儿对缺水的耐受力比成人差。

小儿水的进量、出量相对较多，这对新陈代谢有利；但在病理情况下，如发生吐、泻、高热等时，则较成人容易发生水与电解质代谢紊乱，且症状往往较重。

（三）小儿体液调节的特点

体液的调节主要受肾、肺、血药中的缓冲系统及神经和内分泌的功能调节。机体内的水，不像脂肪、糖原、蛋白质等物质，在体内有贮存或多余。正常时，一日的液体进出，一般都应保持相对的平衡。肾为有效地排出机体代谢产物而必须达到最小尿量，加上经肺呼吸、皮肤排出的水分，为每日必须丢失的水分。但小儿肾功能发育尚未成熟，呼吸较快，体表面积相对较大，故不显性失水较多，按体重计算约为成年人 2 倍，这也是小儿体液调节的特点。由于小儿体液的调节功能尚未成熟，故当水分不足时易引起脱水，但当输液不当时又可发生水和电解质紊乱。

二、常用溶液及其配制

（一）非电解质溶液

常用 5% 和 10% 的葡萄糖溶液。前者为等渗液，后者为高渗液。但葡萄糖溶液输入体内后，很快被代谢成二氧化碳和水约 1g/(kg·h)，同时供给热量，或转变为糖原而贮存于体内，失去其渗透压作用。故输入葡萄糖溶液仅起到供给水分和热量的作用，或纠正体液的高渗状态和酮中毒的作用，而不计其张力。

（二）电解质溶液

主要用于补充体液，纠正体液的离子浓度，纠正酸碱平衡失调及补充所需要的电解质。常用的电解质溶液有：

1. 0.9%氯化钠溶液（即生理盐水）

每升含 Na^+ 和 Cl^- 均为 154mmol，与血浆离子渗透压相近故为等张液。但因其钠、氯的比例为 1:1，与血浆钠 (142mmol) 和氯 (103mmol) 的比例不同，即氯的含量比血浆高，若大量或长期补给，可使血氯增高，造成高氯性酸中毒。若用 2 份等渗盐水和 1 份 1.4% 碳酸氢钠或 1.87%乳酸钠，配成 2:1 溶液，则钠、氯比例为 3:2，较为符合血浆中钠、氯的比例。

2. 复方氯化钠溶液

在氯化钠溶液中加入少量钾、钙等离子的溶液。常用的林格溶液即为其中一种。其成分为：0.86%的氯化钠、0.03%的氯化钾与 0.03%的氯化钙。亦为一种等张溶液，其作用和特点为等渗氯化钠溶液基本相同，且不会因输液而发生低血钙或低血钾。但因含氯较多，亦不宜于大量或长期输给。

3. 碱性溶液

碱性溶液常用于纠正酸中毒。可将其加入其他溶液中配用。在必要时，亦可单独输给。常用者有：

(1) 1.4% (1/6M) 碳酸氢钠溶液：为等张含钠碱性溶液。市售成品为 5%，可加入 5%或 10%葡萄糖溶液稀释 3.5 倍，即为 1.4%碳酸氢钠溶液。在紧急抢救严重酸中毒时，可用 5%碳酸氢钠溶液直接经静脉推注，但不宜多用，以免引起细胞外液的高渗状态。1.4%碳酸氢钠溶液 4mL/kg 或 5%碳酸氢钠 1mL/kg，约可提高血浆二氧化碳结合力 1mmol/L(2.24vol%)。有呼吸衰竭和水钠潴留者慎用。

(2) 1.87% (1/6M) 乳酸钠溶液：为等张含钠碱性溶液。市售成品为 11.2%，可加入 5%或 10%葡萄糖溶液稀释 6 倍，即为 1.87%乳酸钠溶液。有肝功能不足、新生儿期、缺氧、休克，尤其是有乳酸潴留性酸中毒时，不宜选用。11.2%乳酸钠溶液 0.6mL/kg，或 1.87%乳酸钠溶液 4mL/kg，约可提高血浆二氧化碳结合力 1mmol/l(2.24vol%)。

(3) 三羟甲基氨基甲烷 (THAM)：为不含钠的强有力的有机缓冲剂，能与 H^+ 结合而使 pH 上升，纠正酸中毒。并可与 H_2CO_3 作用直接降低 CO_2 张力，增加缓冲碱，具有纠正代谢性酸中毒和呼吸性酸中毒的双重作用。因不含钠故适用于忌盐患者。市售成品为 7.28%，可加入等量葡萄糖溶液稀释成 3.64% (300mmol/L) 的溶液即为等张液。静脉滴注应缓慢，快速输入可引起呼吸抑制、低血压及低血糖等不良反应，滴注时切忌溢出血管外。

4. 10%或 15%氯化钾溶液

可用于纠正低钾血症，静脉输入时，应配制成 0.2%～0.3%浓度。万万不可直接推注，否则有引起心肌抑制，心搏骤停的危险。并应注意肾功能和排尿情况。

（三）混合溶液

将各种溶液按不同比例配制成混合溶液，可避免或减少各自的缺点，而更适合不同的液体疗法的需要。等张液以任何比例混合后仍是等张液。5%～10%葡萄糖液是等张和高张液，但输入体内后最终变为无张力，所以一般将溶液中电解质所具有的渗透压看作溶液的张力。

1. 各种盐糖溶液

即5%～10%葡萄糖液与0.9%氯化钠溶液配制而成的不同浓度的含糖、氯化钠的混合液。常用于不同性质的脱水，如1:1液为1份生理盐水和1份5%～10%葡萄糖配制而成。为1/2张；1:2液为1份生理盐水和2份5%～10%葡萄糖，为1/3张等。

2. 2:1等张含钠液

即2份生理盐水和1份1.87%乳酸钠（1.4%碳酸氢钠）组成。Na^+与Cl^-之比为3:2，与血浆基本相近，且与血浆离子渗透压相似的等张液。常用于低渗性脱水或重度脱水。

3. 2:3:1液

即2份生理盐水、3份5%～10%葡萄糖液、1份1.87%乳酸钠（或1.4%碳酸氢钠）组成。为1/2张液。Na^+与Cl^-之比为3:2，常用于轻、中度等渗性脱水。

4. 4:3:2液

即4份生理盐水、3份5%～10%葡萄糖液、2份1.87%乳酸钠（或1.4%碳酸氢钠）液组成。为2/3张液，其渗透压相当于血浆渗透压的2/3，Na^+与Cl^-之比为3:2，常用于中度以上或低渗性脱水。

5. 维持液

即4份5%～10%葡萄糖液、1份生理盐水、并含0.15%氯化钾的混合液。约为1/4张。常用于高热、肺炎等的维持输液。

（四）口服补液盐溶液（简称ORS溶液）

ORS溶液为一种口服用的补液盐溶液，可用于婴儿腹泻伴轻度或中度脱水的液体疗法。配制这一溶液的原理是根据葡萄糖在小肠内主动吸收时，需同钠离子一起与小肠微绒毛上的同一载体结合进行耦联转运。因此，当葡萄糖在主动吸收过程中，钠离也同时被吸收，水和氯的被动吸收也随之而增加。蔗糖在小肠内可分解为葡萄糖和果糖，故亦可用蔗糖来代替葡萄糖，但剂量要增加1倍。

口服补液盐溶液的配制可按：氯化钠0.35g、碳酸氢钠0.25g（或枸橼酸钠0.2g）、氯化钾0.15g、葡萄糖2g，加温开水100mL溶化而成。即相当于生理盐水39mL，1.4%碳酸氢钠18mL，1.2%氯化钾13mL，6%葡萄糖30mL的混合溶液，为2/3张溶液。总钾浓度为0.15%。

三、小儿液体的基本疗法

液体疗法的目的在于纠正脱水和电解质平衡紊乱，以恢复机体的生理功能。要求补其所失，供其所需，纠其所偏。其基本方法首先应该是：①定量；②定性；③定速。考虑其他如：酸碱平衡、钾、钙、热量等问题。

此外，尚应注意从三个方面来估计体液损失和需要的数量及其性质。即：①累积损失；②继续损失；③生理需要。对于这一系列的问题，应该有较全面的考虑。既要分清主次，要有计划，又要随着病情的变化而随时调整。要有正确的数据，又不能过于机械地搬弄烦琐的数字。

（一）定量

补液的总量应包括：累积损失，继续损失和生理需要三个方面。但一开始首先是要补其所失，即补足其累积损失。一般可从损失的体重及病史、体征等来估计。轻度脱水，约损失其体重的5%以下；中度脱水，约损失其体重的5%～10%；重度脱水，约损失其体重的15%以上。故补给其累积损失量，约为：

①轻度脱水：40～60mL/kg。

②中度脱水：60～100mL/kg。

③重度脱水：100～120mL/kg。

继续损失量，应视其症状、实际的损失来估计。如腹泻、呕吐、高热、发汗、呼吸增快等。一般在禁食时，每日约损失10～30mL/kg。

生理需要量，可按维持基础代谢所需要的水分来估计，一般每日约损失50～60mL/kg。体温每升高1℃，应增加10%～13%。

从以上三方面需要合计，在不进饮食的情况下，则24小时内的总液量约为：

①轻度脱水：90～120mL/kg。

②中度脱水：120～150mL/kg。

③重度脱水：150～180mL/kg。

以上液体量，适用于婴幼儿。3岁以上的小儿输液时，应酌减1/4和1/3左右。因小儿体液总量随年龄增长而减少。

（二）定性

脱水的性质，主要是指丢失的水分和电解质的比例而言。根据脱水和体液渗透压的改变，分为低张性脱水、等张性脱水和高张性脱水。首先以等张性脱水量多见，其次为低张性脱水，高张性脱水甚少。钠离子是构成细胞外液离子渗透压的主要成分，所以常以血钠离子浓度来判定脱水的性质。

1. 低张性脱水

失Na^+＞失水，血Na^+＜130mmol/L。多见于腹泻较久、口服或静脉滴入大量不含Na^+的液体后，由于细胞外液离子渗透压降低，水向细胞内转移，细胞外液更为减少，故出现的脱水征明显，且循环血量减少亦明显，甚至易出现休克症状。此类脱水口渴和尿量减少不明显，尿比重低。但出现休克时，尿量明显减少，脑细胞水肿时，可出现嗜睡、昏迷。

2. 等张性脱水

水与 Na^+ 成比例地丢失，血 Na^+ 为 130 ～ 150mmol/L。虽然由于各种原因引起的失水和失 Na^+ 的比例不可能相同，但是一般情况下，失水速度不太快，程度不太严重，肾功能又较好时，通过肾的调节作用，可使体液维持在等张状态，所以等张性脱水较多见。细胞内、外液的离子渗透压在正常范围，表现一般脱水症状。

3. 高张性脱水

失 Na^+ ＜失水，血 Na^+ ＞ 150mmol/L。多见于呕吐重、饮水少、高热、多汗、口服或静脉滴入过多含钠液后，细胞外液渗透压增高，水从细胞内向细胞外转移，细胞内液减少，细胞外液减少可得到部分补偿，故脱水征不明显，循环血量减少亦不明显，而黏膜、皮肤干燥，烦渴，高热，烦躁，惊厥，尿少，尿比重高。脑细胞脱水时，神经症状重，有时可造成后遗症，甚至死亡。

一般经静脉输液补充累积损失，约在 6 ～ 8 小时内完成，既应根据其脱水的性质，又要考虑继续损失、生理需要，故在补充累积损失时：

①低张性脱水：应补给等张液或 2/3 张液（如等张盐糖溶液或 4:3:2 液）。

②等张性脱水：应补给 1/2 张液或 2/3 张液（如 2:3:1 液或 4:3:2 液）。

③高张性脱水：应补给 1/3 ～ 1/5 张液（如 1/3 张盐糖溶液或维持液）。

当补充累积损失后，则应视其病情，根据继续损失的情况，一般：继续损失，可给 1/2 ～ 1/3 张液（如 2:3:1 液或 1/3 张盐糖溶液）。生理需要，可给 1/3 ～ 1/5 张液（如 1/3 张盐糖溶液或维持液）。

（三）定速液体疗法

经静脉输液的速度也很重要。过快则因增加心脏负担而可能引起心力衰竭、肺水肿等危险；过慢则延误救治的时间。因此，输液的速度要根据脱水的程度与性质决定。一般来说，应该首先恢复血容量以纠正休克，然后再逐渐补足。总的要求是：先快后慢。脱水重、低张性脱水或出现休克时，输液的速度应快些。

按脱水的程度、性质，将液量除以时间，可计算出每小时的输液量。此时若加上每小时的平均生理需要量，则更为理想。一般婴幼儿需补液时，每小时约 8 ～ 10mL/kg。

在补足累积损失量后，即可将 24 小时内所需的余量在以后的时间内继续输给。但此时应注意症状变化，如吐泻不止，或高热、大汗则应增加液量，加快速度；反之，亦可减少液量，甚至不必将总量输完或减慢速度，以至停止。总之，输液的速度，应既要掌握原则，又要灵活应变，随时根据病情而进行调整。一般婴幼儿每小时约 5mL/kg。

（四）其他有关问题

1. 纠正酸中毒

在补充累积损失量时，一般用的液体中大多有葡萄糖和碱性溶液，在血循环改善、肾功能较好的情况下，轻度的酸中毒即可纠正。若酸中毒严重，则应补充碱性溶液。首先用 5%碳酸氢钠 1mL/kg，或 11.2%乳酸钠 0.6mL/kg，约可提高血浆二氧化碳结合力 1mmol/L(2.24vol%)。一般无化验条件时可先用 5%碳酸氢钠 5mL/kg 或 11.2%乳酸钠 3mL/kg，即约可提高血浆二氧化碳结合力 5mmol/L(约 10vol%)。其次再根据情况给予。或以测得病儿血浆二氧化碳结合力来计算出总量，先用其半量，然后依病情变化再酌用。其公式如下：

18- 病儿 CO_2CP(mmol/L)× 体重 (kg)×1.0=5%碳酸氢钠的 mL 数

18- 病儿 CO_2CP(mmol/L)× 体重 (kg)×0.6=11.2%乳酸钠的 mL 数

2. 纠正低血钾

正常情况下，体内钾的绝大部分 (约占 98%) 存在于细胞内液，骨骼肌细胞内钾离子浓度为 168mmol/L。细胞外液含钾甚少 (约占 2%)，血浆钾离子浓度为 5mmol/L。钾离子可以透过细胞膜，但其速度比水的通过慢。血钾浓度不能完全反映体内缺钾的情况，在治疗低血钾时，不可能在短期内使体钾达到平衡。过快的静脉输入钾，仅可使血钾浓度很快升高。

钾的排泄主要从尿、粪和汗排出，其中约 80%的钾离子均从肾经尿排出，肾保留钾的功能很差，即使在缺钾的情况下，尿钾的排泄仍继续进行，特别当大量输入含钠溶液、葡萄糖溶液时，排钾更为明显。但当肾功能不足，少尿或无尿时，则钾的排泄减少，血钾浓度增高，此时不应从静脉输入钾离子。

总之，体钾缺少时，血清钾浓度常降低，但当存在影响细胞内外钾分布的因素 (脱水、酸中毒等) 时，则血清钾可正常或增高。而血清钾浓度低时，则反映体内一定缺钾。血钾浓度的变化，常严重影响心肌的收缩运动的协调及神经、肌肉的应激性能。要在肾功能较好，有尿的情况下给钾。补充钾离子速度不能过快，浓度不能过高。常按 10%氯化钾每日 2 ～ 3mL/kg，经静脉输入的浓度一般为 0.2%，不宜超过 0.3%。输入时间不应少于 6 小时。纠正低钾，一般要经过 2 ～ 3 日，严重缺钾病例适当延长。如无呕吐，从第 2 日起，可改用口服较为安全。

3. 纠正低血钙、低血镁

对于原有营养不良、佝偻病或腹泻较重的病儿以及已输给较大量的液体，尿量较多的病儿，均应及时给葡萄糖酸钙，每日可用 10%葡萄糖酸钙 5 ～ 10mL，加入所输液体内，或以 5%～ 10%葡萄糖液 20 ～ 40mL 稀释后缓慢推注。

此外，亦应注意镁的补充，可肌肉深部注射 25%硫酸镁每次 0.2mL/kg，每日 1 ～ 2 次，连用 3 ～ 5 日。

4. 供给热能

在输液时，还应注意供给热能，以维持基础代谢所需。一般可用葡萄糖，计算其需要量后，加入所给液体中经静脉输入。正常情况下，每小时每公斤体重可代谢 1g 葡萄糖，若超过此数，则血浆中葡萄糖浓度上升，有效渗透压增高。故为了供给热能而用葡萄糖时，浓度不宜过高（不超过 15%），速度不宜过快（每小时每公斤体重不超过 1g)。

若因不能进食，输液时间过久（超过 4 天以上)，则仅仅供给糖、水、电解质是不够的。人体首先消耗糖原，其次消耗脂肪，而蛋白质也要被利用。究竟能维持多久，这与脂肪和蛋白质的贮存多少有关。年龄越小，贮存量越少，越不耐饥饿。因此，持续输液时间稍久，必须给其他营养物质，维生素等。可用高营养液、水解蛋白液、全血或血浆等。

四、常见疾病的液体疗法

（一）婴幼儿腹泻的液体疗法

1. 体液特点

(1) 小儿腹泻水样粪便中含大量电解质，病儿往往能饮水而进食少，因此大多为低张性或等张偏低的脱水，以细胞外液减少为主，间质液先减少，然后血浆液亦减少，严重者可出现休克，补液时首先应考虑恢复血容量。

(2) 小儿腹泻泻出的肠液为碱性液，故常伴有不同程度的酸中毒。又因腹泻时进食少，脱水后血循环不良，代谢不全性酸性产物增多，因此大多症状为代谢性酸中毒。年龄越小，腹泻越重，则代谢性酸中毒也越重。

(3) 小儿腹泻越久，营养情况越差，则钾的丢失越多，及时补钾越重要。

(4) 病毒性腹泻、水样粪便多，病情急，伴有高热时，也可出现高张性脱水。

2. 补液方法

(1) 口服补液法：轻、中度脱水而无呕吐、腹胀的患儿，可用口服补液盐 (ORS) 溶液进行口服补液，补充累积损失阶段，轻度脱水常用量 50mL/kg，中度脱水者为 80～100mL/kg，在 4～6 小时内可少量分次喂服。在补充累积损失期间可适当调节饮食、饮水。以后根据大便量和脱水恢复情况适当补充继续损失和生理需要。

ORS 液含氯化钾 0.15%，为腹泻的一般治疗量，如有低钾症状，可适当加大剂量。有明显酸中毒时，需用碳酸氢钠纠正。

(2) 静脉补液法：重度脱水时吐泻重，腹胀明显，则不宜用口服补液盐溶液，而需经静脉输液。输液前应详细询问病史和全面的体格检查，做必要的实验室检查，根据脱水程度、性质，计算出第一天的总液量，确定液体的种类，预定输液的速度。

小儿腹泻大多为低张性或等张偏低性的脱水，输液的基本方法是：先快后慢，先盐后糖，先浓后淡，有尿补钾，防惊给钙。

①第 1 天输液：A. 总液量应包括补充累积损失量、继续损失量和生理需要量，为便于临床应用，一般约计为：轻度脱水，90～120mL/kg；中度脱水，120～150mL/kg；重度脱水，150～180mL/kg。个别的病例，必要时应详细计算。为较快地恢复血容量，可先取其半量，（约相当于累积损失量）在 6～8 小时内输入，余量在以后的 16～18 小时内输完。脱水严重，有明显循环障碍者，不论任何性质的脱水，则先用 2:1 等张含钠液 20mL/kg。总量不超过 300mL，在 30～60 分钟内经静脉缓慢推注或快速滴注，以扩

充血容量。在扩容后再根据脱水性质选用不同溶液（扣除扩容量）继续静脉滴注。B. 溶液的种类应按脱水的性质而定。一般小儿腹泻，大多为低张性或等张偏低的脱水，故在开始时，多先用等张液（如 2:1 含钠液）或 2/3 张液（如 4:3:2 液）。待补足累积损失量后，可用 1/2 张液（如 2:3:1 液）。有尿后，适量加 10% 氯化钾，按每 100mL 内加 10% 氯化钾 2 ～ 3mL 计算，其浓度不可超过 0.2% ～ 0.3%。C. 纠正代谢性酸中毒，轻度酸中毒无须另行纠正，对重度酸中毒可先按每公斤体重给 5% 碳酸氢钠 5mL 或给 11.2% 乳酸钠 3mL 计算，加入输液内。严重者，亦可用 5% 碳酸氢钠 2mL/kg，在密切监护下，由静脉直接缓慢推注。D. 伴有佝偻病、营养不良者，为防止发生低钙性手足搐搦症，可用 10% 葡萄糖酸钙 5 ～ 10mL 加入所输液体中滴入。

②第 2 天以后输液：经第 1 天输液后，脱水及电解质紊乱应能基本纠正，故第 2 天以后的输液，应根据腹泻、呕吐等症状来决定，一般改用口服补液；注意钾、钙和热能的补充；如腹泻、呕吐频繁不止，或口服有困难，仍需静脉输液者，液量一般按 100 ～ 120mL/kg，液体成分中电解质应减少，常用 1/3 张糖盐溶液或维持液，在 12 ～ 24 小时内均匀滴入。

③小儿腹泻补液举例：1 周岁婴儿，腹泻、呕吐已 3 天，体重 9kg，中度脱水，等张性，伴有轻度酸中毒。

第 1 天补液总量为：9×120mL=1080mL

第 1 步：应首先补给其累积损失量，约相当总量的 1/2，为 500mL。其次选用 2:3:1 溶液，于 6 小时内静脉滴注完毕。约每小时 82mL，每分钟则约为 26 滴左右。可先快后慢，开始时每分钟 30 ～ 40 滴，以后渐调整。控制在 6 小时内滴完。

第 2 步：取其余量，用 500mL 1:2 盐糖液，均匀缓慢滴注，于 16 ～ 18 小时内滴完。约每小时 30 ～ 35mL，即每分钟约 10 ～ 15 滴。

有尿后给钾，用 10% 氯化钾，加入输液中稀释成 0.2% ～ 0.3% 浓度。

经以上输液后，肾功能恢复，一般酸中毒即可纠正，不必再加碱性溶液。第 2 天以后，一般应根据腹泻、呕吐情况，再行决定。

小儿腹泻补液，应根据具体情况，灵活处理，可用口服补液法时，尽量用口服补液。在农村基层，必须用静脉补液时，也可采用简易法配制的液体补液，用 5% ～ 10% 葡萄糖液与 0.9% 氯化钠溶液，按 1:1 的比例，分批静脉滴注，每批 200 ～ 300mL，先用盐，后用糖。有明显酸中毒症状时，按 5% 碳酸氢钠 5mL/kg 或 11.2% 乳酸钠 3mL/kg 补给，加用碱性溶液最好加入吊瓶内稀释后应用。若当地无注射用的碱性溶液，则可给口服碳酸氢钠，按 0.3g/kg，每日 3 ～ 4 次。根据有尿给钾的原则，加用氯化钾静脉滴注，亦可口服。

（二）婴幼儿肺炎的液体疗法

婴幼儿肺炎，多数无明显的脱水与电解质紊乱。但重症肺炎，特别是病毒性肺炎，因病程长，进食少，体温高，呼吸快，若伴有腹泻、呕吐，则可有脱水电解质紊乱的症状。有时因需静脉给药，也要用静脉输液。

1. 体液代谢特点

(1) 重症肺炎时，多因高热、发汗及呼吸增快，失水大于失钠，应为高张性脱水，但由于重症肺炎病程长，进食少，往往表现为等张性脱水，血钠浓度可正常。

(2) 重症肺炎时，呼吸困难严重者，可发生呼吸性酸中毒，但又因进食少，体温高，体内组织缺氧，代谢不全而发生代谢性酸中毒。

(3) 重症肺炎常伴有心力衰竭，水钠潴留。

(4) 重症肺炎，因伴有酸中毒，组织破坏，血钾可正常或略高，但若长期进食少，或伴有腹泻，或应用糖皮质激素、利尿剂等原因，则血钾浓度可降低。

2. 补液方法

(1) 一般情况下，应尽量口服补液，供给足量的热能，适当勤给饮水，可起到湿润口腔、咽喉黏膜的作用，对稀释呼吸道分泌物也有利。

(2) 有时为了静脉用药，使体内药物保持较长期且均衡有效的浓度，或为了稀释体内细菌毒素及有害代谢产物，促进排泄，可给静脉输液。此时应限制在生理需要量范围内。

(3) 婴幼儿肺炎，因脱水、电解质紊乱而必须经静脉补液时：①总液量不能过多：应控制在每日生理需要的最低量来计算。每日约为 60 ～ 80mL/kg。②液体成分：电解质浓度不能过高，以 0.9%氯化钠液与10%葡萄糖液配成 1:3 或 1:4 的混合盐、糖液为宜。③补液的速度：重症肺炎常伴有心力衰竭，故速度应慢，每小时约为 3 ～ 5mL/kg。以 10kg 体重小儿为例，则每小时约为 30 ～ 50mL，即每分钟 0.5 ～ 0.8mL(约合每分钟 8 ～ 12 滴)。④对伴有酸中毒者：以改善肺的气体交换为主，尽量少用碱性溶液。必要时，以用碳酸氢钠或三羟甲基氨基甲烷 (THAM) 为好。一般每次按提高血浆二氧化碳结合力 5mmol/L(约 10vol%) 计算，可用 5%碳酸氢钠 5mL/kg，或用 7.28% THAM5mL/kg，稀释成等渗溶液后应用。⑤有低血钾时，可适当补钾：一般情况，因组织破坏释放钾，体内总钾量虽可减少而血钾浓度常不降低，因此暂勿给钾为妥。若病程长，逐日又经静脉补液，用了较多的葡萄糖液，则应给予氯化钾，每日按 50 ～ 100mg/kg 来计算。能口服时尽量给口服；必须静脉滴注时，仍必须控制氯化钾的浓度在 0.1%～ 0.3%的范围内。

(4) 若伴有心力衰竭时，输液更应谨慎，并应及早应用快速作用的强心药物及利尿药。

(5) 若伴有腹泻，出现明显脱水时，则按婴幼儿腹泻脱水补液，但总量及钠量要相应减少约 1/3，速度要慢。

(6) 婴幼儿肺炎在输液过程中，仍应注意随时变换体位，并不宜持续输液过久。

（三）重症营养不良伴腹泻的液体疗法

婴幼儿重症营养不良，因长期摄食不足或摄入食物不能充分被吸收利用，或因其他慢性感染，寄生虫病等长期消耗过多，常并发营养不良性贫血和水肿，也易并发腹泻。

此时若因腹泻、呕吐而致水、电解质代谢紊乱时，在液体疗法时应注意。

1. 体液代谢特点

重症营养不良病儿，一般细胞外液呈低张性，血清钠、氯、钾、钙及葡萄糖均较低，细胞外液相对较多，心肾功能差。由于皮下脂肪少，皮肤弹性差，体重低于同龄小儿，因此应注意勿将脱水程度估计过高。

2. 补液方法

(1) 补液量：不可依体重和皮肤弹性等体征来估计，而主要应从病史、尿量、循环情况来估计。补液的总量要按现有的体重计算，偏低一些为宜，以免因输液而引起心力衰竭。一般亦不要求在第 1 天内补足，可以分 2 ～ 3 天完成。一般按现有体重计算后，减少总量的 1/3。

(2) 液体性质：重症营养不良伴腹泻时，多为低张性脱水，即使有营养不良性水肿，水肿也是因血浆蛋白降低而形成。故补入的溶液含钠量应高些，以等张液或 2/3 张液为好。常用林格碳酸氢钠溶液，并可加入 50% 葡萄糖液，配成 15% 的葡萄糖林格碳酸氢钠溶液。

(3) 补液速度：重症营养不良病儿，内脏器官亦可因营养不良而有水肿、变性。大量静脉输液，可使心脏负担加重，引起肺水肿，甚至突然死亡，故补液速度应慢，以在 24 小时内平均输完为妥。一般每小时约为 3 ～ 5mL/kg。若有重度脱水、休克时，先用 10 ～ 20mL/kg，在半小时内静脉注射以纠正休克，然后仍按平均速度滴注。

(4) 对有酸中毒者，多因肝功能损害，应用碳酸氢钠来纠正酸中毒。

(5) 营养不良病儿，大多体内缺钾、缺钙。腹泻以后，缺钾、缺钙的情况更为明显。故应及早补充钾、钙。

(6) 重症营养不良病儿，理应给予高热量，高蛋白质饮食。所以仅供给葡萄糖、水和电解质是不够的，最好要供给蛋白质。从葡萄糖和蛋白质得到的热量，每日每公斤体重要达到 400kJ(100kcal)。

（四）新生儿维持输液

1. 体液特点

(1) 新生儿体液总量多，正常新生儿初生时，体液约占体重的 80%，早产儿或低出生体重儿更多 (1000g 的低体重儿，体液可占体重的 86%)。细胞外液量相对多，水分的交换率高。

(2) 新生儿血清钾、氯、磷酸盐、乳酸、有机酸含量均稍高；而钠的含量则稍低，且其波动范围较大。

(3) 新生儿缓冲系统及肾调节水与电解质的功能不完善。新生儿 2 周内肾排钠功能差，补钠过多即可引起水肿。

2. 维持输液方法

(1) 新生儿细胞外液偏多，心、肺功能差，一般情况下尽可能不用静脉输液。

(2) 新生儿肾排钠功能差，体表面积相对大，皮肤及肺的不显性蒸发量大，故补液时，电解质液应减少，否则易引起水肿。速度应缓慢，否则引起心力衰竭。

(3) 新生儿肝功能差，若有酸中毒，应选用碳酸氢钠溶液。

(4) 新生儿初生头几天内，因有生理性溶血，血钾偏高，一般不宜补钾。

(5) 新生儿不能饮水、哺乳时，为维持水、热量的需要，所用维持液量主要为不显性失水量加上尿量，用10%葡萄糖液即可，一般用量见表2-3。

表 2-3 新生儿液体供给量 mL/(kg·d)

体重 (g)	1～2天 (mL)	3天后 (mL)	15～28天 (mL)
足月儿	70	80	90～100
1750～2000	80	110	130
1510～1750	80	110	130
1250～1510	90	120	130
1000～1250	100	130	140
751～1000	105	140	150

五、静脉输液的注意事项

(1) 静脉输液前，应了解病儿的心、肺及肾功能等情况，制定更为适宜的输液方案。在输液过程中，也应经常注意心、肺及肾功能情况，以便了解输液是否适当。

(2) 静脉输液，应首先定量、定性、定速、制定输液方案，但也绝不能机械执行，仍应随时注意观察输液效果，症状变化，作必要的调整。如补液合理一般于3～4小时应排尿，表明血容量恢复。于补液后24小时皮肤弹性和眼窝凹陷恢复，表明脱水已纠正。若补液后眼睑水肿可能是钠盐补入过多；相反，补液后尿多而脱水并未纠正，可能葡萄糖补入过多。

(3) 要严格掌握点滴速度，过快易引起心、肺并发症；过慢，则达不到纠正脱水的要求。要注意点滴是否通畅，局部有无肿胀。更要注意输液瓶及输液管内溶液不能滴空。

(4) 有尿补钾，补钾的浓度要严格掌握，绝不能超过0.3%，每天需要的氯化钾用量，应于6～8小时内均匀给予。

(5) 在输液过程中，如出现寒战、发热、荨麻疹等反应时，应立即停止输液。必要时应保留液体，以备查找原因。

(6) 严格掌握药物的联合应用禁忌。

第二章　新生儿窒息

第一节　新生儿窒息的概念和定义

新生儿窒息是产前或产程中窒息在出生后的表现和继续，国际上将产前窒息、产程中窒息、新生儿窒息这一连续的病理过程统称为围生期窒息。其现代概念是指各种病因使母体、儿体通过胎盘血流之间的气体交换发生急性障碍，导致儿体严重缺氧和代谢性或混合性酸中毒，出现中枢神经、呼吸、循环等系统抑制，出生后不能建立和维持正常呼吸的危急病理状态。其含义既不包括产前其他病因引起的类似表现和慢性缺氧引起的胎儿生长受限，也不包括出生后其他原因(呛入、蒙被、溺水等)导致的意外窒息。新版国际权威专著和文献中，围生期窒息的定义为胎盘气体交换障碍导致的儿体损伤性的缺氧、代谢性酸中毒。这一定义直接揭示了它的病理生理本质。从其本质看属于呼吸系统疾病，了解胎儿的呼吸生理学以及窒息的病因、机制、病理生理学是正确诊断本病的理论基础。

第二节　新生儿窒息的病因

一、窒息的病因(危险因素)

目前已知许多危险因素有可能导致围生期窒息。①产妇因素：初产年龄＞35岁或＜16岁、妊娠期高血压疾病(尤其是子痫、先兆子痫)、肺部疾病、哮喘、心脏病、原发性高血压、肾脏病、癫痫、糖尿病、甲状腺疾病、尿雌三醇低、贫血(＜100g/L)、同种血型免疫、胎盘前置、胎盘早剥、胎盘其他问题(过小、形态异常、梗死、炎症、水肿)、其他产前出血、低血压、胎膜早破、死胎或死产或新生儿死亡既往史；②产程中因素：臀位产、其他异常先露、内倒转术、产钳助娩、吸引器助娩、硬膜外麻、产程延长、宫缩异常、用缩宫素、急产；③胎儿因素：双胎、多胎、早产、过期产、脐带问题(脱垂、绕颈、扭结、受压、过长、过短)、头盆不称、胎心频率或节律异常(电子胎心监护)、胎动减少、羊水量异常、羊水粪染、胎儿生长受限、胎儿过大、胎儿酸中毒(胎儿血气)、胎儿水肿、胎儿贫血(＜100g/L)、胎儿失血。此外，一些社会因素和院外因素诸如家庭低收入、低文化、母营养不良、未做产前检查或未按时产前检查、在家或在私人诊所分娩、转诊过晚等社会因素和院外因素，均可通过前述直接因素或致使发现和处理过晚而增加本病的发生率。

二、危险因素的分类

有国内研究表明，上述危险因素的危险性并不相等，不能等同视之。通过多元逻辑回归前向性逐步纳入法得出有意义的危险因素共 11 项，即胎心率异常、胎盘早剥、前置胎盘、宫缩异常、胎儿酸中毒（头皮血气）、产程延长、早产、羊水粪染、臀位和其他异常先露分娩、产钳助娩、母患哮喘，并发现窒息的发生率与产妇危险因素的数量呈正相关，据此提出将具有危险因素的待产妇分为三类：①具有上述有意义的危险因素之一或具有多种危险因素者属高危；②具有一种普通危险因素者属中危；③无危险因素者属低危。建议按危险程度分别进行监护和管理，对临床实践具有重要意义。

第三节　窒息的发生机制

一、窒息的发生机制

围生期窒息是由上述危险因素使母儿通过胎盘血流之间的气体交换发生障碍所致。基本的发病机制包括以下 5 点。

（一）母血氧化不足

如麻醉引起的低通气、发绀型心脏病、呼吸衰竭、严重贫血、一氧化碳中毒等。

（二）母体侧血流灌注不足

如母体因急性失血、脊髓麻醉、下腔静脉受妊娠子宫压迫引起的低血压；宫缩过强；缩宫素使用过量引起子宫痉挛等。

（三）胎盘气体交换障碍

如胎盘早剥、前置胎盘、妊娠高血压疾病或过期产引起的胎盘功能不全等。

（四）脐带血流受阻

如脐带受压、扭结、绕颈、脱垂等。

（五）胎儿方面原因不能承受分娩时的负荷

如极低胎龄儿、胎儿生长受限、胎儿感染、胎儿贫血或失血等。

二、胎儿对缺氧的应激代偿

胎儿对缺氧的应激代偿包括以下几点：

(1) 减少躯体运动和呼吸运动，心率短暂增速后也随之减慢，以降低氧和能量消耗。

(2) 胎儿红细胞计数和血红蛋白浓度较成年人相对高，酸中毒时胎儿血红蛋白氧离解曲线进一步左移，增加对母体侧氧的摄取和在组织中氧的释放。

(3) 潜水反射使血流再分布，减少次要器官的血流，增加重要器官（脑、心、肾上腺）的血流供应，脑内血流优先进入脑干、中脑和小脑。

(4) 增加静脉导管、卵圆孔、动脉导管分流，以增加由脐静脉流回的含氧量较高的血对脑、心、肾上腺的供应。

(5) 交感神经兴奋，儿茶酚胺等分泌增加，心缩加强，血压升高，维持有效的灌注压。

(6) 肝糖原分解为葡萄糖增加，并迅速转化为无氧酵解，以减少氧耗。

(7) 未成熟的中枢神经系统能利用无氧酵解产生的乳酸、丙酮酸和酮体作为葡萄糖的替代物，产生能量。

(8) 胎儿长期生活在低氧环境中，胎儿组织对缺氧的耐受能力较成人强。

由于胎儿对缺氧存在上述一系列应激代偿机制，因此，在生理性应激阶段，只要病因消除，胎儿可以自发地恢复，其病理生理程序可以自发地逆转；如果病因未能消除，缺氧、酸中毒继续发展，当严重到超过儿体的代偿限度，即进入失代偿的病理阶段，脏器损伤随之而来，发展成窒息。

第四节　窒息的病理生理变化

一、呼吸系统的变化

胎儿 12 孕周时开始出现间断的微弱的呼吸运动，随着胎龄增加有呼吸运动的时间也逐渐增加，近足月时 40% ～ 60% 的时间有呼吸运动，醒时和快动眼相睡眠时则有，深睡眠时则无。胎儿的肺和支气管树内充满肺本身产生的液体，并随孕周增加而增多，其成分与羊水不同，在气管上端与宫内羊水保持着液体界面，并不断有少量流入羊水，成为羊水来源的一部分，而羊水不会内流，除非缺氧引起胎儿深喘气，才有可能将羊水吸入下呼吸道，如下呼吸道和肺内发现有羊水或胎粪成分，是有过宫内窒息的证据。胎肺无气体交换功能，微弱的呼吸运动只是为出生后开始呼吸做准备。在缺氧早期机体应激，延髓呼吸中枢兴奋，胎儿出现喘气样呼吸，随着缺氧加重，呼吸中枢逐渐转为抑制，出现原发性呼吸暂停，持续 15 ～ 20 秒，随之颈动脉体和主动脉球上的化学感受器兴奋，向呼吸中枢发放强有力的冲动，胎儿再次出现喘气，此时如病因得以解除，上述过程可自发逆转，如病因未能解除，缺氧继续加重，随之出现终末性呼吸停止，此时除非及时结束分娩，采用人工正压通气，其呼吸不可能自行恢复。表现为出生时呼吸抑制，不能启动和维持正常呼吸。

二、循环系统的变化

缺氧早期机体应激，血浆中促肾上腺皮质激素、糖皮质激素、儿茶酚胺、精氨酸加压素、肾素－血管紧张素、心钠素等增加，心率短暂增快，心排血量和主动脉压升高。由于“潜水反射”引起血流再分布，到重要器官脑、心、肾上腺的血管扩张血流增加，以维持重要器官的血氧供应，而到次要脏器和组织如肺、肝、脾、肾、胃肠、躯壳的血管收缩血流减少，标志着机体尚处在生理性的应激代偿阶段。此时如能及时解除病因，病理生理程序能自发逆转，如病因未能解除，心肌在进行性加重的缺氧和酸中毒的双重损害下，终致能量耗尽而衰竭，此时心肌收缩力、心率、心排血量和主动脉压开始下降，到重要器官的血流供应也随之下降，到次要脏器的血流进一步下降，中心静脉压升高，标志着进入失代偿的病理阶段，缺氧缺血性脏器损伤随之而来。

三、生化方面的变化

最重要的是血气和酸碱状态的变化，胎儿窒息时血气变化的一般规律为：初期 PCO_2 升高引起呼吸性酸中毒，重者 PCO_2 可升达 100mmHg 以上，紧随着出现 PO_2 下降和混合性酸中毒，严重者 PO_2 甚至下降至 0，pH 下降至 7.20 以下甚至 7.00 以下，最后 CO_2 弥散进入组织，剩下几乎是纯粹的代谢性酸中毒。CO_2 在血中滞留通常少于 20 ～ 30 分钟，故血气 PCO_2 升高有助于估计窒息发生的时间。其他缺氧标志物诸如血浆中乳酸、丙酮酸、次黄嘌呤、促红素、血小板激活因子等升高，脑脊液中一些促炎症因子如白介素 (IL)-1β、IL-6、IL-8 等升高。

其他非特异性生化改变有：

(1) 血糖先应激性升高，后因消耗而降低。

(2) 血钾先因细胞内钾转出而升高，后因经尿排泄而降低。

(3) 血钙因进入细胞内而降低等。待至发生脏器损伤，则血浆中可出现相应器官受损的生化标志物。

四、窒息的病理生理发展程序

窒息的发生和发展是一个进行性过程，急性完全性窒息 10 分钟以内可以致死，但此种情况比较罕见；绝大部分为亚急性非完全性窒息，经历 30 分钟以上；还有少数为宫内反复的短暂的间断窒息，在窒息间歇期胎儿可自行恢复，但可产生窒息的累积作用，此种胎儿虽在宫内已经恢复，常不能耐受正常分娩时的负荷，很容易出现产程中窒息。

窒息的病理生理过程可概括如下：缺氧 — 酸中毒 — 机体应激代偿 — 失代偿 — 产生后果(脏器损伤)。窒息时缺氧、酸中毒损害可累及全身各脏器系统，肺、心、肝、肾、胃肠、血液、内分泌、代谢、脑等均可受损，除非急性完全性窒息机体来不及发挥潜水反射等代偿机制，脑一般可免于受损或最后受损。目前国际上普遍认为在生理性应激代偿阶段只能诊断“缺氧、酸中毒”，只有当缺氧、酸中毒严重到超过机体的代偿限度，进入病理性的失代偿阶段，才能做出“窒息”的诊断，两者的区别在于生理性应激代偿和病理性失代偿的分界。从以上程序可看出，“缺氧、酸中毒”和“窒息”在因果关系、发展程序和临床意义上都不相同，不可混淆。从以上程序还可看出，失代偿的标志是产生后果(脏器损伤)，因此，只要有一个脏器受损就标志着失代偿，不一定要严重到多脏器受损(MOD)和出现缺氧缺血性脑损伤(HIBD)才能诊断窒息。受损脏器的多少只是量的差异，并无质的区别，待至出现MOD和HIBD，已是重度窒息的晚期。

第五节　出生时窒息的临床表现

一、正常胎儿出生时呼吸的启动和循环的转变

正常胎儿在自然娩出过程中，胸廓受到挤压，肺内液体约1/3由上呼吸道排出，剩下约2/3在肺膨胀后被吸收进入肺间质由淋巴管引流出去；出生时由于寒冷、声音、光线、触觉、痛觉、味觉、压力改变的刺激，娩出时的胸廓回弹，咽及舌根部的下压(蛙式呼吸)，Head逆理反射以及宫内呼吸运动延续等的共同作用，启动出生后第一次呼吸，并维持继续呼吸。胎儿期肺是高阻力低流量器官，右心的血液只有5%～10%流经肺脏，肺循环的压力绝对高于体循环，这是维持胎儿循环(卵圆孔、动脉导管开放和右向左分流)所必需，以保证由脐静脉流回的氧合较高的血液供应脑和上身。肺扩张通气后肺液被清除，解除了肺泡内液体对肺毛细血管的压迫，迂曲的肺血管床受肺扩张牵拉而伸展扩张，由于PO_2和pH上升，肺血管对缺氧、酸中毒的逆理加压反应逆转，以及肺颗粒细胞分泌的血管舒缓素使血中的激肽原变成缓激肽，使肺血管扩张，上述综合因素使肺循环压力陡降8～10倍，使肺转变为低阻力高流量的器官；体循环方面，由于脐血管被结扎回心血量增加，血中儿茶酸胺、肾素-血管紧张素等增高以及寒冷刺激使外周血管收缩，体循环压力骤然升高，终于超过肺循环的压力，实现肺循环和体循环压力比例的倒转，促使卵圆孔、动脉导管关闭和右心的血液全部流经肺脏，以维持正常的通气/灌流比例，完成胎儿循环到新生儿循环的转变。出生时呼吸启动和循环转变的成败关系着新生儿的生死存亡。

二、窒息儿出生时的临床表现

窒息胎儿出生时无法顺利完成上述呼吸的启动和循环的转变，主要表现为中枢神经、呼吸、循环三大系统的抑制，患儿无呼吸或仅有不规则的微弱的或喘息样呼吸；心动过缓甚或无心跳，血压降低；全身青紫或苍白；肌张力缺乏，四肢松弛或仅微弱弯曲；对刺激无反应或反应微弱。出生时立即脐动脉血气检查显示严重的代谢性或混合性酸中毒。实验室和器械检查可发现有缺氧性脏器损伤的证据，轻者仅个别脏器受损，重者可有MOD和HIBD。少数重症急性完全性窒息患儿，在机体来不及发挥潜水反射等代偿机制的情况下，脑因耗氧量和代谢率高可最先受损，不一定伴有其他脏器损伤。也有极少数宫内曾有过窒息但早已自行缓解的胎儿，出生时并无窒息的表现，但实验室和器械检查可发现有脏器损伤和HIBDW。还应注意，除窒息外，有许多其他情况和疾病可模拟窒息

的表现，故对有上述临床表现的患儿，按美国最新版《新生儿复苏指南》的复苏指征进行复苏和转入新生儿监护病室后，应根据情况选择有关的实验室和器械检查，以确定有无脏器损伤及其性质和轻重，并进行细致的病因学鉴别诊断，对防止误诊、指导后续治疗、判断预后和随访均具有重要意义。

第六节　新生儿窒息的诊断

一、产前和产程中窒息的诊断

产前和产程中窒息(胎儿窒息)早期准确诊断很困难。目前产科所有诊断方法包括胎儿窘迫征象(胎动减少、羊水粪染、胎心减慢、异常电子胎心监护图形等)、声震刺激试验、胎儿生物物理相评分、脐带血流图、电子胎心监护、胎儿心电图 ST 段分析、胎儿血气监测、胎儿脉搏氧饱和度监测等的假阳性率均很高。近年来积极研究的电子计算机胎心监护图形分析、光子经腹壁胎儿脉搏氧饱和度监测、胎儿脑电图、近红外光谱胎儿脑代谢分析等均未获决定性的突破。因为上述各种检查方法虽能发现胎儿缺氧、酸中毒，但无法确定是否已发展到了失代偿的病理阶段(窒息)。目前除非胎儿窘迫征象十分明显，绝大部分情况下只有当胎儿娩出后才能证实是否存在窒息。新生儿窒息实际上是胎儿窒息在出生后的表现和继续。

二、新生儿窒息的诊断指标

新生儿窒息迄今尚无准确的单项诊断指标。半个世纪以来，国际国产新生儿学界逐渐认识到单用 Apgar 评分诊断窒息的局限性，其敏感性高而特异性低，单用其诊断窒息易致误诊。发达国家和地区早已废除了单用 Apgar 评分诊断窒息，迄今已无一家医院沿用单一的 Apgar 评分诊断窒息。目前国内很多医院和专著仍沿用单一 Apgar 评分诊断窒息，由于诊断标准过松，误诊率约 50%，亟待改进。目前发达国家和地区均采用多项指标的综合诊断标准，即低 Apgar 评分加脐动脉血 pH(或 BE) 以及脏器损伤的证据，但对各项指标掌握的尺度宽严不一，标准并未统一。其中以 1986 年美国妇产科学会 (ACOG) 制定并于 1996 年和美国儿科学会 (AAP) 联合重申的诊断标准最严格：①脐动脉血 pH < 7.00；② Apgar 评分 0 ～ 3 分持续 5 分钟以上；③出生后短期内出现的神经学症状如惊厥、昏迷、肌张力低下等；④多脏器损伤。四条不可缺一。事实上，上述标准将新生儿窒息和重度缺氧缺血性脑病 (HIE) 的诊断标准合二为一了。但经长期临床应用验证发现，上述标准过于严格，易致漏诊，据报道用其诊断 HIE 的漏诊率分别为 19%、36%、79%，88%，且将原发病(窒息)和其并发症 (HIE) 的诊断标准混为一谈亦不妥，故未被普遍认可。有鉴于目前本病诊断标准比较混乱，国内诊断标准过松易致误诊而美国标准过严易

致漏诊，亟待研究制定一个比较科学严密又能被广泛接受的诊断标准。根据近年来国内多中心大样本的研究结果，科学的严密的诊断应该包括高危因素、Apgar 评分、血气指标、脏器损伤、鉴别诊断五个方面。以下对各单项诊断指标进行分析讨论，并提出循证的诊断标准的建议。

（一）产前危险因素

国内一组 10376 例的前瞻性研究发现，有危险因素的 8530 例中共发生窒息 117 例，发生率 1.37%，无危险因素的 1846 例无 1 例发生窒息，两组有统计学差异 (x^2=25.6，P ＜ 0.01)。而且窒息的发生率随具有危险因素种数的增加而增加，由具有 1 种危险因素时的 0.23% 逐渐升至具有 9 种危险因素时的 14.29%(r=0.96，P ＜ 0.01)。各种危险因素的危险性并不相等，通过多元逻辑回归前向性逐步纳入法分析，有统计学意义的 12 项因素为：胎心率异常、胎儿酸中毒、胎盘早剥、前置胎盘、臀位或其他异常先露分娩、产程延长、宫缩异常、羊水粪染、产钳助娩、早产、母哮喘病 OR 和 95%Cl 的上、下限均＞1，P 均＜ 0.05，提示这 11 项是危险因素中的高危因素；而剖宫产的 OR 值和 95%CI 的上、下限均＜ 1，P ＜ 0.05，提示合理的符合指征的剖宫产可以降低窒息的发生率。

危险因素只提示有发生窒息的可能性，并不意味一定发生窒息。筛查危险因素的意义在于可在产前提供预警加强监护，及时发现和处理胎儿窘迫，预防窒息的发生和发展。印制高危因素筛查表逐一询问、检查，可防止疏漏。但危险因素对诊断的价值有限。研究显示，窒息者均有危险因素，但有危险因素者中仅 1.37% 发生窒息，危险因素本身并非窒息的表现和证据，对出生后有窒息者虽有助于向家长解释病因，但对出生后无窒息新生儿而言，其意义等于零，且在基层或家中分娩者不易查清危险因素，故只宜作为诊断窒息的辅助指标。

（二）Apgar 评分

20 世纪 50 年代初 Apgar 提出的评分法，至今仍是产房快捷评估新生儿状况的实用方法，其 5 项指标选择至精，概括了中枢神经、呼吸、循环三大系统的临床表现，在产房可用于初筛有病态的新生儿和评估复苏的效果，5 分钟以后的评分还有助于评估预后。自从误把单一 Apgar 评分作为诊断窒息的标准以来，数十年的实践证明，Apgar 评分的局限性在于它虽能识别新生儿有无抑制表现，但不能识别其病理生理本质和病因，而且把相同的分值赋予了重要性并不相等的 5 个项目。大样本的研究显示其敏感性高而特异性低，单用其诊断窒息，误诊率约 50%，因为除窒息外，还有许多其他情况和疾病也可出现低 Apgar 评分，如早产儿、出生时一过性缺氧、先天性呼吸、循环、神经等系统的畸形和疾病、神经肌肉疾患、宫内感染、产伤、胎儿失血、胎儿水肿、产程中母用大量麻醉镇痛剂或硫酸镁等引起的胎儿被动药物中毒等。美国妇产科学会和美国儿科学会已明确指出：“低 Apgar 评分并非窒息的同义词，如单用其诊断窒息，则是对 Apgar 评分的误解和滥用”。发达国家和地区早已不用单一 Apgar 评分诊断窒息，但 Apgar 评分高度概括了新生儿抑制的临床表现，仍不失为新生儿窒息综合诊断标准中一个重要组成部分。为了评分客观、准确，应由经过培训的新生儿科医师或麻醉师进行评定，起码不应由接生者本人评定。

大样本的研究显示，Apgar 1 分钟评分在 7 者中，近 40% 的患儿已有缺氧性脏器损伤。故不能简单地用降低 1 分钟评分或改用 5 分钟评分作为诊断指标来克服 Apgar 评分本身的局限性，否则有可能漏诊一些窒息患儿。故国际疾病分类第 10 版 (ICD-10) 和中国医师协会新生儿专业委员会新近发布的“新生儿窒息诊断和分度标准建议”中，仍将 Apgar 1 分钟评分≤ 7 作为诊断新生儿窒息的指标之一。

（三）脐动脉血 pH、BE

1. 血气指标的临床意义

窒息的本质是损伤性的缺氧、酸中毒，其诊断不能没有血气指标。目前国际上普遍对低 Apgar 评分加查脐动脉血气以增加诊断依据。血气可揭示窒息内在的病理生理本质，比 Apgar 评分更具有特征性，已被公认为评价胎儿氧合和酸碱状况的最客观、最可靠的依据。出生时立即脐动脉血气检测结果，是胎儿出生前瞬间血气和酸碱状况的金指标，也是分析产程中事件和新生儿情况之间关联的重要证。ACOG 和 AAP 和国际权威专著以及许多论述均已将其列为诊断围生期窒息的重要指标之一。正常的脐动脉血气检测结果可以否定产程中窒息及其与脑瘫的关联，避免误诊和不必要的法律纠纷。国内多中心研究显示 333 例低 Apgar1 分钟评分足月儿中窒息组 pH 和 BE 的均值明显低于非窒息组，提示脐动脉血气对低 Apgar 评分病因的鉴别有一定意义，尽管两组中部分病例的 pH 和 BE 有重叠。

2. 血气指标与 Apgar 评分的互补性

脐动脉血气分析可弥补 Apgar 评分特异性低的不足。Thorp 等报道低 Apgar 评分足月儿经血气检测后 80% 排除了窒息，国内报道低 Apgar 评分儿经血气检测后约 50% 排除了窒息，因为加作脐动脉血气可以判别低 Apgar 评分是否由严重的缺氧和酸中毒引起，可以揭示新生儿抑制的病理生理，故两者结合可减少误诊。单独脐动脉血气指标亦有其局限性，国内万例以上的前瞻性研究发现，除非伴有低 Apgar 评分，单纯脐动脉血 pH < 7.00 的新生儿中 87% 并无病征，可见亦不能单凭脐血 pH 或 BE 诊断窒息，因为它虽能揭示缺氧、酸中毒及其严重程度，但并不能说明是否已经超过了胎儿的代偿能力，出现了症状体征。而 Apgar 评分恰可弥补血气指标的不足。研究还发现 Apgar 评分与脐动脉血 pH 和 BE 整体上大致相关，就个例而言又不完全一致。两者临床意义也各不相同，故两者可以互相补充，不能互相取代。

3. 血气各参数的意义和统计学阈值

脐动脉血气各项参数中最重要的是 pH，pH 降低在排除母体酸中毒的影响后，可反映儿体缺氧和酸中毒的程度；BE 和 PCO_2 有助于识别酸中毒的性质；PO_2 的意义最小，因 PCO_2 和 PO_2 在产程中波动迅速、幅度大，只反映采样时的瞬时情况，pH 和 BE 是血气变化的后果，相对稳定，在短时内不易变化，故国际上统以 pH 和 BE

作为评估指标。但国外各家报道和应用的脐动脉血 pH 和 BE 的阈值并不一致，分别有以 pH ＜ 7.01、pH ＜ 7.05、＜ 7.10、＜ 7.15、＜ 7.20 和 BE ＜ -10mmol/L、＜ -11.6mmol/L，＜ -12.8mmol/L、＜ -14mmol/L、＜ -20mmol/L 作为阈值者。ACOG 和 AAP 鉴于绝大部分 pH ＞ 7.00 的新生儿并无病征，故选择 pH ＜ 7.00 作为诊断新生儿窒息的阈值。上述阈值不一致的原因，除样本量、纳入标准、采集脐带和血样的方法、所用仪器不同之外，未全面排除生物学因素的干扰如胎次、胎龄、出生体重、出生体重与胎龄的关系、分娩方式等也是重要原因。为了建立比较科学的脐动脉血气的生理学阈值，国内多中心前瞻性研究纳入超大样本量，采用严格的纳入标准和规范化的采集脐带和血样的方法和统一的血气分析仪，已经得出：单胎、足月、自然分娩、正常出生体重、出生体重适于胎龄、无畸形、Apgar 1 分钟评分≥ 8 分的正常新生儿脐动脉血 pH 和 BE 的生理学范围 (x-±1.96s) 分别为 7.00 ～ 7.40 和 (-7.6±6.4)mmol/L，其下限阈值分别为 7.00 和 -14mmol/L。

4. 关于脐动脉血 pH 和 BE 的临床校正

由于临床上胎儿 PCO_2 升高一般不超过 30 分钟，一过性呼吸性酸中毒对预后的影响很小，引起脏器损伤主要是损伤性的代谢性酸中毒，故 Blickstein 等提出测得的 pH 需按 Eisenberg 公式消除呼吸性成分的影响进行临床校正，即按正常胎儿 PCO_2 的水平 (50mmHg) 每升高 10mmHg，pH 下降 0.08 计算，将下降值加于检测值。Blickstein 等指出，未经过临床校正的 pH 不能用来支持窒息的诊断。但目前国际上很少有人应用上述校正，其实用价值尚有待进一步临床验证。至于 BE 的校正，现代微量血气分析仪都能根据血样实际血氧饱和度自动进行校正。

近年来国外大样本调查证实脑瘫患儿中 85% ～ 90% 并非窒息引起，在我国当前医疗法律背景下，为了防止误诊和不必要的医疗法律纠纷，对高危妊娠、低 Apgar1 分钟评分儿等花几十元作脐动脉血气分析，其效价比高。

（四）脏器损伤

窒息的病理本质是缺氧、酸中毒引起的脏器损伤，或称损伤性的缺氧、酸中毒，可累及全身各个脏器系统，依缺氧、酸中毒的严重程度和持续时间的不同，受损脏器的种类、数目和严重程度不一。研究发现，17978 例新生儿中 310 例有缺氧性脏器损伤，脏器损伤的发生率与脐动脉血的 pH 和 BE 呈负相关，随着脐动脉血 pH 由≥ 7.25 降至＜ 7.00，脏器损伤发生率由 0.39% 渐升至 13.62%，随着 BE 由≥ -10mmol/L 降至＜ -20mmol/L，脏器损伤发生率由 1.24% 渐升至 9.05%。

常见的窒息引起的脏器损伤有：

1. 呼吸系统

羊水吸入、胎粪吸入、肺出血、肺动脉高压、呼吸衰竭。

2. 循环系统

心肌受损、心力衰竭、低血压、休克。

3. 消化系统

应激性溃疡、坏死性小肠结肠炎、肝功能受损。

4. 泌尿系统

肾功能不全、肾静脉血栓形成。

5. 神经系统

缺氧缺血性脑损伤、缺氧性惊厥。

6. 血液系统

血小板减少、弥散性血管内凝血。

7. 内分泌系统

肾上腺出血、抗利尿激素分泌失常、甲状腺功能抑制。

8. 代谢系统

高血糖、低血糖、低血钙、低血钠、低血钾。

国内单中心和多中心的大样本前瞻性研究发现，缺氧性脏器损伤（按例次计）以肺脏受损最多见，其后依次是心脏、消化系统、肾脏、中枢神经系统、内分泌系统、血液系统。以上各系统损伤多合并有电解质、血糖异常。由于机体在缺氧情况下存在潜水反射等机制保护生命器官，故脑常最后受损，当脑受损时常伴 MOD；但在急性完全性窒息机体来不及代偿的情况下，脑因耗氧率和新陈代谢率高，可最先受损而不伴 MOD。脏器损伤有缺氧性和非缺氧性之分，须鉴别之。

窒息的病理生理发展程序如下：缺氧 → 酸中毒 → 机体代偿 → 失代偿产生后果（脏器损伤）。

从以上病理生理发展程序可以看出，窒息的原始动因是缺氧，继之出现酸中毒，在机体处于生理性应激代偿阶段，不至于产生后果（脏器损伤）；只有当缺氧、酸中毒严重到超过了机体的代偿限度，进入病理性的失代偿阶段，脏器损伤才随之而来。目前国际上普遍认为在生理性应激性代偿阶段，只能诊断缺氧、酸中毒，当机体失去代偿产生了后果，才能诊断窒息。脏器损伤是窒息病理生理发展程序中失代偿的标志，标志着已由生理性的应激代偿阶段进入了病理性的失代偿阶段，故被列为诊断窒息的重要指标。同时可看出只要有一个脏器受损，就是失去代偿，不一定要严重到出现 MOD 和 HIE，受损脏器的多少只是量的差异，并无质的区别，但可作为区分窒息轻重的标尺。

（五）鉴别诊断

国内大样本的研究发现，危险因素、Apgar 评分、脐动脉血气、脏器损伤各有其临床意义和局限性，四项指标之间具有相关性和互补性，综合多项指标可以提高诊断的符合率。当低 Apgar 评分结合脐动脉血 pH ＜ 7.00 时（均合并有危险因素、脏器损伤），诊断窒息的特异性达到 99%，极少误诊，但敏感性仅 41%，可致漏诊；当低 Apgar 评分结合脐动脉血 pH ＜ 7.20 时（均合并有危险因素），诊断窒息的敏感性达 100%，但特异性仅 64.4%，可致误诊，加入脏器损伤指标后（实际上四项指标具备）特异性仍仅为 74.5%，因还有 24.5% 的其他疾病也具有以上四项指标，在通过鉴别诊断排除其他病因后才基本消除了误诊。由此可见，在窒息的综合诊断标准中必须包括鉴别诊断。需鉴别的是可引起低 Apgar 评分的其他情况和病因，它们虽也可出现低 Apgar 评分，但是胎儿出生前母、儿通过胎盘血流间的气体交换并未发生障碍，其脐动脉血气检测结果也正常，故不能误诊为窒息，而应按照其实际的病因做出相应的诊断。其他可引起低 Apgar 评分的情况和疾病如下：

(1) 单纯早产儿。

(2) 出生时一过性缺氧：出生后仅需短暂给氧和复苏囊，出生后 1 分钟恢复正常 (Apgar 1 分钟评分 ≥ 8)，其后无任何异常。

(3) 先天性呼吸系统畸形和疾病。

(4) 先天性循环系统畸形和疾病。

(5) 先天性中枢神经系统畸形和疾病。

(6) 神经 - 肌肉疾患。

(7) 宫内感染：如肺炎，败血症等。

(8) 产伤。

(9) 胎儿失血性休克。

(10) 水肿胎儿。

(11) 母亲产程中使用大量麻醉镇痛剂、硫酸镁等引起的胎儿被动药物中毒。

美国妇产科学会于 1986 年提出并与美国儿科学会于 1996 年、2006 年两度修订重申的上述可引起低 Apgar 评分的其他情况和疾病，迄今国际上无人提出不同的意见。

通过对诊断窒息各项指标的研究分析，显示各项指标对诊断窒息均有其意义，也各有其局限性。但各项指标之间存在互补性，综合多项指标可以提高诊断的准确性。国内多中心对 163 例确诊为窒息的患儿研究显示，多项指标诊断窒息的符合率优于单项指标，当具备上述 5 项指标时，诊断新生儿窒息的符合率基本达到 100%。

三、新生儿窒息的诊断标准和分度

在广泛复习国内外新生儿窒息文献和对诊断指标进行深入研究分析的基础上，遵照循证医学的原则，笔者曾提出新生儿窒息诊断和分度标准的建议如下。

(一) 诊断和分度标准

(1) 产前具有可能导致窒息的高危因素。

(2) 出生时有明显的呼吸抑制，出生后 1 分钟 Apgar 评分 ≥ 7 分；或出生后 1 分钟 Apgar 评分不低，但至出生后 5 分钟 Apgar 评分 < 7 分。

(3) 脐动脉血 pH < 7.20。

(4) 缺氧缺血性脏器损伤，至少有 1 个脏器损伤。

(5) 排除其他引起低 Apgar 评分的病因。

符合以上标准可诊断窒息，有 2 个及 2 个以上脏器受损和缺氧缺血性脑病可诊断重度窒息。

上述标准的第 (1) 项为参考指标，后 4 项为必备指标。

（二）临床应用的三个步骤

凡高危妊娠产妇新生儿在产房或手术室一经娩出，应在其开始呼吸之前用两把消毒止血钳夹住近胎儿侧的约 10cm 长的一段脐带，在止血钳的外侧剪断脐带以备采血检测血气。对需复苏者按美国最新版《新生儿复苏指南》进行复苏。

对有低 Apgar 1 分钟评分等作脐动脉血气分析指征者检测脐动脉血气；如新生儿出生后有活力，所留脐带标本可以弃去。

出生后无活力的低 Apgar 评分儿，经复苏转入新生儿病室后，进一步检查有无脏器损伤和进行病因学鉴别诊断。

在产房或手术室遇到有抑制表现的新生儿，不可能立即确定病因，在按美国最新版《新生儿复苏指南》进行复苏后，对家长的询问，明智而客观的回答应该是“新生儿抑制原因待查”或“Apgar 评分低原因待查”或“新生儿缺乏活力原因待查”，待转到新生儿病室查清病因之后再向家长交代。

上述诊断标准于 2009—2011 年经 11 家大学附属医院和三甲医院对院内分娩的活产婴共 96788 例进行临床应用验证，共诊断新生儿窒息 1216 例，尚未发现误诊或漏诊。上述 5 项指标的新生儿窒息诊断标准已被载入国内近年出版的多种国产新生儿学专著，并成为中国医师协会新生儿专业委员会新近颁布的“新生儿窒息诊断和分度标准建议”及其解读的基础。

新近中国医师协会新生儿专业委员会根据国内外新生儿窒息研究的最新进展和形势发展的需要，为了加强对新生儿窒息的规范化诊断和治疗，组织有关专家，在广泛征求意见和充分讨论的基础上，遵照循证医学的原则，结合国情，重新制定和颁布了新生儿窒息的诊断和分度标准。

1. 诊断标准

(1) 有导致窒息的高危因素。

(2) 出生时有严重呼吸抑制，至出生后 1 分钟仍不能建立自主有效呼吸且 Apgar 评分≤ 7 分；包括持续至出生后 5 分钟仍未建立有效呼吸且 Apgar 评分≤ 7 分或出生时 Apgar 评分不低但至出生后 5 分钟降至≤ 7 分者。

(3) 脐动脉血气分析 pH ＜ 7.15。

(4) 排除其他引起低 Apgar 评分的病因：如呼吸、循环、中枢神经系统先天性畸形；神经肌肉疾患；胎儿失血性休克、胎儿水肿；产妇产程中使用大剂量麻醉镇痛剂、硫酸镁引起的胎儿被动药物中毒等。

以上第 (2) ～ (4) 条为必备指标，第 (1) 条为参考指标。

2. 分度标准

(1) 轻度窒息：无缺氧缺血性脏器损伤。

(2) 重度窒息：有缺氧缺血性脏器损伤。

本标准建议关于新生儿窒息的诊断和分度的标准，不是判断新生儿是否需要复苏的依据，指导新生儿复苏的依据是中国新生儿复苏项目专家组制定的“新生儿复苏指南”。

另外，凡有高危因素的胎儿一经娩出，应立即用两把消毒止血钳夹住近胎儿侧的一段约 10cm 长的脐带，从止血钳的外侧剪断脐带，抽取剪下脐带的脐动脉血进行血气检测；对接受复苏的新生儿，转入监护病房后应进一步检查有无脏器损伤和进行鉴别诊断。

中国医师协会新生儿专业委员会于 2013 年颁布的“新生儿窒息诊断和分度标准”，结束了我国 60 余年单用 Apgar 评分诊断窒息的历史，标志着在新生儿窒息的诊断上实现一个历史性的飞跃。

第七节　中国新生儿复苏项目

新生儿窒息复苏项目 (NRP) 是美国儿科学会 (AAP) 和美国心脏协会 (AHA) 建立的，自 1987 年在美国首次提出后，迅速传至全世界，仅仅 16 年的时间就有 140 万人受到过一次或再次培训，发行了超过 75 万份课本，并被译为 22 种语言，目前，它已发展为国际知名的教育项目，扩展到 72 个国家，不仅在发达国家，而且在发展中国家开展，明显降低了新生儿窒息的病死率和伤残率。

我国自 20 世纪 90 年代开始引进新生儿窒息复苏项目，在北京、上海、武汉、南京等地举办了各种类型的“新法复苏”培训班，对新法复苏的广泛应用发挥了很大的作用。为了继续推进我国的新生儿窒息复苏工作，中国国家卫生和计划生育委员会妇幼保健与社区卫生司、中华医学会围产医学分会、中华护理学会妇产科专业组与强生儿科研究院、美国儿科学会合作，在中国建立了新生儿窒息复苏项目，并于 2003 年 7 月成立了项目工作组，在全国范围内开展了新生儿窒息复苏培训。自 2004 年 7 月开始，先后举办了该项目的国家级师资培训班和 30 个省、自治区、直辖市的省级师资培训班，并在各省、地、市、县一级办学习班，继续扩大培训。据初步统计，截至 2009 年年底，共培训医务人员 110659 人。接受培训人员为产科医师、儿科医师、助产师及部分麻醉师。2009 年对 20 个项目省的 332 所医院的新生儿窒息的发生率及新生儿窒息死于分娩现场的发生率进行了初步统计，结果显示：新生儿窒息的发生率 2003 年为 6.32%，2008 年降低至 2.94%；新生儿窒息死于分娩现场的发生率 2003 年为 7.55/10000，2008 年降低至 3.41/10000。现在培训工作正在进行，2011 年 11 月 30 日～12 月 2 日在京举办了第二周期新生儿复苏项目启动会，制订了2011—2015年新的五年计划，重点由项目省推广到非项目省，并向县、乡基层发展，更注重新生儿窒息复苏工作的可持续性发展。

第八节　新生儿复苏技术

新生儿窒息是新生儿死亡、伤残的重要原因，正确规范的复苏对降低窒息的死亡率、伤残率非常重要。为指导新生儿复苏，美国儿科学会和美国心脏协会制定了新生儿复苏指南，并在循证医学研究的基础上定期修改。5年前出版了2005年新生儿复苏指南，5年来，国际上对新生儿复苏的许多有争议的问题进行了大量多中心循证医学研究，在许多方面取得了共识，并且制定了2010年美国新生儿复苏指南。

为指导我国的新生儿复苏，我国新生儿复苏项目专家组根据我国国情，参照国际的指南，制定了中国的新生儿复苏指南，并定期修改。下面依据2011年修订的我国新生复苏指南介绍目前最新的新生儿复苏技术。

一、复苏的准备

（一）医务人员的配备

每个婴儿出生时，应做好复苏的准备，至少要有1名熟练掌握复苏技能的医务人员在场，应掌握正压人工呼吸、气管插管、胸外按压及药物的使用等技能。还应有一名助手，掌握除插管以外的复苏技能。如果预计复苏情况较为复杂，可能还需要其他人员的协助。

（二）器械和用品的准备

产房内应备有整个复苏过程所必需的、功能良好的全部器械。新生儿分娩前，应将器械打开备用。常用的器械和用品如下。

1. 吸引器械

吸引球囊、吸引器和管道、吸管(5F或6F、8F、10F、12F)、胃管(8F)及注射器(20ml)、胎粪吸引管。

2. 正压人工通气器械

新生儿复苏气囊（气流充气式或自动充气式气囊）或T-组合复苏器、不同型号的面罩（最好边缘有软垫）、配有气流表和导管的氧源。

3. 气管内插管器械

带直镜片的喉镜(0号，早产儿用；1号，足月儿用)、喉镜的备用灯泡和电池、不同型号的气管导管、金属芯、剪刀、气管导管的胶带或固定装置、酒精棉球。有条件者准备喉罩气道、二氧化碳监测器。

4. 其他

辐射保暖台或其他保暖设备、温暖的毛巾、无菌手套、时钟、听诊器(最好新生儿专用)、胶布。有条件者准备空气氧气混合仪、脉搏血氧饱和度仪。

(三)药品和给药的准备

肾上腺素 1:10000(0.1mg/ml),每安瓿 3ml 或 10ml。等渗晶体液(生理盐水或乳酸林格液)。纳洛酮 0.4mg/ml(每安瓿 1ml) 或 1.0mg/ml(每安瓿 2ml)。脐血管插管用品:消毒手套、解剖刀或剪刀、碘酒溶液、脐带胶布、脐导管 (3.5F、5F)、三通管、注射器 (1ml、3ml、5ml、10ml、20ml、50ml)、针头。

二、复苏方案和实施

(一)快速评估

出生后立即用几秒的时间快速评估以下 4 项指标。

1. 是否足月儿

早产儿通常由于肺发育不成熟、肌肉无力而不能进行有效的呼吸,而且出生后不能很好地保持体温,因此,应当将早产儿与母亲分开并在辐射保暖台对其进行评估和初步复苏。

2. 羊水是否清亮

羊水正常是清亮的,如羊水有胎粪污染则不清亮,常是宫内缺氧的结果。如羊水胎粪污染且新生儿"无活力",则用气管插管,将胎粪吸出。

3. 是否有哭声或呼吸

是否有哭声或呼吸是判断新生儿有无窒息的最重要指标,观察新生儿胸部就可以看出是否在呼吸,有力的哭声也说明有呼吸。喘息是在缺氧或缺血时发生的一系列单次或多次深吸气,说明有严重的呼吸抑制。

4. 肌张力是否好

肌张力是否好也是判断新生儿有无窒息的重要指标,健康足月新生儿应四肢弯曲且活动很好。

如以上任何一项为否,则需要进行以下初步复苏。

(二)初步复苏

1. 保暖

将新生儿放在辐射保暖台上或因地制宜采取保温措施,如用预热的毯子裹住婴儿以减少热量散失、将床垫预热、提高环境温度等。

早产儿,尤其是极低出生体重儿 (VLBW),即使用传统的措施减少热丢失,仍会发生低温。因此对体重< 1500g 的 VLBW 推荐如下保温措施:放婴儿于辐射源下,同时用透明的薄塑料布覆盖,防止散热。但以上保温措施不应影响复苏措施如气管插管、胸外按压、

建立静脉通路等的进行。

2. 建立通畅的呼吸道

(1) 摆正体位：新生儿应仰卧，颈部轻度仰伸到“鼻吸气”位置，使咽后壁、喉和气管成直线，可以让空气自由出入。应注意勿使颈部伸展过度或不足，这两种情况都会阻碍气体进入。

(2) 吸引：胎儿娩出后，用吸球或吸管 (8F 或 10F) 先口咽后鼻清理分泌物。过度用力吸引可能导致喉痉挛和迷走神经性的心动过缓和延迟自主呼吸的开始。应限制吸管的深度和吸引时间 (< 10 秒)，吸引器的负压不超过 13.3kPa(100mmHg)。

羊水胎粪污染时的处理：对羊水胎粪污染的新生儿首先判断有无活力。“有活力”的定义是哭声响亮或呼吸规则，肌张力好，心率 > 100 次 / 分。对羊水胎粪污染“有活力者”不需气管插管吸引胎粪。对羊水胎粪污染“无活力者”，即无呼吸或喘息样呼吸，肌张力低下，心率 < 100 次 / 分 (3 项具备 1 项即可) 的新生儿，应生后即刻气管插管吸引胎粪。

气管插管吸引胎粪的方法：插入喉镜，用 12F 或 14F 吸管清洁口腔和后咽部，直至看到声门。将气管导管插入气管，将气管导管经胎粪吸引管与吸引器相连，边吸引边慢慢 (3 ～ 5 秒) 拔出气管导管，必要时可重复操作。

3. 擦干

快速擦干全身。吸引在前，擦干在后。

4. 刺激

用手拍打或手指弹患儿的足底或摩擦背部 2 次以诱发自主呼吸，如无效，表明新生儿处于继发性呼吸暂停，应按以下步骤继续进行复苏。初步复苏需时 30 秒钟。

(三) 正压通气

新生儿复苏成功的关键是建立充分的正压通气。

1. 指征

(1) 呼吸暂停或喘息样呼吸。

(2) 心率小于 100 次 / 分。

2011 年新指南不再评估肤色，如有呼吸困难和持续中心性发绀或氧饱和度监测有低氧血症，可常压给氧或给 CPAP，特别是早产儿。

2. 有关正压通气用氧的推荐

建议县以上医疗单位创造条件在产房添置空气 - 氧混合仪以及脉搏氧饱和度仪。无论足月儿或早产儿，正压通气均要在氧饱和度仪的监测指导下进行。足月儿可以用空气开始进行复苏，早产儿开始给 30% ～ 40% 的氧，用空气 - 氧混合仪根据氧饱和度调整给氧浓度，使氧饱和度达到标准值。

如暂时无空气 - 氧混合仪，可用接上氧源的自动充气式气囊去除储氧袋 (氧浓度为 40%) 进行正压通气。如果有效通气 90 秒心率不增加或氧饱和度增加不满意，应当考虑氧浓度提高到 100%。

脉搏氧饱和度仪的传感器应放在导管前位置 (即右上肢，通常是手腕或手掌的中间表面)。在传感器与仪器连接前，先将传感器与婴儿连接有助于最迅速地获得信号。

3. 正压人工呼吸的实施

通气压力需要 20 ～ 25cmH_2O(1cmH_2O=0.098kPa)，少数病情严重的初生儿可用几次 30 ～ 40cmH_2O 压力通气，以后通气压力维持在 20cmH_2O。正压通气频率为 40 ～ 60 次 / 分 (胸外按压时为 30 次 / 分)。有效的正压通气应显示心率迅速增快，如正压通气达不到有效通气，胸廓起伏不好，需检查面罩和面部之间的密闭性，是否有气道阻塞 (可调整头位，清除分泌物，使新生儿的口张开) 或气囊是否漏气，通气压力是否足够。面罩型号应正好封住口鼻，但不能盖住眼睛或超过下颌。经 30 秒充分正压通气后，如有自主呼吸，且心率＞ 100 次 / 分，可逐步减少并停止正压通气。如自主呼吸不充分，或心率＜ 100 次 / 分，须继续用气囊面罩或气管插管施行正压通气，并检查及纠正通气操作。如心率小于 60 次 / 分，气管插管正压通气并开始胸外按压。持续气囊面罩正压通气 (＞ 2 分钟) 可产生胃充盈，应常规经口插入 8F 胃管，用注射器抽气并保持胃管远端处于开放状态。

4. 正压人工呼吸复苏器具

(1) 自动充气式气囊：是目前最常用的复苏器具，如名称所指，在无压缩气源的情况下，可自动充气，如不挤压，一直处于膨胀状态。它的吸气峰压 (PIP) 取决于挤压气囊的力量，它不能提供呼气末正压 (PEEP)。结构上有如下特点：氧与空气混合气体的出口为单向，有单向阀门，加压、吸气时打开，呼气时关闭。不能做常压给氧用。如不用储氧器，只能供 40% 氧；如用密闭式储氧器，可供 100% 氧；如用管状储氧器，可供 90% 氧。具有安全装置 (减压阀)，当压力＞ 3.43kPa(35cmH_2O) 时，阀门被顶开，防止过高的压力进入肺脏。

(2) 气流充气式气囊：又称麻醉气囊，靠压缩气源来的气流充盈，不用时处于塌陷状态，当气源将气体压入气囊，且面罩紧贴面部时气囊才能充盈。PIP 由进入气体的流速，气流控制阀的调节和挤压气囊的力量决定。可提供 PEEP，PEEP 由一个可调节的气流控制阀控制。可做常压给氧。

(3) T- 组合复苏器：是近年来国际上应用比较多的一种正压通气装置，由一个调节压力的装置和一个手控的 T 形管道构成。与气流充气式气囊一样，也需要压缩气源。是单手操作，操作者用拇指或其他手指堵塞或打开 T 形管的开口，使气体交替进出新生儿体内，给予间断的 PIP。主要优点是可提供 PEEP，预设 PIP 和 PEEP，并使 PIP 和 PEEP 保持恒定，更适于早产儿应用。

面罩的特点和有效应用：面罩有不同的形状、大小，可以用不同的材料制成。新生儿面罩的选择取决于是否适合新生儿的面部。应使面罩与新生儿的面部形成密封。面罩的周围可有或无缓冲垫。缓冲垫可使面罩与婴儿面部的形状一致，更容易形成密封，并减少对新生儿面部的损伤。面罩分为 2 种形状：圆形和解剖形。解剖形面罩适合面部的轮廓，当放在面部时，它的尖端部分面罩在鼻上。面罩有不同的大小，适于足月儿或早产儿。面罩边缘应能覆盖下颌的尖端、口和鼻，但勿覆盖眼睛。面罩过大可损伤眼睛，且密封不好。过小不能覆盖口和鼻，且可堵塞鼻孔。

（四）胸外按压

1. 胸外按压的指征

30 秒有效的正压人工呼吸后，心率持续＜60 次 / 分，应在继续正压人工呼吸的同时开始胸外按压。为保证与胸外按压有效配合，应进行气管插管正压通气。

2. 胸外按压的手法

胸外按压有两种手法。

(1) 拇指法：用两个拇指按压胸骨，两手环绕婴儿胸廓，其余手指支撑其脊柱。

(2) 双指法：用一手的中指加食指或中指加无名指，用指尖压迫胸骨。无硬垫时用另一手支撑患儿背部。

两种方法各有优缺点。拇指法较可取，因为拇指法比双指法能产生更高的收缩压和冠状动脉充盈压，拇指法通常不易疲劳，且能更好地控制压迫深度。但当患儿较大而操作者的手较小时，双指法则更方便。脐血管给药时，双指法更有利于脐部操作。

3. 胸外按压的位置和深度

应在新生儿两乳头连线中点的下方，即胸骨体下 1/3 进行按压，注意避开剑突。下压深度为胸廓前后径的 1/3。

4. 胸外按压的操作

胸外按压的下压时间应稍短于放松时间，使心脏输出量达到最大。胸外按压时拇指略弯曲，拇指或其他手指的指尖 (根据使用按压方法的不同) 在按压和放松的过程中，应始终不离开胸骨的压迫区。两次压迫之间，拇指或其他手指不得离开胸部。

5. 胸外按压与呼吸的配合

胸外按压要两人合作完成，一人进行正压人工呼吸，一人做胸外按压。胸外按压要与呼吸很好地配合，按压与呼吸的比例为 3:1，即每分钟按压 90 次，人工呼吸 30 次，共 120 次，每 1 循环 (按压 3 次通气 1 次) 需时 2 秒。每次人工呼吸后第 1 次按压时呼气。按压 45 ～ 60 秒后评估心率，如心率＞60 次 / 分，停止胸外按压继续人工通气，如心率仍小于 60 次 / 分，加用药物肾上腺素。

（五）气管插管

1. 气管插管的指征

(1) 新生儿羊水胎粪污染且无活力时需气管插管吸引胎粪。

(2) 如正压人工呼吸不能充分改善临床症状，无良好的胸廓起伏，或需要正压人工呼吸持续超过数分钟时，可考虑气管插管，以改善正压人工呼吸的效果。

(3) 如需胸外按压，气管插管可有利于人工呼吸和胸外按压更好的配合，并使每次正压呼吸获得最大效率。

(4) 如需要用肾上腺素刺激心脏，在建立静脉途径前常用的途径是直接注入气管，需要气管插管。

(5) 疑有膈疝，不用面罩而用气管插管，可防止空气进入胃肠道，妨碍肺扩张。

2. 气管插管的实施

足月儿使用的型号喉镜镜片为 1 号，早产儿为 0 号。根据体重选择合适内径的气管导管 (表 2-1)。确定气管插管深度：按体重计算管端至口唇的长度 (cm)，可按出生体重 (kg) 加 5 ～ 6cm 计算 (表 2-2)。

表 2-1　气管导管内径

导管内径 (mm)	新生儿体重 (g)	妊娠周数 (w)
2.5	＜ 1000	＜ 28
3.0	1000 ～ 2000	28 ～ 34
3.5	2000 ～ 3000	34 ～ 38
3.5 ～ 4.0	＞ 3000	＞ 38

表 2-2　气管导管的插入深度

新生儿体重 (kg)	管端至口唇的长度 (cm)
1	6 ～ 17
2	7 ～ 8
3	8 ～ 9
4	9 ～ 10

气管插管的步骤：操作者左手持握喉镜，保持新生儿的头部呈“鼻吸气”位置。整个过程中，应常压给氧。喉镜应沿着舌面右侧滑入，将舌推至口腔左侧，推进镜片直至尖端超过舌根。轻轻提起镜片，提升整个镜片而非镜片尖端。寻找解剖标记，声带看起来像反向的字母“V”。必要时，吸引分泌物改善视野。如声门关闭，等待其开放，插入气管导管管端直到声带线达到声门水平。撤出喉镜时，将导管紧贴患儿上腭。如有金属芯，握住导管，将金属芯从管中撤出。以上步骤需要在 30 秒内快速完成。如无法暴露声门并在 30 秒内插入导管，则撤出喉镜，用气囊面罩给新生儿做正压人工呼吸使新生儿稳定，然后重试。

气管插管位置的判断，如导管已在正确位置，应观察到：

(1) 心率和肤色改善，心率迅速增加是插管位置正确和正压通气有效的重要指征。

(2) 每次呼吸时胸廓对称扩张，有双肺呼吸音，但胃区无声音。

(3) 呼气时，管内壁有雾气凝结。

(4) CO_2 检测器可确定呼出 CO_2 的存在。

(5) 胸片显示导管管端在锁骨或稍下水平。

气管插管的替代装置－喉罩气道 (LMA) 当面罩－气囊正压人工呼吸失败以及气管插管不可能或不成功的情况下，可用喉罩气道。喉罩气道是一个用于正压人工呼吸的气道装置，为一个带有边圈可扩张的软椭圆形喉罩与弯曲的气道导管连接而成的装置。操作者用食指将此装置插入新生儿的口腔并沿其硬腭直到顶端接近食管。当喉罩完全插入，打气使边圈扩张，扩张的喉罩覆盖喉口并使边圈与咽下区的轮廓一致，用低压封堵住食管。该气道导管有一个 15mm 的连接管，可连接复苏囊或呼吸器。施行正压人工呼吸时，压力通过气道导管传送到喉罩，进入到新生儿的气管。喉罩气道是气管插管的替代装置，随机对照研究发现当气囊面罩人工呼吸不成功时应用喉罩气道和气管内插管的应用无明显的区别。但有以下情况，如需吸引胎粪污染的羊水、胸外按压、VLBW 或需要气管内给药时应用气管内插管而不应用喉罩气道。

(六) 药物

新生儿复苏时，很少需要用药。新生儿心动过缓通常是因为肺部充盈不充分或严重缺氧，而纠正心动过缓的最重要步骤是充分的正压人工呼吸。但是在足够的 100% 氧正压人工呼吸和胸外按压 30 秒后心率仍＜ 60 次 / 分，应给肾上腺素或扩容或两者皆给。

1. 肾上腺素

给药指征是在 30 秒正压人工呼吸和 45 ～ 60 秒胸外按压配合人工呼吸后，心率仍小于 60 次 / 分。剂量和给药途径：过去推荐首剂量肾上腺素通过气管内导管给予，因为建立静脉给药途径需要时间，气管内给药迅速。但近年来研究显示气管内给药如发挥作用所需剂量远大于通常的推荐剂量，因此推荐一旦静脉途径建立，应尽可能静脉给药。推荐剂量是每次 0.01 ～ 0.03mg/kg(即 1:10000 溶液 0.1 ～ 0.3ml/kg)，不推荐大剂量静脉给药。在静脉通道未建立或正在建立时可先气管内给药，剂量大于静脉剂量，为 0.05 ～ 0.1mg/kg (即 1:10000 溶液 0.5 ～ 1.0ml/kg)，最大量不得超过 0.1mg/kg，因其安全性尚未得出最后的结论。不论何种途径给药，肾上腺素的浓度应为 1:10000(0.1mg/ml)。

2. 扩容剂

应用指征是有低血容量的新生儿、已怀疑失血或新生儿休克 (苍白，低灌注，脉弱) 且对其他复苏措施无反应时考虑扩充血容量。可选择等渗晶体溶液，推荐生理盐水或乳酸林格液，不选择胶体液如清蛋白。大量失血则需要输入与患儿交叉配血阴性的同型血或 O 型红细胞悬液。使用方法：生理盐水首次剂量为 10ml/kg，经外周静脉或脐静脉缓慢推入 (＞ 5 ～ 10 分钟)。在进一步的临床评估和观察反应后可重复注入。

3. 纳洛酮

纳洛酮不推荐作为产房呼吸抑制新生儿开始复苏的药物，心率和氧合应当靠支持通气来恢复。如应用纳洛酮应有严格的适应证，必须具备如下条件：正压人工呼吸使心率和肤色恢复正常后出现严重呼吸抑制；母亲在分娩前 4 小时以内有应用麻醉剂、镇痛剂历史。应用时要注意：必须完成建立通畅的气道和气囊面罩正压通气；母亲吸毒者或使用美沙酮者不能使用纳洛酮，否则导致新生儿惊厥。纳洛酮剂量为 0.1mg/kg，静脉或肌内注射。

4. 碳酸氢钠

新生儿复苏时不推荐使用。

（七）复苏后的监护和护理

复苏后的新生儿可能有多器官损害的危险，并仍有再恶化的可能，一旦足够的通气和循环建立，应给予密切监护和护理。复苏后应继续进行生命体征的监测如心率、血压、呼吸的监测，实验室检查如血气分析、血糖、血钙、血钠的检测等。复苏后的新生儿要给予最佳的护理，做好保暖，体温维持在 36.5℃的中性温度，保持呼吸道通畅，适当限制入量和控制脑水肿，维持血糖在正常水平，防止低血糖。及时对脑、心、肺、肾及胃肠等器官功能进行监测，早期发现异常并适当干预，以减少窒息的死亡率和伤残率。

（八）早产儿的复苏

近年来早产儿窒息的复苏越来越受到人们的关注，对早产儿的复苏和复苏后的处理提出了更高的要求：

(1) 早产儿体温中枢不成熟，保温能力差，易发生低体温，应置于适合的中性温度的暖箱。对＜ 1500g 的极低体重儿，尤其＜ 1000g 的超低出生体重儿复苏者可采用塑料膜保温（见初步复苏）。

(2) 低体重儿尤其极低出生体重儿因肺不成熟，缺乏肺表面活性物质，易发生呼吸窘迫综合征，出生后如有可能应立即气管插管，气管内注入肺表面活性物质进行防治。

(3) 由于脑生发层基质的存在，易造成室管膜下 - 脑室内出血。心肺复苏时应保温、避免使用高渗药物、注意操作轻柔、维持颅压稳定，避免颅内出血。

(4) 窒息缺氧缺血易引起坏死性小肠结肠炎，应密切观察、延迟或微量喂养。

(5) 早产儿对高动脉氧分压非常敏感，易造成氧损害。需要规范用氧，复苏时尽量避免使用 100% 浓度的氧，最好应用空 - 氧混合仪调整用氧浓度，并进行经皮氧饱和度的动态监测，使经皮氧饱和度维持在 95% 以下。

第三章　神经系统疾病

第一节　神经系统疾病检查方法

一、神经系统体格检查

小儿神经系统的检查，原则上与成年人相同，但也存在重要差别。小儿时期生长发育不成熟，婴幼儿更是神经系统发育的最快速时期。有的表现如伸直性跖反射，在成年人或年长儿属病理性，但在婴幼儿却是一种暂时的生理现象。临床各种辅助检查中，年龄越小，不同年龄间正常差异也越大。因此，对小儿神经系统的检查与评价，均不能脱离相应年龄期的正常生理学特征。

（一）一般检查

1. 意识和精神行为状态

可根据小儿对各种刺激的反应来判断其意识水平（即意识深、浅度）有无障碍，由轻而重分为嗜睡、昏睡、半昏迷和昏迷等。少数主要表现为谵妄、定向力丧失和精神行为异常等意识内容的减少或异常。智力低下者常表现为交流困难、脱离周围环境的异常情绪与行为等。

2. 头颅

头围可粗略反映颅内组织容量。头围过大时要注意脑积水、硬膜下血肿、巨脑症等。头围过小警惕脑发育停滞或脑萎缩，但大约 2%～7% 的小头围儿童，智力仍可能正常。注意囟门和颅骨缝，过早闭合见于小头畸形。囟门增大伴膨隆、张力增高，以及颅缝开裂等均提示颅压增高，颅骨叩诊时尚可得“破壶音”。对疑有硬膜下积液、脑穿通畸形婴儿，可在暗室内用电筒紧贴颅骨做透照试验，前额部光圈＞2cm，枕部＞1cm，或两侧不对称时对诊断有提示作用。

3. 皮肤

某些神经疾病可伴有特征性皮肤损害，包括皮肤色素脱失斑、面部皮脂腺瘤、皮肤牛奶咖啡斑，或面部血管痣等。

（二）颅神经检查

1. 嗅神经

反复观察对香水、薄荷，或某些不适气味的反应。嗅神经损伤常见于先天性节细胞发育不良，或额叶、颅底病变者。

2. 视神经

主要检查视力、视野和眼底。

(1) 视力：未成熟儿已能对强光表现皱眉或不安。3 个月婴儿开始用双眼注视并跟随移动中物体。视力表测试下，2 岁的视力约为 6/12，3 岁前达 20/20 的成年人水平。

(2) 视野：年长儿可直接用视野计。对婴幼儿，检查者可站在婴儿背后，或与其面对面地将色彩鲜艳玩具（对婴儿）或白色视标，由侧面远端缓慢移入视野内，注意婴儿眼和头是否转向玩具或患儿见到视标的表情，并以检查者自己视野作比较，粗测有无视野异常。

(3) 眼底：检查婴幼儿眼底较困难，必要时扩瞳后进行。正常新生儿因血管少视乳头颜色较白，不要误为视神经萎缩。慢性颅内高压时可见视乳头水肿和视网膜静脉淤血。

3. 动眼、滑车和展神经

观察有无眼睑下垂、眼球震颤、斜视等。检查眼球向上、向下和向两侧的眼外肌运动。注意瞳孔大小及形状，以及对光反射、会聚和调节反应等。

4. 三叉神经

注意张口下颌有无偏斜，咀嚼时扪两侧咬肌及颞肌收缩力以判断其运动支功能。观察额、面部皮肤对痛刺激反应，并用棉花絮轻触角膜检查角膜反射以了解感觉支功能。

5. 面神经

观察随意运动或表情运动（如哭或笑）中双侧面部是否对称。周围性面神经麻痹时，患侧上、下面肌同时受累，表现为病变侧皱额不能、眼睑不能闭合、鼻唇沟变浅和口角向健侧歪斜。中枢性面瘫时，病变对侧鼻唇沟变浅和口角向病变侧歪斜但无皱额和眼睑闭合功能的丧失。

6. 听神经和前庭神经

观察小儿对突然声响或语声反应以了解有无听力损害。突然响声可引发新生儿惊跳或哭叫。3 个月起婴儿头可转向声源方向。对可疑患者，应安排特殊听力测验。可选用旋转或冷水试验测定前庭功能。旋转试验时，检查者面对面地将婴儿平举，并原地旋转 4 ～ 5 圈，休息 5 ～ 10 分钟后用相同方法向另一侧旋转；冷水试验时，检查者以冷水 (2 ～ 4mL) 外耳道灌注。此法可测定单侧前庭功能，其结果较旋转试验准确。正常小儿在旋转中或冷水灌注后均出现眼震，前庭神经病变时则不能将眼震引出。

7. 舌咽和迷走神经

舌咽神经损害引起咽后壁感觉减退和咽反射消失。临床常合并迷走神经损害，共同表现为吞咽困难、声音嘶哑、呼吸困难及鼻音等。由于受双侧皮层支配，单侧核上性病变时可无明显症状。

8. 副神经

检查胸锁乳突肌和斜方肌的肌力、肌容积。病变时患侧肩部变低，耸肩、向对侧转头力减弱。

9. 舌下神经

其主要作用是将舌伸出。一侧中枢性舌下神经麻痹时，伸舌偏向对侧，即舌肌麻痹侧；而一侧周围性舌下神经瘫痪时，伸舌偏向麻痹侧，且伴舌肌萎缩与肌纤维颤动。

（三）运动功能检查

1. 肌容积

有无肌肉萎缩或假性肥大。

2. 肌张力

肌张力指安静情况下的肌肉紧张度。检查时触扪肌肉硬度并作被动运动以体会肌紧张度与阻力。肌张力增高多见于上运动神经元性损害和锥体外系病变，但注意半岁内正常婴儿 肌张力也可稍增高。下运动神经元或肌肉疾病时肌张力降低，肌肉松软，甚至关节可以过伸。

3. 肌力

肌力是指肌肉做主动收缩时的力量。观察小儿力所能及的粗大和精细运动，以判断各部位肌群的肌力。年长儿则可按指令完成各种对抗运动。令小儿完成登楼梯、从蹲位或仰卧位站起等动作将重点测试宽带和下肢近端肌力。用足尖或足跟走路分别反映小腿后群或前群肌肉肌力。一般把肌力分为 0 ～ 5 级，0 级：完全瘫痪，无任何肌收缩活动；1 级：可见轻微肌收缩但无肢体移动；2 级：肢体能在床上移动但不能抬起；3 级：肢体能抬离床面但不能对抗阻力；4 级：能做部分对抗阻力的运动；5 级：正常肌力。

4. 共济运动

可观察婴儿手拿玩具的动作是否准确。年长儿则能和成年人一样完成指鼻、闭目难立、跟膝胫和轮替运动等检查。然而，当患儿存在肌无力或不自主运动时，也会出现随意运动的不协调，不要误认为共济失调。

5. 姿势和步态

姿势和步态与肌力、肌张力、深感觉、小脑以及前庭功能都有密切关系。观察小儿各种运动中姿势有何异常。常见的异常步态包括：双下肢的剪刀式或偏瘫性痉挛性步态，足间距增宽的小脑共济失调步态，高举腿、落足重的感觉性共济失调步态，髋带肌无力的髋部左右摇摆“鸭步”等。

6. 不自主运动

主要见于锥体外系疾病，常表现为舞蹈样运动、扭转痉挛、手足徐动症或一组肌群的抽动等。每遇情绪紧张或进行主动运动时加剧，入睡后消失。

（四）感觉功能检查

由于疾病特征，对小儿的感觉检查一般不如成人重要。而且，临床很难在学龄前儿童获得充分合作。即使在学龄儿童，也往往需要检查者的更多耐心及反复检查。具体检查方法与成年人基本相同。

1. 浅感觉

包括痛觉、触觉和温度觉。痛觉正常者可免去温度觉测试。

2. 深感觉

位置觉、音叉震动觉。

3. 皮层感觉

闭目状态下测试两点鉴别觉，或闭目中用手辨别常用物体的大小、形态或轻重等。

（五）反射检查

小儿的反射检查可分为两大类，第一类为终身存在的反射，即浅反射及腱反射；第二类为暂时性反射，或称原始反射 (Primitive reflex)。

1. 浅反射和腱反射

(1) 浅反射：腹壁反射要到 1 岁后才比较容易引出，最初的反应呈弥散性。提睾反射要到出生 4 ～ 6 个月后才明显。

(2) 腱反射：从新生儿期已可引出肱二头肌、膝、和踝反射。腱反射减弱或消失提示神经、肌肉、神经肌肉接合处或小脑疾病。反射亢进和踝阵挛提示上运动神经元疾患。恒定的一侧性反射缺失或亢进有定位意义。

2. 小儿时期暂时性反射

生后头数月婴儿存在许多暂时性反射。随年龄增大，各自在一定的年龄期消失。当它们在应出现的时间内不出现，或该消失的时间不消失，或两侧持续的不对称都提示神经系统异常。

（六）病理反射

包括巴彬斯基 (Babinski) 征、卡道克 (Chaddock) 征、戈登 (Gordon) 征和奥本海姆 (0ppenheim) 征等，检查和判断方法同成人。然而，正常 2 岁以下婴儿可呈现阳性巴宾斯基征，多表现为拇趾背伸但少有其他脚趾的扇形分开。检查者用拇指紧压婴儿足底也可引起同样阳性反应。若该反射恒定不对称或 2 岁后继续阳性时提示锥体束损害。

（七）脑膜刺激征

脑膜刺激征包括颈强直、屈髋伸膝试验 (Kemig 征) 和抬颈试验 (Brudzinski 征)。方法同成年人。

二、神经系统辅助检查

（一）脑脊液检查

腰椎穿刺取脑脊液 (cerebral spinal fluid，CSF) 检查，是诊断颅内感染和蛛网膜下腔出血的重要依据。CSF 可被用于多种项目的检测，主要包括外观、压力、常规、生化和病原学检查等。然而，对严重颅压增高的患儿，在未有效降低颅压之前，腰椎穿刺有诱发脑疝的危险，应特别谨慎。

（二）脑电图和主要神经电生理检查

1. 脑电图 (electroencephalography，EEG)

脑电图是对大脑皮层神经元电生理功能的检查。

(1) 常规 EEG：借助电子和计算机技术从头皮记录皮层神经元的生物电活动。主要观察：①有无棘波、尖波、棘—慢复合波等癫痫样波，以及它们在不同脑区的分布，是正确诊断癫痫、分型与合理选药的主要实验室依据；②清醒和睡眠记录的背景脑电活动是否正常。全脑或局部的各种原因脑损伤，均可引起相应脑区的脑电活动频率慢化。不同年龄期的背景脑活动差异很大，若只用一个标准去判断不同年龄期 EEG 易导致结论的假阳性。记录时间不足 20 分钟，未作睡眠中记录是导致结论假阴性的主要因素。

(2) 动态 EEG(ambulatory-EEG，AEEG)：连续进行 24 小时，甚至数日的 EEG 记录。因增加描记时间而提高异常阳性率。若同时获得发作期 EEG，更有助癫痫诊断和分型。

(3) 录像 EEG(video-EEG，VEEG)：不仅可长时程地记录 EEG，更可实时录下患者发作中表现，以及同步的发作期 EEG，对癫痫的诊断、鉴别诊断和分型有更大帮助。

2. 诱发电位

分别经听觉、视觉和躯体感觉通路，刺激中枢神经诱发相应传导通路的反应电位。包括：

(1) 脑干听觉诱发电位 (BAEP)：以耳机声刺激诱发。因不受镇静剂、睡眠和意识障碍等因素影响，可用于包括新生儿在内任何不合作儿童的听力筛测，以及昏迷患儿脑干功能评价。

(2) 视觉诱发电位 (VEP)：以图像视觉刺激 (patterned stimuli) 诱发，称 PVEP，可分别检出单眼视网膜、视神经、视交叉、视交叉后和枕叶视皮层间视通路各段的损害。婴幼儿不能专心注视图像，可改闪光刺激诱发，称 FVEP，但特异性较差。

(3) 体感诱发电位 (SEP)：以脉冲电流刺激肢体混合神经，沿体表记录感觉传入通路反应电位。脊神经根、脊髓和脑内病变者可出现异常。

3. 周围神经传导功能

周围神经传导功能习称神经传导速度 (NCV)。帮助弄清被测周围神经有无损害、损害性质（髓鞘或轴索损害）和严重程度。据认为，当病变神经中有 10% 以上原纤维保持正常时，测试结果可能正常。

4. 肌电图 (EMG)

帮助弄清被测肌肉有无损害和损害性质（神经源性或肌源性）。

（三）神经影像学检查

1. 电子计算机断层扫描 (Computed Tomography，CT)

可显示不同层面脑组织、脑室系统、脑池和颅骨等结构形态。必要时注入造影剂以增强扫描分辨率。CT 能较好显示病变中较明显的钙化影和出血灶，但对脑组织分辨率不如 MRI 高，且对后颅窝、脊髓病变因受骨影干扰难以清楚辨认。

2. 磁共振成像 (Magnetic Resonance Imaging，MRI)

无放射线。对脑组织和脑室系统分辨率较 CT 高，能清楚显示灰、白质和基底节等脑实质结构。由于不受骨影干扰，能很好发现后颅窝和脊髓病灶。同样可作增强扫描进一步提高分辨率。主要缺点是费用较 CT 高，成像速度较慢，对不合作者需用镇静剂睡眠中检查，对钙化影的显示较 CT 差。

3. 其他

如磁共振血管显影 (MRA)、数字减影血管显影 (DSA) 用于脑血管疾病诊断。单光子发射断层扫描 (SPECT) 和正电子发射断层扫描 (PET) 均属于功能影像学，是根据放射性示踪剂在大脑组织内的分布或代谢状况，显示不同脑区的血流量或代谢率，对癫痫放电源的确认有重要帮助。

第二节　癫　痫

一、概述

癫痫 (epilepsy) 是脑部的一种慢性疾患，其特点是大脑神经元反复发作性异常放电引起相应的突发性和一过性脑功能障碍。癫痫发作 (epileptic seizure 或 seizure) 大多短暂并有自限性，由于异常放电所累及的脑功能区不同，临床可有多种发作表现，包括局灶性或全身性的运动、感觉异常，或是行为认知、自主神经功能障碍。全身性发作和涉及一些较大范围质功能障碍的局灶性发作，往往伴有程度不同的意识障碍。

癫痫发作和癫痫是两个不同的概念，前者是指发作性皮质功能异常所引起的一组临床症状，而后者是指临床呈长期反复痫性发作的疾病过程。儿科临床常用惊厥 (convulsion) 这一概念，一般来说是指伴有骨骼肌强烈收缩的痫性发作。一些痫性发作如典型失神、感觉性发作等，于发作过程中并不伴有骨骼肌动作，因而属于非惊厥性的痫性发作。因此，无论是惊厥性的痫性发作还是非惊厥性的痫性发作，都是指一组临床症状。它们虽是癫痫患者的基本临床表现，但类似的临床发作也可出现在许多非癫痫性疾病过程中，如热性惊厥、颅内感染、颅脑损伤、代谢异常或中毒等，在这种情况下，它们仅是急性疾病的临床症状，随急性病的好转而消失，由于不具备癫痫患者长期慢性和反复发作的基本特征，因而不能诊断为癫痫。

据国内多次大样本调查，我国癫痫的年发病率约为 35/10 万人口，累计患病率约 3.5% ～ 4.8%。然而，其中 60% 的患者起源于小儿时期。长期、频繁或严重的痫性发作会导致进一步脑损伤，甚至出现持久性神经精神障碍。但是，由于医学的发展和进步，只要做到早期诊断与合理治疗，已能使 80% 以上的癫痫患儿发作得到满意控制。因此，做好小儿时期的癫痫防治工作具有十分重要的意义。

二、病因病理

根据病因，可粗略地将癫痫分为以下三大类。

1. 特发性 (idiopathic) 癫痫

特发性癫痫又称原发性癫痫，是指由遗传因素决定的长期反复癫痫发作，不存在症状性癫痫可能性者。

2. 症状性 (symp-tomatic) 癫痫

症状性癫痫又称继发性癫痫，痫性发作与脑内器质性病变密切关联。

3. 隐源性 (cryptogenic) 癫痫

虽未能证实有肯定的脑内病变，但很可能为症状性者。

随着脑影像学和功能影像学技术的发展，近年来对癫痫的病因有了重新认识。与遗传因素相关者约占癫痫总病例数的 20% ～ 30%，故多数患儿为症状性或隐源性癫痫，其癫痫发作与脑内存在的或可能存在的结构异常有关。

1. 脑内结构异常

先天或后天性脑损伤可产生异常放电的致痫灶，或降低了痫性发作阈值，如各种脑发育畸形、染色体病和先天性代谢病引起的脑发育障碍、脑变性和脱髓鞘性疾病、宫内感染、肿瘤以及颅内感染、中毒、产伤或脑外伤后遗症等。

2. 遗传因素

遗传因素包括单基因遗传、多基因遗传、染色体异常伴癫痫发作、线粒体脑病等。过去主要依赖连锁分析和家族史来认定其遗传学病因。近年来依靠分子生物学技术，至少有 10 余种特发性癫痫或癫痫综合征的致病基因得到了克隆确定，其中大多数为单基因遗传，系病理基因致神经细胞膜的离子通道功能异常，降低了病性发作阈值而患病。

3. 诱发因素

许多体内、外因素可促发癫痫的临床发作，如遗传性癫痫常好发于某一特定年龄阶段，有的癫痫则主要发生在睡眠或初醒时，女性患儿青春期来临时易有癫痫发作的加重等。此外，饥饿、疲劳、睡眠不足、过度换气、预防接种等均可能成为某些癫痫的诱发因素。

三、癫痫发作的分类及其临床表现

（一）痫性发作分类

对痫性发作进行正确分类有十分重要的临床意义。因为针对不同的发作类型，通常应选用不同的抗癫痫药物；而且对分析病因、估计患儿病情与预后，均有重要价值。结合发作中的临床表现和伴随的脑电图特征，国际抗癫痫联盟 (ILAE) 于 1981 年提出对发作类型的国际分类，迄今仍是临床工作的重要指南。1983 年我国小儿神经学术会议将其简化，2001 年 ILAE 又提出了新的更详细的分类方案，但因太复杂，这里不作介绍，请参考有关专业书籍。

（二）癫痫发作的临床表现

1. 局灶性（部分性、局限性）发作

发作期脑电图 (EEG) 可见某一脑区的局灶性痫性放电。

(1) 单纯局灶性发作：发作中无意识丧失，也无发作后不适现象。持续时间平均 10 ～ 20 秒。其中以局灶性运动性发作最常见，表现为面、颈或四肢某部分的强直或阵挛性抽动，特别易见头、眼持续性同向偏斜的旋转性发作 (Adversive seizure)。年长儿可能会诉说发作初期有头痛、胸部不适等先兆。有的患儿于局限性运动发作后出现抽搐后肢体短暂麻痹，持续数分钟至数小时后消失，称为 Todd 麻痹。

局灶性感觉发作（躯体或特殊感觉异常）、自主神经性发作和局灶性精神症状发作在小儿时期少见，部分与其年幼无法表达有关。

(2) 复杂局灶性发作：见于颞叶和部分额叶癫痫发作。可从单纯局灶性发作发展而来，或一开始即有意识部分丧失伴精神行为异常。50% ～ 75% 的儿科病例表现为意识混浊情况下的自动症 (Automatism)，如吞咽、咀嚼、解衣扣、摸索行为或自言自语等。少数患者表现为发作性视物过大或过小、听觉异常、冲动行为等。

(3) 局灶性发作演变为全面性发作：由单纯局灶性或复杂局灶性发作扩展为全面性发作。

2. 全身性发作

指发作中两侧半球同步放电，均伴有程度不等的意识丧失。

(1) 强直－阵挛发作：又称大发作 (grand mal)。是临床最常见的发作类型之一，包括原发性以及从局灶性扩展而来的继发性全面性强直－阵挛发作。发作主要分为两期：一开始为全身骨骼肌伸肌或屈肌强直性收缩伴意识丧失、呼吸暂停与发绀，即强直期；紧接着全身反复、短促的猛烈屈曲性抽动，即阵挛期。常有头痛、嗜睡、疲乏等发作后现象。发作中 EEG 呈全脑棘波或棘－慢复合波发放，继发性者从局灶放电扩散到全脑。部分年长儿能回忆发作前先有眼前闪光、胸中一股气向上冲等先兆，直接提示继发性癫痫的可能性。

(2) 失神发作：发作时突然停止正在进行的活动，意识丧失但不摔倒，手中物品不落地，两眼凝视前方，持续数秒钟后意识恢复，对刚才的发作不能回忆，过度换气往往可以诱发其发作。EEG 有典型的全脑同步 3Hz 棘－慢复合波。

(3) 非典型失神发作：与典型失神发作表现类似，但开始及恢复速度均较典型失神发作慢，EEG 为 1.5 ～ 2.5Hz 的全脑棘－慢慢复合波。多见于伴有广泛性脑损害的患儿。

(4) 肌阵挛发作：为突发的全身或部分骨骼肌触电样短暂收缩（＜ 0.35 秒），常表现为突然点头、前倾或后仰，而两臂快速抬起。重者致跌倒，轻者感到患儿“抖”了一下。

发作中通常伴有全脑棘－慢或多棘慢波暴发。大多见于有广泛性脑损伤的患儿。

(5) 阵挛性发作：仅有肢体、躯干或面部肌肉节律性抽动而无强直发作成分。

(6) 强直性发作：突发的全身肌肉强直收缩伴意识丧失，使患儿固定于某种姿势，但持续时间较肌阵挛长，约 5 ～ 60 秒。常见到角弓反张、伸颈、头仰起、头躯体旋转或强制性张嘴、睁眼等姿势，通常有跌倒和发作后症状。发作间期 EEG 背景活动异常，伴多灶性棘－慢或多棘慢波暴发。

(7) 失张力发作：全身或躯体某部分的肌肉张力突然短暂性丧失伴意识障碍。前者致患儿突然跌倒、头着地甚至头部碰伤。部分性失张力发作者表现为点头样或肢体突然下垂动作。EEG 见节律性或不规则、多灶性棘－慢复合波。

(8) 痉挛：这种发作最常见于婴儿痉挛，表现为同时出现点头、伸臂 (或屈肘)、弯腰、踢腿 (或屈腿) 或过伸样等动作，其肌肉收缩的整个过程大约 1 ～ 3 秒，肌收缩速度比肌阵挛发作慢，持续时间较长，但比强直性发作短。

(三) 小儿时期常见的几种癫痫和癫痫综合征

某些癫痫患者无论其病因是否相同，因具有一组相同的发作症状和体征，在临床上称为特殊癫痫综合征，在治疗和预后的估计上有其特殊性。为此，国际抗癫痫联盟于 1989 年提出了癫痫和癫痫综合征的分类，2001 年又有许多新的补充，具体内容可参阅神经科专业书籍。以下介绍儿科常见的几种癫痫综合征。

1. 伴中央颞区棘波的儿童良性癫痫 (Denign childhood epilepsy with centrotemporal spikes)

伴中央颞区棘波的儿童良性癫痫是儿童最常见的一种癫痫综合征，占小儿时期癫痫的 15% ～ 20%。约 30% 的患者有类似家族史。多数认为属常染色体显性遗传，但外显率低且有年龄依赖性。通常 2 ～ 14 岁间发病，5 ～ 10 岁多见，8 ～ 9 岁为高峰，男孩略多于女孩。3/4 的发作在入睡后不久及睡醒前。发作大多起始于口面部，呈局灶性发作，如唾液增多、喉头发声、不能主动发声或言语以及面部抽搐等，部分患儿很快继发全身性强直－阵挛发作而意识丧失，常因此时被家人发现而被描述为全身性抽搐。体格检查无异常。发作间期 EEG 背景正常，在中央区和颞中区可见棘、尖波或棘－慢复合波，一侧、两侧或交替出现，30% 的患儿仅在睡眠记录中出现异常。本病预后良好，药物易于控制，生长发育不受影响，大多在 12 ～ 16 岁前停止发作，但不足 2% 的病例可能继续有癫痫发作。

2. 儿童失神癫痫 (Childhood absence epilepsy)

大多于 3 ～ 13 岁间发病，6 ～ 7 岁为高峰，近 2/3 为女孩，有明显遗传倾向。表现为频繁的失神发作，每日数次甚至上百次。每次发作数秒钟，不超过 30 秒，因而不跌倒，也无明显体位改变。患儿不能回忆发作中的情况，无头痛、嗜睡等发作后症状，体格检查无异常。EEG 为特征性全部性 3Hz 棘－慢复合波爆发，过度换气常可诱发特征 EEG 爆发图形和临床发作。药物易于控制，预后大多良好。

3. 婴儿痉挛 (Infantile spasm)

婴儿痉挛又称 West 综合征。本病以 1 岁前婴儿期起病 (生后 4 ～ 8 月为高峰)、频繁的痉挛发作、特异性高幅失律 EEG 图形以及病后精神运动发育倒退为其基本临床特征。痉挛发作主要表现为屈曲性、伸展性和混合性三种形式，但以混合性和屈曲性居多。典型屈曲性痉挛发作时，婴儿呈点头哈腰屈 (或伸) 腿状，伸展性发作时婴儿呈角弓反张样。痉挛多成串地发作，每串连续数次或数十次，动作急速，可伴有婴儿哭叫。常于思睡和苏醒期加重。高幅失律 EEG 图形对本病诊断有价值。在不同步、不对称并有爆发抑制交替倾向的高波幅慢波背景活动中，混有不规则的多灶性棘、尖与多棘慢波爆发。睡眠记录更易获得典型高幅失律图形。

其病因复杂，大致可分为隐源性和症状性两大类。后者是指发病前已有宫内、围生期或生后脑损伤证据，如精神运动发育迟缓、异常神经系统体征或头颅影像学改变等，治疗效果差，80% 以上存在遗留智力低下的危险。约 20% 的婴儿痉挛病例属隐源性，病前无脑损伤证据可寻。若早期治疗，40% 的患儿可望获得基本正常的智力和运动发育。

4. Lennox-Gastaut 综合征 (简称 LGS)

本综合征以儿童期 (1 ～ 8 岁) 起病、频繁而多样的发作形式、慢 - 棘慢 (< 3Hz) 复合波 EEG 以及智力、运动发育倒退为基本特征。25% 以上有婴儿痉挛病史。患儿每天同时有多种形式发作，首先以强直性最多见，其次为不典型失神或失张力发作，还可有强直 - 阵挛、肌阵挛等。非快速眼动 (NREM) 睡眠期较清醒时发作更频繁。多数患儿的智力和运动发育倒退。EEG 显示在异常慢波背景活动上重叠 1.5 ～ 2.5Hz 慢 - 棘慢复合波。治疗困难，1/3 以上患儿对多种抗癫痫药物无效，是儿童期最常见的一种难治性癫痫综合征。

5. 全面性癫痫伴热性惊厥附加征 (Generalized epilepsies with febrile seizures plus，GEFS)

近年来，国际多数学者建议不再把热性惊厥 (Febrile seizure，FS) 诊断为癫痫，但认定存在一种早期与一般热性惊厥有类似临床表现的儿童期常见癫痫综合征 GEFS+。然而，与一般热性惊厥不同，GEFS+ 患儿于 6 岁后继续有频繁的、伴发热或无热的痫性发作，总发作次数超过一般热性惊厥，甚至可达数十次 (2 ～ 100 多次)。GEFS+ 常有癫痫或热性惊厥家族史，一个家族中可有多种发作形式，多数仅表现为一般热性惊厥，但部分于 6 岁后继续频繁的热性惊厥 (强直 - 阵挛性发作) 发作，称为热性惊厥附加征 (FS+)。较少见的发作类型包括 FS+ 伴失神发作、FS+ 伴肌阵挛发作和 FS+ 伴失张力发作等。有报告，FS+ 伴有肌阵挛站立不能性癫痫 (MAE) 和 FS+ 伴婴儿严重肌阵挛癫痫 (SMEI) 者。除后两者外，GEFS+ 一般呈良性经过，智能运动发育正常，大多在 25 岁前或儿童后期停止发作。GEFS+ 的发生受遗传因素影响，一些人根据家系分析认为属常染色体显性遗传，故有人建议应称为常染色体显性遗传热性惊厥附加征 (ADFS+)。由于不完全外显率导致了临床各种表型。但有学者主张为复杂性多基因遗传，以此解释 GEFS+ 的表型异质性。近年来初步锁定本病的两个基因座分别在 19q 和 2q 上，预测近期还会有其他新的基因位点被发现。

（四）癫痫持续状态

凡一次癫痫发作持续30分钟以上，或反复发作而间歇期意识不能恢复超过30分钟者，均称为癫痫持续状态 (Status epilepicus，SE)。各种癫痫发作均可发生持续状态，但临床以强直 — 阵挛持续状态最常见。全身性发作的SE常伴有不同程度的意识、运动功能障碍，严重者还有脑水肿和颅内压增高的表现。即使积极抢救，病死率仍达3.6%。同时，智力低下、瘫痪和更严重癫痫发作等神经后遗症发生率高达9%～20%。

突然停药、药物中毒或高热等是癫痫持续状态的常见诱因。在非癫痫患儿各种因素引起的脑部病变及热性惊厥有时也可发生持续状态。

四、诊断

确立癫痫诊断，应力求弄清以下三个问题：①其发作究竟是痫性发作，还是非癫痫性发作；②若系痫性发作，进一步弄清是什么发作类型，抑或属于某一特殊的癫痫综合征；③尽可能明确或推测癫痫发作的病因。一般按以下步骤搜集诊断依据。

1. 相关病史

(1) 发作史：癫痫患儿可无明显异常体征，详细而准确的发作史对诊断特别重要。癫痫发作应具有发作性和重复性这一基本特征。问清从先兆、发作起始到发作全过程，有无意识障碍，是局限性还是全面性发作，发作次数及持续时间，有无任何诱因以及与睡眠的关系等。

(2) 提示与脑损伤相关的个人与过去史：如围生期异常、运动及智力发育落后、颅脑疾病与外伤史等。

(3) 癫痫、精神病及遗传代谢病家族史。

2. 体格检查

尤其与脑部疾患相关的阳性体征，如头围、智力低下、瘫痪、锥体束征或各种神经皮肤综合征等。

3. 脑电图检查

脑电图是诊断癫痫最重要的实验室检查，不仅对癫痫的确认，而且对临床发作分型和转归分析均有重要价值。脑电图中出现棘波、尖波、棘 - 慢复合波等痫样发放波者，有利癫痫的诊断。多数痫性波的发放是间歇性的，描记时间越长，异常图形发现率越高。若仅作常规清醒描记，阳性率不到40%，加上睡眠等各种诱发试验可增至70%，故一次常规脑电图报告正常不能排除癫痫的诊断。必要时可进一步作动态脑电图 (AEEG) 或录像脑电图 (VEEG)，连续作24小时或更长时程记录，可使阳性率提高至80%～85%。若在长时程记录中出现“临床发作”，不仅能获得发作期痫性发放图形，还可弄清癫痫波发放的皮质起源区，区分原发性与继发性癫痫。实时观察“临床发作”录像，能更好地确认发作类型。若“临床发作”中无癫痫发作EEG伴随，癫痫发作的可能性就很小了。

4. 影像学检查

当临床表现或脑电图提示为局灶性发作或局灶继发全面性发作的患儿，应作颅脑影像学包括 CT，MRI 甚至功能影像学检查。

五、鉴别诊断

小儿时期存在多种形式的非癫痫发作性疾病，应注意与癫痫鉴别。总的说来，除昏厥和屏气发作外，非痫性发作均无意识丧失和发作后症状，同时，发作中 EEG 均无痫性发作波出现。

1. 婴幼儿擦腿综合征

发作时婴儿双腿用力内收或相互摩擦，神情专注，目不转睛，有时两上肢同时用劲，伴出汗。但本病发作中神志始终清楚，面红而无苍白、青紫，可随时被人为中断，发作期和发作间期 EEG 均正常，可与癫痫区别。

2. 婴幼儿屏气发作

多发生于 6 ～ 18 个月的婴儿。典型表现是当任何不愉快引起啼哭时，立即出现呼吸停止、青紫和全身肌张力低下，可有短暂意识障碍，一般不超过 1 分钟，再现自主呼吸后随即恢复正常。与癫痫的区别在于本病明显以啼哭为诱因，意识丧失前先有呼吸暂停及青紫，EEG 无异常，随年龄增大发作逐渐减少，5 岁后不再发作。

3. 睡眠障碍

儿童期常见的睡眠障碍如夜惊、梦魇和梦游等。夜惊常见于 4 ～ 7 岁的儿童，属 NREM 期睡眠障碍。深睡中患儿突然坐起哭叫，表情惊恐，伴有瞳孔散大、出汗、呼吸急促等交感神经兴奋的表现，不易唤醒。数分钟后即再度安静入睡。次日对发作无记忆。根据其发作的自限性，EEG 正常，可与癫痫区别。梦魇以学龄前或学龄期儿童居多。常发生在后半夜和眼动 (REM) 睡眠期，患儿因噩梦引起惊恐状发作。与夜惊不同，梦魇中患儿易被唤醒，醒后对刚才梦境能清楚回忆，并因此心情惶恐无法立即再睡。根据其 EEG 正常和对发作中梦境的清楚回忆，可与癫痫鉴别。

梦游症也是 NREM 深睡期障碍。患儿从睡中突然起身，从事一些无目的的活动，如穿衣、搜寻、进食甚至开门窗等。发作中表情呆滞，自言自语地说一些听不懂的言辞。醒后对发作无记忆。与精神运动性癫痫发作的区别在于，各次发作中梦游症的异常行为缺少一致性，发作中 EEG 正常，患儿很易被劝导回床上，也无发作后意识恍惚或乏力等表现。

4. 偏头痛

本病是小儿时期反复头痛发作的主要病因。典型偏头痛主要表现为视觉先兆、偏侧性头痛、呕吐、腹痛和嗜睡等。儿童却以普通型偏头痛多见，无先兆，头痛部位也不固定。患儿常有偏头痛家族史，易伴有恶心、呕吐等胃肠症状。实际上临床极少有单纯的头痛性或腹痛性癫痫患者，偏头痛绝不会合并惊厥性发作或自动症，EEG 中也不会有局灶性痫性波发放。

5. 抽动性疾患抽动 (Tics)

抽动性疾患抽动是指突发性不规则肌群重复而间断的异常收缩(即所谓运动性抽动)或发声(即声音性抽动)。大多原因不明，精神因素可致发作加剧。主要有以下三种形式。

(1) 简单性抽动：仅涉及一组肌肉的短暂抽动，如眨眼、头部抽动或耸肩等，或突然爆发出含糊不清的单音，如吸气、清喉、吸吮、呼气甚至尖叫声。

(2) 复杂性抽动：多组肌群的协同动作，如触摸、撞击、踢腿、跳跃等，缺乏目的性，成为不失时机的异常突发动作或模仿性姿势。语声性抽动表现为秽亵性语言、自身或模仿他人用词的重复性语言。

(3) Tourette 综合征：是指多种运动性和语声性抽动症状持续一年以上的 21 岁以下儿童及青少年患者，可能与遗传因素有关。发作程度时轻时重，形式常有变化。5 ～ 10 岁之间发病，男孩更多见。初期可能仅为简单性抽动，以后发展为复杂性抽动，病情波动，并反复迁延不越甚至持续到成年。抽动症需与癫痫肌阵挛发作鉴别。抽动症常为单侧肌群抽动，动作幅度较小，并可能伴发声性抽动。患者能有意识地暂时控制其发作，睡眠中消失，情绪紧张又导致发作加重。同时，EEG 不会有癫痫样放电，也不会出现全部性慢波背景异常。

6. 昏厥

昏厥是暂时性脑血流灌注不足引起的一过性意识障碍。年长儿多见，尤其是青春期。常发生在患儿持久站立，或从蹲位骤然起立，以及剧痛、劳累、阵发性心律不齐、家族性 QT 间期延长等情况。昏厥到来前，患儿常先有眼前发黑、头晕、苍白、出汗、无力等，继而出现短暂意识丧失，偶有肢体强直或抽动，清醒后对意识障碍不能回忆，并有疲乏感。与癫痫不同，昏厥患者意识丧失和倒地均逐渐发生，发作中少有躯体损伤，EEG 正常，头竖直 — 平卧倾斜试验呈阳性反应。

7. 癔症性发作

可与多种癫痫发作类型混淆。但癔症发作并无真正意识丧失，发作中慢慢倒下，不会有躯体受伤，无大小便失禁或舌咬伤。抽搐动作杂乱无规律，瞳孔无散大，深、浅反射存在，发作中面色正常，无神经系统阳性体征，无发作后嗜睡，常有夸张色彩。发作期与发作间期 EEG 正常，暗示治疗有效，与癫痫鉴别不难。

六、治疗

早期合理的治疗，能使 90% 以上患儿的癫痫发作得到完全或大部控制。多数患儿可望癫痫不再复发。家长、学校及社会应树立信心，批驳“癫痫是不治之症”这一错误观念。在帮助患儿接受正规治疗的同时，为其安排规律的生活、学习、作息，并注意其安全。

1. 药物治疗

合理使用抗癫痫药物是当前治疗癫痫的主要手段。

2. 手术治疗

约有 20% ～ 25% 的患儿对各种抗癫痫药物治疗无效而被称为难治性癫痫，对其中有明确局灶性癫痫发作起源的难治性癫痫，可考虑手术治疗。近年来对儿童难治性癫痫的手术治疗有增多趋势，其中 2/3 因颞叶病灶致癫痫难治而行病灶切除，术后约 67.9% 发作完全停止，24% 有不同程度改善。其他手术方式包括非颞叶皮质区病灶切除术、病变半球切除术，以及不切除癫痫灶的替代手术 (如胼胝体切断术、软脑膜下皮层横切术)。

做好术前评估是决定术后疗效的关键，术前评估的主要目的在于：

(1) 确认手术中要切除的癫痫放电灶。主要借助 EEG、AEEG、VEEG、颅内电极脑电图、影像学和功能影像学 (PET，SPECT 等) 等检查技术。

(2) 确认即将进行的手术能够回避对皮质重要功能区的损伤，以保证术后语言、肢体运动等重要功能的完好。手术禁忌证包括：伴有进行性大脑疾病、严重精神智能障碍 (IQ ＜ 70，或活动性精神病)，或术后会导致更严重脑功能障碍的难治性癫痫患者。

3. 癫痫持续状态的急救处理

(1) 尽快控制 SE 发作：立即静脉注射有效而足量的抗癫痫药物，通常首选地西泮 (安定)。大多在 1 ～ 2 分钟内止惊。每次剂量 0.3 ～ 0.5mg/kg，一次总量不超过 10mg。原液可不稀释直接静脉推注，速度不超过 1 ～ 2mg/min(新生儿 0.2mg/min)。必要时 0.5 ～ 1 小时后可重复 1 次，24 小时内可用 2 ～ 4 次。静脉注射困难时用同样剂量经直肠注入比肌注见效快，5 ～ 10 分钟可望止惊。静脉推注中要密切观察有无呼吸抑制。

与地西泮同类的有效药物还有劳拉西泮、氯硝西泮、咪达唑仑等。此外，苯妥英钠、苯巴比妥都属于抢救 SE 的第一线药物，其作用各有特色，单独或联合应用。

(2) 支持治疗主要包括以下几点：

①生命体征监测，重点注意呼吸循环衰竭或脑疝体征。

②保持呼吸道通畅，吸氧，必要时人工机械通气。

③监测与矫治血气、血糖、血渗透压及血电解质异常。

④防止颅内压增高。

第三节 惊 厥

一、概述

惊厥 (convulsion) 是痫性发作的常见形式，以强直或阵挛等骨骼肌运动性发作为主要表现，常伴意识障碍。惊厥及其他形式的痫性发作也可在小儿许多急性疾病过程中出现，它们因急性原发病而出现，又随原发病结束而消失，因而此类惊厥不能诊断为癫痫。只有慢性的反复痫性发作才能诊断为癫痫。

小儿时期急性疾病中惊厥发作有以下特征：

(1) 惊厥是儿科临床常见急症。儿童期发生率约为 4% ～ 6%，较成年人高 10 ～ 15 倍。年龄越小发生率越高。

(2) 易有频繁或严重发作，甚至惊厥持续状态。

(3) 新生儿及婴儿常有不典型惊厥发作，如表现为面部、肢体局灶或多灶性抽动、局部或全身性肌阵挛，或表现为突发瞪眼、咀嚼、流涎、呼吸暂停、青紫等不显性发作 (subtle seizures)。

(4) 引起惊厥的病因众多复杂。

二、病因分类与特点

1. 感染性病因

(1) 颅内感染：如由细菌、病毒、寄生虫、真菌引起的脑膜炎或脑炎。常表现为反复而严重的惊厥发作，大多出现在疾病初期或极期。伴有不同程度的意识障碍和颅内压增高表现。脑脊液检查对诊断和鉴别诊断有较大帮助。

(2) 颅外感染：非颅内感染性疾病引起的惊厥发作。

①热性惊厥：是儿科最常见的急性惊厥，见本节后文转述。

②感染中毒性脑病：大多并发于败血症、重症肺炎、细菌性痢疾、百日咳等严重细菌性感染疾病，与感染和细菌毒素导致急性脑水肿有关。通常于原发病极期出现反复惊厥、意识障碍与颅内压增高症状。检查脑脊液除发现压力增高外，常规、生化均正常。

2. 非感染性病因

(1) 颅内疾病：

①颅脑损伤与出血：如产伤、颅脑外伤和脑血管畸形等各种原因引起的颅内出血。伤后立即起病，反复惊厥伴意识障碍和颅内压增高，颅脑 CT 对诊断有重要价值。

②先天发育畸形：如颅脑发育异常、脑积水、神经皮肤综合征等。大多表现为反复发作，常伴有智力和运动发育落后。

③颅内占位性病变：如幕上、大脑半球的肿瘤、囊肿或血肿等。除反复惊厥发作外，伴颅内压增高和定位体征，病情进行性加重，头颅影像学检查对诊断起决定作用。

(2) 颅外 (全身性) 疾病：

①缺氧缺血性脑病：如分娩或生后窒息、溺水、心肺严重疾病等。窒息后立即起病，反复惊厥伴意识障碍和颅内压增高，头颅影像学检查对诊断起重要作用。

②代谢性疾病包括几种。a. 水、电解质紊乱：重度脱水、水中毒、低血钙、低血镁、低血钠、高血钠和低血糖症均可引起惊厥。患儿均有相应临床表现及其基础病因。血渗透压、电解质和血糖测定有助诊断，病因治疗能迅速控制惊厥发作。b. 肝、肾衰竭和 Reye 综合征：顽固惊厥伴严重肝、肾功能异常及电解质紊乱。c. 遗传代谢性疾病：常

见如苯丙酮尿症、半乳糖血症等，表现为进行性加重的惊厥或癫痫发作，有异常代谢相关的特异体征，血、尿中代谢不全产物含量增高。d. 中毒：如杀鼠药、农药和中枢神经兴奋药中毒。大多有顽固惊厥发作伴意识障碍及肝、肾功能损伤。

三、热性惊厥

与前面介绍的 GEFS+ 不同，热性惊厥的发作均与发热性疾病中体温骤然升高有关。由于有明显的诱发原因，国际抗癫痫联盟新近不主张把热性惊厥诊断为癫痫。

热性惊厥是小儿时期最常见的惊厥性疾病，儿童期患病率 3% ～ 4%，首次发作年龄多于生后 6 个月至 3 岁间，平均 18 ～ 22 个月。男孩稍多于女孩。绝大多数 5 岁后不再发作。患儿常有热性惊厥家族史，对若干大的家系连锁分析提示常染色体显性遗传伴不同外显率的可能性，基因位点在 19p 和 8q13 ～ 21。

1. 临床表现

热性惊厥发生在热性疾病初期体温骤然升高（大多 39℃）时，70% 以上与上呼吸道感染有关，其他伴发于出疹性疾病、中耳炎、下呼吸道感染等疾病，但绝不包括颅内感染和各种颅脑病变引起的急性惊厥。

单纯性热性惊厥（又称典型热性惊厥）多数呈全身性强直－阵挛性发作，少数也可有其他发作形式，如肌阵挛、失神等。持续数秒至 10 分钟，可伴有发作后短暂嗜睡。发作后患儿除原发疾病表现外，一切恢复如常，不留任何神经系统体征。在一次发热疾病过程中，大多只有一次，个别有两次发作。约 50% 的患儿会在今后发热时再次或多次热性惊厥发作，大多数 (3/4) 的再次发作发生在首次发作后 1 年内。

2. 惊厥发作时的治疗

尽快控制发作，同时积极寻找原发感染，确定发热的原因，退热和抗感染同时进行。

(1) 退热：物理降温，用冷湿毛巾敷额头处，过高热时头、颈侧放置冰袋。药物降温，安乃近滴鼻，或用安痛定每次 1 ～ 2mL 肌内注射。

(2) 抗惊厥：10％水合氯醛 40 ～ 60mg/kg，保留灌肠，或用苯巴比妥钠，每次 8 ～ 10mg/kg，肌内注射。惊厥持续 30 分钟以上，可用地西泮（安定），每次 0.3 ～ 0.5mg/kg，最大量不超过 10mg，静脉缓慢注射，注射过程中注意防止呼吸抑制。对有复发倾向者，可于发热病开始即使用地西泮（安定）1mg/(kg·d)，分 3 次口服，连服 2 ～ 3 天，或直到本次原发病体温恢复正常为止。对复杂性热性惊厥或总发作次数已达 5 次以上者，若以地西泮临时口服未能阻止新的发作，可长期口服丙戊酸或苯巴比妥，疗程 1 ～ 2 年，个别需适当延长。其他传统抗癫痫药对热性惊厥发作的预防作用较差。

(3) 预防脑损伤：减轻惊厥后脑水肿。惊厥持续 30 分钟以上者，给予吸氧，并用高强葡萄糖 1g/kg 静脉注射；或用 20％甘露醇 1 ～ 2g/kg，于 20 ～ 30 分钟内快速静脉滴注，必要时 6 ～ 8 小时重复 1 次。

第四节　新生儿缺氧缺血性脑病

新生儿缺氧缺血性脑病 (HIE) 是指围生期窒息、缺氧、缺血所引起的新生儿脑损伤性疾病。本病严重者可产生不同限度的神经系统后遗症，是儿童神经系统损伤如脑性瘫痪、智力障碍、癫痫的常见原因之一。

一、诊断标准

引自 2005 年中华医学会儿科学分会新生儿学组《新生儿缺氧缺血性脑病诊断标准》。

(一) 足月儿 HIE 诊断标准

(1) 有明确的可导致胎儿宫内窘迫的异常产科病史，以及严重的胎儿宫内窘迫表现 [胎心＜ 100 次 / 分，持续 5 分钟以上；和 (或) 羊水Ⅲ度污染]，或者在分娩过程中有明显窒息史。

(2) 出生时有重度窒息，指 Apgar 评分 1 分钟≤ 3 分，并延续至 5 分钟时仍≤ 5 分；和 (或) 出生时脐动脉血气 pH ≤ 7.00。

(3) 出生后不久出现神经系统症状，并持续至 24 小时以上，如意识改变 (过度兴奋、嗜睡、昏迷)，肌张力改变 (增高或减弱)，原始反射异常 (吸吮、拥抱反射减弱或消失)，病重时可有惊厥、脑干征 (呼吸节律改变、瞳孔改变、对光反应迟钝或消失) 和前囟张力增高。

(4) 排除电解质紊乱、颅内出血和产伤等原因引起的抽搐，以及宫内感染、遗传代谢性疾病和其他先天性疾病所引起的脑损伤。

具备上述 4 项可确诊为新生儿缺氧缺血性脑病，第 4 项暂时不能确定者可作为拟诊病例。

(二) 早产儿 HIE 诊断标准引自 2009 年英国 Logitharajah 的诊断标准

(1) 有低氧血症的证据。

(2) 有神经系统的症状与体征。

(3) 影像学指标：①严重脑水肿；②生发基质 - 脑室内出血；③脑室周围低密度灶 (矫正胎龄＞ 40 周检查)；④抵抗力指数＞ 0.75 或＜ 0.5。

(4) 排除感染、电解质紊乱、先天性代谢性疾病引起的脑损伤。

(5) 分度诊断。①轻度 HIE：脑室周围低密度灶Ⅰ～Ⅱ级和 (或) 生发基质 - 脑室内出血。②重度 HIE：脑室周围低密度灶Ⅲ～Ⅳ级或伴生发基质 - 脑室内出血。

二、治疗方案

引自 2004 年中华医学会儿科学分会新生儿学组《新生儿缺氧缺血性脑病的诊断与治疗》。

（一）治疗原则

1. 早治

窒息复苏后出现神经症状即应开始治疗，最好在 24 小时内，最长不超过 48 小时。

2. 采取综合措施

保证机体内环境稳定和各脏器功能的正常运转，对症处理，恢复神经细胞的能量代谢，促进受损神经细胞的修复和再生。

3. 治疗应及时细心

每项治疗措施都应在规定时间内精心操作，保证按时达到每阶段的治疗效果。

4. 足够疗程

中度 HIE 需治疗 10 ～ 14 日，重度 HIE 需治疗 20 ～ 28 日，甚至延至新生儿期后，疗程过短，影响效果，对轻度 HIE 不需过多干预，但应观察病情变化及时处理。

5. 争取家长的信赖与配合

即使重度 HIE 经过积极治疗也可减轻或避免神经系统后遗症发生。

（二）生后 3 日内的治疗

1. 维持良好的通气换气功能

窒息复苏后低流量吸氧 6 小时；有青紫呼吸困难者加大吸入氧浓度和延长吸氧时间；有轻度呼吸性酸中毒者清理呼吸道和吸氧，重度呼吸性酸中毒经上述处理不见好转，可考虑用呼吸机做人工通气并摄胸片明确肺部病变性质和限度。使血氧分压 (PaO_2) ＞ 6.65 ～ 9.31kPa(50 ～ 70mmHg)，$PaCO_2$ ＜ 5.32kPa(40mmHg)，血 pH 正常。

2. 维持循环与各脏器血液灌流

对心音低钝、心率＜ 120 次 / 分或皮色苍白、肢端发凉（上肢达肘关节、下肢达膝关节），前臂内侧皮肤毛细血管再充盈时间≥ 3 秒者，用多巴胺每分钟 2.5 ～ 5μg/kg 持续静脉滴注。诊断为缺氧缺血性心肌损害者，应用多巴酚丁胺，每分钟 2.5 ～ 5μg/kg 持续静脉滴注，并给予营养心肌的药物，如果糖二磷酸钠，每日 200 ～ 250mg/kg 静脉滴注，7 ～ 14 日为 1 个疗程。

3. 维持血糖在正常高值 (5mmol/L)

根据血糖监测值调整输入葡萄糖量如无明显颅内压增高、呕吐和频繁惊厥者，可及早经口或鼻饲喂糖水或奶，防止白天血糖过高，晚上血糖过低，给予葡萄糖每分钟 6 ～ 8mg/kg。

4. 控制惊厥

惊厥多在 12 小时内发生，首选苯巴比妥钠，负荷量 20mg/kg，缓慢静脉推注，如不能控制惊厥，1 小时后再加用 10mg/kg，12 小时后给维持量每日 5mg/kg，分 2 ～ 3 次用，静脉滴注或肌内注射。若负荷量为 30mg/kg，维持量为每日 3mg/kg。频发惊厥者可加用 10% 水合氯醛 0.5ml/kg 灌肠，必要时加用地西泮（安定）每次 0.3 ～ 0.5mg/kg 静脉滴注。

有兴奋激惹患儿，虽未发生惊厥，也可早期应用苯巴比妥 10 ～ 20mg/kg。

5. 降低颅内压

24 小时内出现前囟张力增加，可静脉推注呋塞米 (呋塞米)，每次 1mg/kg。6 小时后如前囟仍紧张或膨隆，应用小剂量甘露醇，每次 0.25 ～ 0.5g/kg 静脉推注，4 ～ 6 小时后可重复应用，第 2、3 日逐渐延长间隔时间，力争在 2 ～ 3 日内使颅压明显下降便可停药。生后 3 日内静脉输液量限制在 60 ～ 80ml/kg，速度每小时 3ml/kg 左右。有明显肾功能损害者，甘露醇应慎用。颅压增高同时合并 $PaCO_2$ 增高 (＞ 9.33kPa) 者，可考虑用机械通气减轻脑水肿。

6. 消除脑干症状

重度 HIE 出现深度昏迷，呼吸变浅变慢，节律不齐或呼吸暂停，在通气功能良好的基础上，应及早应用纳洛铜，剂量为 0.1mg/kg 静脉推注，随后改为每小时 0.03 ～ 0.05mg/kg 持续静脉滴注 4 ～ 6 小时，连用 2 ～ 3 日，或用至症状明显好转时。

7. 亚低温疗法

(1) 选择性脑部降温法：对足月儿在生后 6 小时内，应用颅脑降温仪，使脑温降低 (鼻咽温度 34±0.2℃，直肠温度 34 ～ 35℃)72 小时，对缺氧缺血性脑损伤有明显的保护作用。3 个月时神经行为和发育改善；18 个月时评价，中度 HIE 患儿病死率和伤残率降低，但对重度 HIE 的严重残疾率无效。

(2) 全身亚低温法：对足月儿在生后 2 ～ 10 小时内应用全身低温治疗仪，维持肛温在 33 ～ 34℃，持续 72 小时。3 ～ 18 个月时，智力和运动发育改善，病死率和伤残率降低。中度降温 (33 ～ 34.5℃) 可伴有心动过缓、血压升高，通常不需治疗，但复温时体温迅速升高可引起低血压，复温速度＜ 0.5℃ /h。降温到核心温度＜ 33℃可引起心律失常、出血、血栓和败血症。

8. 其他

为清除自由基可酌情用维生素 C 每日 0.5g 静脉滴注，或维生素 E 每日 10 ～ 50mg 口服；合并颅内出血者应用维生素 K_1 每日 5 ～ 10mg 静注或肌内注射，连用 2 ～ 3 日。促进神经细胞代谢药物在 24 小时后便可及早使用。

(三) 生后 4 ～ 10 日的治疗

1. 促进脑细胞代谢药物

胞磷胆碱每日 100 ～ 125mg，或丽珠赛乐 (国产脑活素) 每日 2 ～ 5ml 静脉滴注，10 ～ 14 日为 1 个疗程。也可应用神经生长因子 (恩经复)，每日 1000U 静脉滴注，10 日为 1 个疗程。单唾液酸神经苷脂 (GM1) 每日 20mg 静脉滴注，7 ～ 14 日为 1 个疗程。肌氨肽苷每日 2ml 静脉滴注，10 ～ 14 日为 1 个疗程。

2. 促红细胞生成素 (EPO)

外源性 EPO 能通过血脑脊液屏障，改善缺氧、缺血所致的脑损伤。每日 300 ～ 500U/kg

皮下注射，连续或隔日应用 7 次，未见不良反应。

3. 复方丹参注射液

用法为每日 2ml/kg 持续 6 ～ 12 小时静脉滴注，连用 10 ～ 14 日为 1 个疗程。其他氧自由基清除剂，如维生素 C、维生素 E、辅酶 A、辅酶 Q10 也可应用。

（四）生后 10 日后的治疗

对重度HIE和部分神经功能恢复不满意的患儿继续治疗以防止产生神经系统后遗症。具体包括。

1. 促进脑细胞代谢药物

继续用上述促进脑细胞代谢药及复方丹参注射液，可反复应用 2 ～ 3 个疗程。

2. 高压氧疗法

在足月儿病情稳定、无呼吸暂停、无惊厥、病程 1 日至 1 周后可进行，每日 1 次，稳压时间 30 ～ 40 分钟，稳压时舱内氧浓度 72% ～ 76%，压力 0.04 ～ 0.06mPa。供氧流量一般控制在 5 ～ 6L/min，10 日为 1 个疗程。可应用 4 ～ 7 个疗程，间隔时间 7 ～ 14 日。长时间吸入较高浓度氧可导致早产儿视网膜病因此早产儿不宜用高压氧进行治疗，非用不可者也要等到矫正胎龄（胎龄＋出生年龄）满 40 周后再用。

3. 系统康复干预训练

(1) 视觉刺激法：用颜色鲜艳的红球挂在婴儿床头，每日多次逗引婴儿注意，或让婴儿看人脸。

(2) 听觉刺激法：每日听音调悠扬而低沉优美的乐曲，每日 3 次，每次 15 分钟。

(3) 触觉刺激：包括新生儿抚触、肢体按摩。

(4) 肢体运动训练：婴儿被动操、婴儿主动操、变换姿势、爬行训练等。

(5) 前庭运动刺激：给予摇晃、震荡。

(6) 物理治疗：针灸、理疗、水疗法等。

（五）新生儿气后治疗

1. 治疗对象

有下列情况者需新生儿期后继续治疗，以防止产生神经系统后遗症。①治疗至 28 日，神经症状仍未消失，新生儿神经行为评分 (NBNA) 评分＜ 36，脑电图仍有异常波形。②第 2、第 3 个月复查 CT、B 超或磁共振，出现脑软化、脑室扩大、脑萎缩、脑室周围白质软化或基底节病变等。③第 2、第 3 个月时不能直立抬头、手不灵活、不会握物、脚尖着地、肌张力异常，以及膝反射亢进、踝阵挛阳性等异常体征。

2. 治疗方法

继续用上述促进脑细胞代谢药及复方丹参注射液治疗，每日 1 次，每月连用 10 次，共 2 ～ 3 个月或一直用至 6 个月时，同时按年龄及发育缺陷进行功能训练，并从心身、行为、情绪、喂养综合治疗基础上进行早期干预。

三、疗效观察与随访

1. 观察内容

治疗中观察神经系统症状的变化，其中意识和肌张力变化最为重要。意识逐渐转清醒，肌张力正常，提示病情好转；反之，患儿持续昏迷，肌张力松软和强直，提示病情严重。如前囟隆起、瞳孔对光反射迟钝，且伴有低血压、心率减慢、心音低钝、少尿等情况，提示多脏器功能损伤，应及时防治。经上述治疗，中度 HIE 患儿及部分重度 HIE 患儿病情从第 4 ～ 5 日起可开始好转，如会哭会吮乳，肌张力有恢复，惊厥停止，颅压增高消失等，至第 7 日最多至第 9 日病情便明显好转。此类患儿继续治疗至 10 ～ 14 日便可出院，通常不会产生神经系统后遗症，如重度 HIE 患儿治疗至第 10 日，仍不见明显好转，如意识迟钝或昏迷、肌张力低下、原始反射引不出、不会吮乳，或仍有惊厥和颅压增高，提示病情严重，预后不良，需延长治疗时间和强化治疗。

2. 随访

自出生后 1 ～ 3 个月开始，每 3 个月 1 次至出生后 18 个月。随访内容包括精神运动发育和智力随访，进行新生儿神经行为评分 (NBNA)、脑电图检查。于出生后 12 ～ 18 个月进行头颅 CT 复查，丹佛发育筛查测试 (DDST) 及应用 Gesell 量表婴幼儿智能测试。

四、治疗经验与解析

(1) 本病强调早期综合治疗，可以减少神经元的死亡。治疗最好起始于生后 24 小时内，最迟不得超过生后 48 小时。在脑水肿的治疗中，少量的甘露醇 (每次 0.25 ～ 0.5g/kg) 能迅速纠正脑水肿，降低颅内压的效果明显。如用大剂量或长时间应用，可堵塞大脑导水管等孔道，诱发脑积水。临床及动物实验研究表明，使用糖皮质激素治疗 HIE 的脑水肿，不但不能减轻脑损伤，反而可产生不良反应及增加病死率。地塞米松对血管源性脑水肿有效，对细胞毒性脑水肿效果差，以细胞毒性脑水肿为主。因此，鉴于该类药物疗效的不确定性及不良反应，临床上不主张使用。

(2) HIE 的脑损伤机制：有许多因素参与，针对脑损伤的发生机制已经设计出了多种治疗药物，如线粒体膜的稳定剂、自由基产生抑制剂和自由基清除剂、N- 甲基 -D- 天冬氨酸 (NMDA) 受体拮抗药、钙依赖蛋白酶和半胱天冬氨酸酶抑制剂、钙离子通道抑制剂、诱导型氧化亚氮合酶和神经元型氧化亚氮合酶抑制剂、炎性反应抑制剂、神经生长因子或神经营养因子等。众多的药物中，虽然有些药物在动物模型上证明具有神经保护作用，些药物对于成人脑损伤有效，但迄今为止，对于新生儿 HIE，尚无循证医学证据支持并具有确切临床疗效的药物。国内报道尼莫地平治疗有效，但国外也有相反的报道。自由基清除剂别嘌呤醇对脑损伤有保护作用，尚无证据支持别嘌呤醇对 HI 有效。目前认为具有前途的治疗药物包括促红细胞生成素及其衍生物和自由基清除剂。目前正在进行临床验证的药物有自由基清除剂 Edaravone、诱导型氧化亚氮合酶和神经元型氮合酶抑制剂

2-Iminobiotin 等。神经干细胞移植在动物实验中有效，但应用于新生儿 HI 尚有许多问题有待解决。

第五节　新生儿颅内出血

新生儿颅内出血是由于产前、产程中、产后胎儿或新生儿缺氧、产伤、出血性疾病、医源性因素等引起的颅内出血性疾病。本病分为 6 种临床类型：①早产儿生发基质 - 脑室内出血 (脑室周围 - 脑室内出血)：由缺氧所致，是新生儿颅内出血最常见的类型。②小脑出血：多见于早产儿，由缺氧所致；在足月儿则由产伤所致。③蛛网膜下腔出血：多见于早产儿，由缺氧所致；在足月儿则由产伤所致。④脑实质出血：多见于足月儿。⑤硬膜下出血：多见于巨大儿、胎位异常、难产或产钳助产者，由产伤所致。⑥足月儿脑室内出血：由产伤所致。近年来由于产科技术水平的进步，由产伤所致的足月儿颅内出血明显减少，而缺氧引起的早产儿、极低出生体重儿的颅内出血发病率较高，存活者常留有后遗症。

一、诊断标准

(一) 新生儿颅内出血诊断依据

(1) 异常分娩史、窒息复苏史，或早产、低出生体重史。

(2) 神经系统兴奋与抑制的症状和体征。

(3) 影像学检查如头颅 B 超、CT 或 MRI 证实颅内出血。脑脊液检查有助于蛛网膜下腔或脑室内出血的诊断和排除颅内感染。

同时具备以上第 1 ～ 3 项可确诊新生儿颅内出血。

(二) 早产儿脑室周围 - 脑室内出血超声诊断标准

引自 2007 年中华医学会儿科学分会新生儿学组《早产儿脑室周围 - 脑室内出血与脑室周围白质软化的诊断建议》。

(1) 为室管膜下区和 (或) 脑室内呈强回声反射。

(2) Papile 分级法分为 4 级：

①Ⅰ级：单或双侧室管膜下基质出血。

②Ⅱ级：室管膜下出血穿破室管膜，引起脑室内出血，但无脑室增大。

③Ⅲ级：脑室内出血伴脑室增大 (脑室测量方法：a. 可测量旁矢状面侧脑室体部最宽纵径，6 ～ 10mm 室轻度增大，11 ～ 15mm 度增大，＞ 15mm 度增大。b. 也可由内向外测量旁矢状面侧脑室后角斜径，≥ 14mm 为脑室增大。c. 或可测量脑室增大的任何部位，每次测量取相同部位，以便前后对照)。

④Ⅳ级：脑室内出血伴脑室周围出血性梗死。后者在超声中表现为沿侧脑室外上方呈球形或扇形强回声反射，一般为单侧性，偶见呈左右明显不对称。

（三）新生儿颅内高压诊断标准

(1) 无损伤性颅压监护仪测前囟压＞ 1.27kPa(130mmH_2O)。

(2) 腰椎穿刺、侧脑室穿刺测定脑脊液压力＞ 0.78kPa(80mmH_2O)。

二、治疗方案

（一）一般治疗

加强护理，保持安静，减少干扰，抬高头位 30°，保暖，维持体液和酸碱平衡，保证热量供给，适当限制入量，每日总液体量 50 ～ 60ml/kg，保持血压稳定。

（二）对症治疗

1. 止血

用维生素 K_1 每日 5 ～ 10mg，静脉滴注或肌内注射，并输新鲜冰冻血浆，每次 10ml/kg。可应用其他止血药如酚磺乙胺（止血敏）10mg/kg 静脉滴注，或巴曲酶 0.2 ～ 0.5kU 静脉滴注或肌内注射。

2. 止惊降颅内压

有惊厥时，给予苯巴比妥钠或地西泮止惊。苯巴比妥钠负荷量 20mg/kg，静脉滴注或肌内注射，12 小时后使用维持量每日 5mg/kg，分 2 次给药。地西泮用量每次 0.1 ～ 0.3mg/kg，静脉缓慢推注。颅内压较高时可用小剂量甘露醇，每次 0.25 ～ 0.5g/kg，每 8 ～ 12 小时 1 次静脉推注。

3. 脑细胞代谢药物

出血停止后可应用。

（三）分型治疗

1. 早产儿生发基质－脑室内出血

(1) 出血后脑积水：对持续缓慢的脑室扩张且＞ 4 周时，可通过连续腰穿放出血性脑脊液，使脑室缩小，终止脑积水。每次放脑脊液为 10ml/kg，每日进行 1 次，脑室明显缩小后延长间隔时间，直到脑室恢复正常大小，疗程多为 1 个月。可口服乙酰唑胺，每日 50mg/kg，同时口服呋塞米每日 1mg/kg。定期复查电解质，注意酸碱平衡。上述治疗无效，可进行脑室－腹腔分流术或侧脑室置管引流术。

(2) 快速进展的脑室扩张：如连续腰穿的效果不佳，可进行脑室－腹腔分流术或侧脑室穿刺引流术。

2. 小脑出血

如无颅内压增高的表现，以药物对症治疗为主。出现脑干受压症状如昏迷、呼吸暂停、心动过缓等，需急诊手术去除血肿。

3. 蛛网膜下腔出血

以药物对症治疗为主。大量出血者，可出现出血后脑积水，治疗同上述脑室内出血。

4. 硬膜下出血

大脑顶部硬膜下出血且前囟饱满者，可进行前囟穿刺治疗。在前囟边缘进针吸出积血积液，每日 1 次，直至无液体流出。对后颅凹的大量硬膜下出血，需急诊手术。如出现小脑幕切迹疝，需硬膜下穿刺或切开引流治疗。

5. 足月儿脑室内出血

同早产儿生发基质 - 脑室内出血。

6. 脑实质出血

以药物对症治疗为主。大量出血出现脑疝者需机械通气、急诊手术。

三、疗效观察与随访

急性期主要观察生命体征变化，尤其注意有无呼吸不规则、呼吸暂停、心率减慢、反复抽搐、嗜睡、昏迷、肌张力松弛或增强，及前囟是否紧张、隆起等情况。病情晚期要注意是否出现出血后脑积水、脑瘫等后遗症。出院后定期随访，测量头围、前囟，定期检查头颅 B 超和 CT 及神经行为评分。

四、治疗经验与解析

(1) 护理很重要，尽可能将各种操作、治疗相对集中，减少搬动次数，减少干扰，避免增加颅内出血。各种医疗操作应轻柔，面罩加压给氧、头皮静脉穿刺、气管插管等操作时头部过分受压可加重颅内出血。

(2) 避免快速静脉滴注高渗溶液，避免血压较大波动，避免呼吸机参数调节幅度过大。呼吸机吸气峰压过高、呼气未压过高、出现人机对抗等可引起血压较大波动，诱发或加重颅内出血。

(3) 出生时将新生儿置于低于母亲的位置，延迟断脐至少 30 ～ 40 秒，以促进胎盘 - 胎儿输血，增加红细胞压积，可减少脑室内出血的发生。生后使用维生素 K_1 肌内注射，可预防维生素 K_1 缺乏的颅内出血。对有窒息的极低出生体重儿，出生后即用苯巴比妥，负荷量 20mg/kg 静脉推注，以后连用 5 日维持量，每日 5mg/kg，可降低脑细胞代谢率，避免或减少颅内出血的发生。

第六节　早产儿脑损伤

早产儿脑损伤 (BIPI) 是指由于产前、产时和 (或) 出生后的各种病理因素导致早产儿不同程度的脑缺血或出血性损害，可在临床上出现脑损伤的相应症状和体征，严重者可导致远期神经系统后遗症甚至死亡。目前，国内外尚无统一、规范的BIPI诊断标准和防治方案供临床医师参照应用，从而使对BIPI的诊治处于无章可循的状态。为此，中国医师协会新生儿专业委员会在2012年组织国内部分新生儿专家，在充分讨论和广泛征求意见的基础上，制定了国内“早产儿脑损伤诊断与防治专家共识”，以期规范BIPI的诊断、预防和治疗，从而达到提高治愈率和减少远期伤残的目的。

一、BIPI诊断依据

(一)病史

有可引起脑损伤的高危因素。

1. 脑缺氧缺血与血流动力学紊乱

严重宫内窘迫与出生时窒息、高或低碳酸血症、循环衰竭/休克、低血压/高血压/血压异常波动、心力衰竭、呼吸衰竭、机械通气、严重脱水、低体温、胎儿生长受限、严重或复杂先天性心脏病等。

2. 感染与炎症反应

绒毛膜羊膜炎、宫内感染、出生后感染、坏死性小肠结肠炎等。

3. 血液系统疾病

出凝血异常、中—重度贫血、红细胞增多症、高黏滞血症、抗凝血酶缺乏、纤溶酶原缺乏等。

4. 产科高危因素

血栓或羊水栓塞、孕母合并症/并发症及不良嗜好(高血压、心脏病、糖尿病、严重贫血、吸烟、吸毒)、异常分娩史(急诊剖宫产、胎盘早剥、产钳/胎头吸引助产、肩难产、急产、滞产)等。

(二)临床表现

可能伴有中枢性呼吸暂停、抑制状态、心动过缓、低血压、高血压或血压波动、意识改变、惊厥、颅内压增高、肌张力异常、原始反射异常等表现，也可无明显临床症状。

(三)影像学检查

头颅B超或磁共振(MRI)检查早期可发现严重脑水肿、各种类型的颅内出血、脑梗死、脑白质损伤等改变，晚期均可见多囊脑软化、脑空洞、脑穿通畸形、严重脑室扩张或脑积水及脑萎缩等改变。

1. 超声表现

(1) 脑水肿：弥漫性脑实质回声增强；侧脑室显著变窄呈裂隙状或消失；脑结构模糊及脑动脉搏动减弱。

(2) 脑室周围白质损伤：早期病变部位呈粗糙、球形或大范围的回声增强区，回声应高于脉络丛；随后脑实质回声可转为相对正常；但随病程进展，原回声增强部位可形成多发性小囊肿(多囊脑软化)；以后小的囊肿可消失而遗留脑室扩大或相互融合形成较大的囊腔，并可与侧脑室相通形成穿通性脑囊肿。

(3) 脑梗死：脑实质内单侧或双侧、非对称性回声增强区及脑水肿形成的肿块效应；随病情进展，病变区可呈边界清楚的“球形”“三角扇形”“楔形”强回声。

(4) 室管膜下出血：室管膜下区域的中－高度强回声光团。

(5) 脑室内出血：单侧或双侧脑室内的强回声团块，出血可以占据侧脑室的一部分或充满整个侧脑室。

(6) 脑实质出血：脑实质内的局灶性、团块状强回声或混合性回声增强区，形态规则或不规则，边界清晰，单个或多发；出血量较大时可引起脑中线结构移位，吸收后可形成囊腔或空洞。建议在生后 24 小时内、3 天和 7 天各做一次颅脑超声检查，以后每周复查 1 次直至出院；必要时(如机械通气治疗、弥散性血管内凝血、重度窒息、病情突然恶化或明显加重时)可随时检测。

2. 磁共振表现

(1) 在常规 MRI 上，白质非出血性损伤早期 T1WI 表现为白质区域的高信号，T2WI 为低信号或等信号；后期为 T1WI 信号消失或低信号或白质容积减少，T2WI 为高信号或表现为弥漫性过度高信号，严重者有脑室形态改变。

(2) 弥散加权磁共振成像 (MRI-DW1) 早期 (1 ～ 2 周内) 表现为高信号，晚期为低信号或等信号。建议在生后 4 ～ 14 天做首次颅脑 MRI 检查，纠正胎龄 36 ～ 40 周或出院前做第 2 次检查，此时的 MRI 检查对判断脑发育和评估预后价值较大。

(四)脑功能监测

1. 脑电图 (EEG)

分为急性期异常 (ASAs) 和慢性期异常 (CSAs) 两种，其中 ASAs 的标准为连续性中断和(或)背景活动振幅减低；CSAs 的标准为频谱紊乱，具体表现为：

(1) δ 波畸形伴或不伴额叶＞ 100μV 的正向尖波或枕叶＞ 150 的负向尖波。

(2) 中央区＞ 100μV 的正向尖波。EEG 至少需在生后 48 小时内(发现 ASAs)和第 7 ～ 14 天(发现 CSAs)各做一次，其中生后第 7 ～ 14 天的检测对判断神经系统预后有重要价值。

2. 振幅整合脑电图 (aEEG)

如缺乏睡眠周期、窄带下界电压过低、窄带带宽加大、连续性低电压、癫痫样波形和爆发抑制等，aEEG 需在生后 1 周内检测。aEEG 可早期长时间床旁连续监测，能评价早产儿脑功能状态，有助于 BIPI 的早期诊断。

(五)除外其他原因引起的脑损害

如由遗传代谢紊乱引起的脑损害及低血糖脑病、胆红素脑病、宫内 TORCH 感染及生后中枢神经系统感染等不包括在内。

(六) BIPI 的确诊依据

(1) 诊断 BIPI 必须具备影像学检查异常和 (或) 脑功能异常。

(2) 由于任何影像学检查都有各自的局限性，或因错过了最佳检查时机等原因而未能发现异常，因此，颅脑影像学检查无异常发现不能除外脑损伤的存在。

(3) 如果影像学检查“无异常”，则须有脑功能异常的证据。

(4) 脑功能异常可在脑结构异常之前出现，动态的脑功能监测不但有助于诊断，还对预后有重要的预测价值，如生后 1 周内 aEEG 严重异常预示近期预后不良，而生后第 7 ～ 19 天的 EEG 异常则可预测脑瘫的发生及神经系统发育迟缓等。

(5) 脑功能监测也不能发现所有的脑损伤，如约有 10% 的 PVL 患儿 EEG 正常。正常 EEG 也不能除外脑损伤的存在，脑功能检测正常者则须有影像学的证据。

二、BIPI 与早产儿脑病的区别

(1)“脑病”是一临床术语，强调临床表现如生理、心理、意识、运动和行为等的不正常状态，而不强调引起这些不正常状态的病理改变；“脑损伤”则着重强调神经病理学上的变化，这些变化可通过血液生化检测 (如血清 CK-BB)、脑电生理检查 (如 EEG)、神经影像学检查 (如头颅超声、MRI) 或病理学检查 (尸解) 等所证实。

(2) 早产儿脑病主要，是指合并有神经元与轴突损伤的脑室周围白质软化。终末血管供血区是缺血性脑损害最易发生的区域，在早产儿这一区域主要包括脑室周围的白质和位于顶 - 枕叶内的旁矢状区皮质。因此，早产儿脑室周围白质软化 (PVL) 常合并有神经元与轴突的损害 (可累及大脑皮层、丘脑、基底节、脑干和小脑等各部位)。

(3) BIPI 可以表现为除 PVL 与脑病外各种病理类型：生发基质出血 - 脑室内出血 (GMH-IVH)、缺氧缺血性脑病 (HIE)、出血或缺血性脑梗死、出血后脑室扩张与脑积水等。这些病理类型可独立存在或并存，如脑室内出血与 PVL(软化灶内也可有出血)、出血与出血性脑梗死、HIE 与脑梗死、PVL 与脑病均可同时存在。上述病变不但在临床上，即使在影像学上也难以完全区分开来，故统称为“脑损伤”。这样不但有助于对该病的理解，也有助于指导临床治疗。

三、BIPI 的防治原则

BIPI 一旦发生无特效治疗，重在预防，应采取综合性防治原则。

(1) 避免和减少对患儿的不良刺激：如尽量减少各种穿刺、避免频繁的肺部物理治疗和吸引、检查和治疗集中进行等。

(2) 优化呼吸管理，合理使用机械通气，避免与呼吸机对抗；纠正缺氧和酸中毒，避免低或高碳酸血症，使 $PaCO_2$ 维持在 35 ～ 50mmHg 之间 (可接受的范围是 30 ～ 55mmHg)。

(3) 维持血压在正常范围，避免血压波动，以维持脑血流正常灌注和脑血流动力学稳定。

(4) 维持电解质、血糖、血浆渗透压在正常范围和最佳的营养状态。

(5) 置患儿于中性温度环境，维持体温正常，避免低体温。

(6) 监测凝血功能：使凝血功能、血小板计数等维持在正常范围。

(7) 积极控制感染与炎症反应。

(8) 控制惊厥：有惊厥者首选苯巴比妥钠静脉注射，负荷量 15 ～ 20mg/kg，如惊厥未控制可每隔 5 ～ 10 分钟追加 5mg/kg，直至总量达到 30mg/kg。24 小时后给维持量，每天 5mg/kg，分两次间隔 12 小时给予，疗程视病情而定。

(9) 严重脑室内出血致脑室显著扩张者，至少在随后的 4 周内，要常规监测头围大小、前囟变化和临床状态。可酌情选择以下治疗措施：

①埋置皮下脑脊液存储器：当脑室内出血伴脑室进行性增宽时即可采用该方法。根据病情可每天抽取 1 ～ 2 次脑脊液，每次抽取脑脊液的量视病情而定 (一般每次不少于 10ml)，注意无菌操作，每周进行一次脑脊液常规及生化复查，当脑脊液性质正常、每次穿刺量少于 5ml、脑室大小恢复正常且稳定 8 周后，可停止引流并取出存储器。每周至少复查一次颅脑超声以监测侧脑室大小的变化。

②体外脑室引流系统：融脑脊液引流、灌洗和溶纤治疗为一体，在严重脑室内出血发生后，于两侧脑室内各置入一根引流管，其中一根用于引流出脑室内的积血及脑脊液，另一根向侧脑室内注入人工脑脊液 (可用生理盐水代替，也可加入纤维蛋白溶解剂和抗生素) 而达到治疗目的。24 小时引流量通常比注入量多 60 ～ 100ml。疗程视病情而定 (一般 2 ～ 7 天)，当引流出的脑脊液颜色正常时即可停药。

③上述方法无效者，可行脑室 - 腹腔分流术。

(10) 恢复期以康复治疗为主。

第七节　早产儿脑白质损伤

随着围生医学的发展，早产儿存活率提高，我国早产儿发生率为 8% ～ 10%，每年有 120 万～ 150 万早产儿出生。其中胎龄＜ 32 周的早产儿和极低出生体重 (VLBW) 婴儿占 16%，即每年约 30 万例，这些早产儿为脑白质损伤的高危人群，严重者发生脑白质软化，造成小儿神经系统后遗症，如脑瘫、认知障碍、视听功能异常、癫痫等。

一、早产儿脑白质损伤的概念

对早产儿脑白质损伤的认识已有百余年历史，随着检查方法的不断进步，不同时期曾采用不同的诊断名称。近年来，多数学者将其分为两类：①脑室周围白质软化；②弥散性脑白质软化。

Volpe 提出“早产儿脑病”的概念，强调白质损伤同时伴有灰质神经元、丘脑、基底核等多部位的广泛性损伤，是脑瘫、认知落后、视听功能障碍、癫痫等多种后遗症的基础。这一观点为学术界重视，得到我国新生儿学界认同，部分单位已将其列为临床诊断，但存在诊断范围过宽倾向。“早产儿脑病”涉及不同阶段的多重病理和生理问题，包括脑白质损伤的早期病理改变过程，损伤对早产儿生后早期脑发育的影响，以及后期神经系统后遗症。

早产儿脑白质损伤早期缺乏特异性神经系统症状和体征，脑内的病理改变需影像学深入诊断，后期的神经系统异常在发育过程中逐渐出现。因此，目前大多专家不建议在早期将“早产儿脑病”作为独立的临床诊断，建议对早产儿脑白质损伤在不同疾病阶段“分层次”做出以下客观诊断。

（一）损伤早期（生后1～2周内）

MRI检查显示脑室周围及皮层下白质广泛严重损伤，同时伴有丘脑、基底核、脑干等多部位损伤，足以预见损伤后期脑内病理改变及临床神经系统后遗症时，可考虑做出“早产儿脑病”的诊断。

（二）损伤后3～4周

影像学检查显示脑室周围、皮层下液化灶形成，可维持原有诊断名称“脑室周围白质软化或弥散性脑白质软化”。

（三）损伤后期（1～2个月后）

若头颅影像学检查在原有白质损伤基础上显示灰、白质容积减少，且有神经系统后遗症，可回顾性分析新生儿期曾发生过“早产儿脑病”。

二、早产儿脑白质损伤的病因及高危因素

（一）成熟度

胎龄与32～34周的早产儿易发生脑白质损伤，与其脑血管发育不成熟、脑血管自主调节功能不足、少突胶质细胞前体易感性有关。

（二）缺血缺氧

产前、产时、产后发生的各种缺血缺氧，包括母亲妊娠多种合并症、早产儿自身疾病等。

（三）感染

产前、产时、产后的感染，如绒毛膜羊膜炎、新生儿败血症等严重疾病时，易因炎症因子的侵害导致脑白质损伤。

（四）营养

研究显示多种宏量与微量营养素与白质发育和损伤有关，如糖、蛋白、脂肪酸、胆碱、铁等不足可影响髓鞘发育和星形胶质细胞功能。

三、脑白质损伤的诊断程序与方法

对具有围产期高危因素的早产儿，应警惕脑白质损伤的发生。

（一）影像学检查

影像学检查是确诊早产儿脑白质损伤的方法。

1. 不同阶段的影像学检查重点

(1) 损伤早期：多在损伤后 1 ～ 2 周，需注意脑室周围白质水肿的发生，是否伴随皮层下白质损伤，同时注意灰质其他深部神经核团的损伤。

(2) 白质软化期：一般在损伤后 3 ～ 4 周最为明显，软化灶集中于双侧脑室周围及背侧。

(3) 损伤后期：以脑容积减少为突出特点，由于损伤后灰白质丢失、萎缩和脑发育障碍所致。在损伤 1 ～ 2 个月后逐渐明显，影像检查所示为侧脑室、第 3 脑室增宽，脑裂、脑外间隙增宽，丘脑变小，脑皮层变薄，脑沟回形态改变等。

2. 影像检查方法的选择

(1) 颅脑超声：无创、便捷，可床边检查。对高危早产儿应在生后 1 周内常规筛查，存在白质损伤者在 1 个月内每周复查，后期酌情复查，原则是观察到病变的发生、严重程度及结局。

(2) MRI：分辨率高，观察视野清晰、完整，对有脑白质损伤高危因素、颅脑超声异常的早产儿，尤其严重脑白质损伤者，建议行 MRI 检查，包括 T1、T2 加权相及弥散加权磁共振 (DW-MRI) 评价损伤的广泛程度及严重程度。可根据急性期 (2 周以内)MRI 对脑白质损伤进行分度，局灶性白质损伤 (轻度) 即病灶小于 2mm，范围小于 3 部位；广泛性白质损伤 (中度) 即病灶大于 2mm，范围大于 3 部位；弥漫性白质损伤 (重度) 即皮层下广泛的白质受累。

(3) 其他影像技术的应用：脑容积定量分析可应用于严重、广泛的脑灰质、白质损伤患儿，后期可采用 3D 超声行脑容积测量，也可应用 MRI 行脑白质容积和皮层厚度测量；脑白质纤维束发育的评价可应用于严重脑白质损伤患儿，可在后期行弥散张量磁共振 (DTI) 检查，了解白质纤维束发育及走行。

（二）脑功能检查

在高危因素影响下，早产儿脑白质损伤前及损伤急性期可发生脑功能改变。尽管脑功能检查存在非特异性，但在预测脑损伤发生、评价损伤严重程度及预后方面，仍有积极的参考价值。

1. 脑电生理检查

脑电图是评价神经元电活动的传统方法，其中振幅整合脑电图 (aEEG) 技术更适于早产儿的脑功能临床监测。早产儿脑白质损伤时最常见的细胞电活动改变是自身脑成熟度基础上的低电压和电活动迟滞。

2. 脑代谢检查

应用磁共振波谱检测脑内神经化学成分，了解神经发育与损伤状况。应用近红外光谱技术了解脑损伤时脑血容量、细胞氧代谢变化。

四、早产儿脑白质损伤的治疗

目前尚无可推荐于临床使用的针对早产儿脑白质损伤的特异性治疗药物。有研究发现，促红细胞生成素有望用于临床。

五、高危早产儿的综合管理

（一）产科

治疗母亲合并症，防治母子间感染的传播，尽量延长孕周，减少小胎龄早产。

（二）儿科

提高新生儿的救治水平，出生时规范复苏，转运过程中适宜温度管理及呼吸管理，维持稳定的血压，保证适宜和稳定的脑血流及氧合，避免低碳酸血症，积极控制感染。合理的肠内肠外营养，避免和减少宫外发育迟滞。

（三）生后常规影像筛查、检查

早期及时发现脑白质损伤。

（四）随访

对于脑白质损伤病例应定期随访，随访内容包括：体格发育；神经发育，主要是发现神经异常症状体征，如运动障碍、惊厥、认知障碍、癫痫等；视听障碍；行为心理异常。

（五）多学科协作

对后期发育中存在问题的小儿，需要多学科间的联系与协作，包括物理康复科、小儿神经内科、小儿神经外科、五官科、儿童保健科、精神科等。尽早实施个体化干预。

第八节　脑积水

一、病因

脑积水常见原因：

(1) 脑脊液产生过量。

(2) 蛛网膜吸收脑脊液障碍。

(3) 脑脊液循环发生障碍。循环障碍导致脑脊液过多而导致脑室增大是造成新生儿头围异常增大最常见原因，通常由中脑导水管、第四脑室出口梗阻或围绕脑干和大脑表面的蛛网膜下隙阻塞所致。

发生脑积水常见疾病：

①先天性畸形：如先天性中脑导水管狭窄、Dandy-Walker 畸形或 Arnold-Chiari 畸形及其他脑发育畸形、脑膜膨出、脊柱裂、脊髓脊膜膨出等。

②感染：如化脓性脑膜炎或结核性脑膜炎治疗不佳，增生的纤维组织阻塞脑脊液循环通路，多见于第四脑室孔及脑底部蛛网膜下间隙粘连。

③出血：最常见为早产儿脑室内出血 (IVH) 后脑积水 (PHH)，脑积水发生率与脑室内出血程度密切相关，Ⅱ级脑室内出血患儿脑积水发生率 15% ～ 20%，Ⅲ级 IVH 发生脑积水大于 50%。

④肿瘤：颅内肿瘤阻塞脑脊液循环，较多见于第四脑室附近，新生儿期肿瘤较少见。

在活产婴儿中脑积水总的发病率占 1∶1000，新生儿先天性脑积水常见原因：中脑导水管狭窄 (33%)、脊髓脊膜膨出相关的脑积水 (28%)、先天性交通性脑积水 (22%)、Dandy-Walker 综合征合并脑积水 (7%) 其他如与基因异常有关的综合征、宫内感染等。

二、临床表现

先天性脑积水患儿多在出生后第 1 天即有临床表现和体格检查的异常。临床特征是患儿头围进行性增大，前囟随之扩大膨隆，头颅与身体的生长比例失调，特别是头大面小、前额突出、颅骨菲薄、浅静脉怒张、头皮有光泽；头部叩诊可出现叩破壶样音或熟透的西瓜音，患儿竖头困难，需人扶助或自然下垂状，出现“落日眼”征。

三、诊断

临床可疑症状加上头围进行性增大，颅内压升高表现，均要怀疑脑积水。诊断主要依靠头颅 X 线片、颅脑超声、CT 或 MRI 等影像学检查。X 线可显示颅缝分离、局部骨质变薄或颅内钙化；超声能确定脑室扩大的程度，连续随访脑积水进展状况；MRI、CT 能显示脑室大小和可能阻塞的部位，除外中脑导水管的狭窄、颅脑肿瘤或颅后窝囊肿等畸形。影像学检查有脑室扩张同时脑室边缘毛糙者，应怀疑宫内感染。如癫痫发作，需作脑电图检查。

CT 和 MRI：脑室和脑池扩大，以侧脑室的颞角和额角变钝、变圆最为典型。第三脑室的扩大也较为明显，首先为视隐窝和漏斗隐窝，以后是前后壁。侧脑室枕角扩大较晚，但诊断意义最大。对于一些凭经验无法判断的病例，则可以用已建立的测量标准进行评估。这里介绍计算脑室径与双顶间径比例 (V/BP) 的方法：在显示侧脑室最大径的层面上，测量侧脑室中间部分的脑室径 (V) 与双顶间径 (BP) 的比值 (V/BP)；正常值＜ 25%；26% ～ 40% 轻型脑积水；41% ～ 60% 为中型脑积水；61% ～ 90% 为重型脑积水；90% 以上为极重型。MRI 还可以显示扩大的侧脑室旁脑白质内的间质性水肿，有利于对脑实质损伤的评价。另外，MRI 在诊断导水管狭窄、阻塞方面已基本替代脑室造影。

四、治疗

部分患儿不需要手术治疗，症状可自行缓解或通过药物治疗控制，但是需要严密监控患儿症状。我们建议治疗流程和选择如下：中重度脑积水应以手术治疗为主，可分为病因治疗、减少脑脊液生成及脑脊液分流术二种。

（一）病因治疗

对阻塞性脑积水，解除阻塞病因是最理想的方法。如中脑导水管成形术或扩张术、第四脑室正中孔切开或成形术、枕大孔先天畸形者作颅后窝及上颈椎椎板减压术。切除阻塞脑脊液流通的肿瘤、囊肿等。

（二）减少脑脊液形成

如侧脑室脉络丛切除或电灼术，主要用于大脑导水管无阻塞的交通性脑积水，因疗效差，现已很少采用。

（三）脑脊液分流术

脑脊液分流术是将脑室或腰椎管腔的脑脊液分流至其他体腔，可用于治疗交通性脑积水和阻塞性脑积水。具体方法包括：

(1) 脑室与脑池分流：如侧脑室枕大池分流术 (Torkildsen 手术）、第三脑室造瘘术、侧脑室环池造瘘术、侧脑室胼胝体周围池造瘘术。主要用于脑室系统阻塞，而大脑表面蛛网膜颗粒吸收正常的脑积水。

(2) 脑室与体腔分流：如侧脑室腹腔分流、脑室胸腔分流术等。

(3) 将脑脊液引出体外，如侧脑室鼓室分流术、侧脑室或脑池输尿管分流术、侧脑室或脑池输卵管分流术等。

(4) 将脑脊液引入心血管系统，这是最符合生理的，如脑室心房分流术、脑室颈内静脉分流术等。

上述脑脊液分流术式中许多因疗效差，或易致较多并发症现已被淘汰。如脑室胸腔分流可引起胸腔大量积液而产生呼吸困难；脑室乳突分流易引起脑膜炎或脑脊液耳漏；脑室或脑池输尿管分流易导致患儿水电解质失衡；脑蛛网膜下腔腹腔分流易诱发小脑扁桃体下疝。

目前临床上常用脑室腹腔分流术及脑室心房分流术，两法疗效相似。脑室腹腔分流术操作简便，可适应儿童身高增长，但可出现分流管堵塞、感染、假性囊肿形成、引流管移位、脏器穿孔等并发症；而脑室心房分流术，除可产生与其他分流术相似并发症外，还有一些较严重并发症，如气体栓塞、心律失常和因引流管穿透心脏而引起的心包阻塞等心脏并发症；腔静脉血栓形成和心房血栓形成，以及血栓脱落引起肺梗死等。因此脑室腹腔分流术为脑积水分流的首选方法，只有在某些原因如腹腔粘连感染等情况下，才考虑脑室心房分流术。

五、V-P 分流术后并发症

近年来大量回顾研究表明 V-P 分流术后 1 年内并发症发生率高达 40%，2 年内高达 50%，任何一种并发症都会给该病的治疗带来极大的影响。

（一）分流管堵塞

文献报道分流管堵塞的发生率可为 28%。堵塞分为脑室端和腹腔端，脑室端 77.1%，腹腔端 12% ～ 34%。通常认为脑室端堵塞的常见原因为：穿刺时脑组织碎片或血凝块堵塞；脑脊液蛋白质成分过高，穿刺时被侧脑室内脉络丛包绕；逆行感染引起脓性分泌物堵塞等。其中，脉络丛组织是造成堵塞的主要原因。文献报道侧脑室额角穿刺可以明显减少分流管的梗阻，在于此部位额角宽大，穿刺准确，易于成功，同时因无脉络丛及脑的重要功能区，对侧脑脊液经 Monro 孔流向分流管的压力梯度小，出现脑组织损伤及脑室内出血的并发症少。腹腔端堵塞的原因主要是为腹腔端过长或过短，被大网膜包裹，或易于打折或成角。Amell 等的研究发现：分流术后初始阶段，腹腔对 CSF 的刺激产生短暂的无菌性反应，形成假性囊肿或造成 CSF 积聚，致使分流管腹腔端发生堵塞。目前腹腔端多预留腹腔 20 ～ 30cm 左右，不作固定，分流管活动幅度大，不易被大网膜包裹，同时随小儿生长发育，管自动拉出调节。有文献报道腹腔镜辅助腹腔置管，增加了手术的直视性减少盲目性，使分流效果更加确切。

（二）分流管感染

分流管感染是脑室一腹腔分流术后较严重的并发症之一，文献报道发生率为 6% ～ 23%。Mancao 等研究表明，在分流术后最初 8 周是感染发生的高峰期，而在 28 周以后的感染发生率明显降低。感染包括颅内感染，分流管皮下隧道感染及腹膜炎等。感染原因一般认为系手术时细菌污染分流装置引起，有时与分流管的异物有关，也可由分流装置上的局部皮肤坏死或细菌穿过肠壁污染脑脊液分流管导致颅内逆行感染。目前国内外的研究治疗均认为分流手术的相关感染以革兰氏阳性球菌为主。因此，术前、术后应用抗生素应当是对革兰氏阳性球菌敏感的广谱抗生素。一旦发生感染，应积极抗感染治疗，但往往单纯抗炎治疗并不能使所有的感染获得控制。因为分流管对患儿机体而言是一异物，感染会较难控制：并且细菌在分流管内聚集，抗菌药物也难以到达脑脊液分流管内。因此，当感染难以控制时，应及时拔除脑脊液分流管。近年来认为并非所有患儿在分流感染控制后都需再分流，部分患儿在感染控制后并无颅高压症状，未再行分流手术。Kulkarni 曾报告，脑积水分流术后颅内感染若再手术，其病死率是无感染患者的 2 倍。

（三）分流过度

脑脊液分流过快使脑室内压力迅速减低导致脑皮层与硬脑膜相连的桥静脉断裂出血，表现为硬膜下出血。分流过度还可导致脑室塌陷，引起室管膜阻塞脑室内分流口，造成阻塞，脑室顺应性下降，引起裂隙样脑室。有报道发生率可达 1.6%。导致脑脊液分流过度的主要机制是患儿的体位变化诱发了虹吸作用，在生理条件下，CSF 生成部位（侧脑室）

与吸收部位（静脉窦）之间没有明显的流体静水压，因而 CSF 循环不受体位变化的影响。然而当行 VP 分流术后，由于重力的作用，脑室与腹腔之间产生了大约 60 ～ 80cmH_2O 压力差，从而加快了分流管内液体的流动，诱发了分流过度。所以，术前应根据脑脊液压力选择合适的分流管，一般多采用中压分流管。术后给予静脉补充足量液体，以维持正常的颅内压，不宜过频地按压脑脊液分流阀门，同时注意术后避免剧烈运动及头部碰撞。目前有越来越多的人推荐使用可调压式脑脊液分流管治疗脑积水，可使过度分流的并发症相对减少。

（四）消化道症状

术后可出现腹痛，腹胀，食欲减退等消化道症状，还有的病例伴有发恶心，呕吐。造成这些症状的原因，除手术操作外，主要为脑脊液引流到腹腔后对腹膜或其他腹腔脏器产生刺激所致。只要予以对症治疗，一般一周左右症状会自行消失。有报道分流管自肛门，阴道脱出，认为是分流管在腹腔内引起排异反应，纤维素包裹分流管尖端对肠壁反复刺激造成肠壁破溃所致。

（五）癫痫

脑室－腹腔分流术后癫痫发生率为 9% ～ 24%。Dan 等对 207 例分流术中的 180 例进行随访，其中 17 例发生癫痫，占 9.4%。Copeland 分析 91 例分流患者发生癫痫 19 例，占 24%，发生时间大多为术后 24 小时～ 3 年不等，主要以大发作为主。有人认为脑室穿刺的皮质损伤可诱发癫痫，穿刺额角的癫痫发生率高于经枕角或三角部者。一般脑电图显示的癫痫灶位于置管侧半球，提示与分流管有关。所以有人认为术前，术后口服抗癫痫药物应作为常规。

（六）其他并发症

脑脊液分泌量超过腹腔吸收能力可导致大量腹水；分流管腹腔端固定过死，不能在皮下游走，在做剧烈活动时可导致分流管断裂；重度脑积水分流不足导致脑脊液漏，脑脊液皮下积聚；有国外文献有封闭型四脑室概念的提出，多发生于儿童脑积水分流术后，由分流术后各种原因引起的第四脑室出入口封闭引起，国内称之为孤立的第四脑室。上述并发症相对来说都比较罕见。

综上所述，虽然脑室 — 腹腔分流术存在较多并发症，但目前仍是儿童脑积水治疗的首选方法。只要能充分认识各种并发症的发生并给予正确的处理，就能将其危害降到最低限度。

六、预后

预后主要取决于原发病因和分流效果。先天性交通性脑积水患儿 2/3 预后良好，神经发育不受影响。合并其他畸形时，脑积水预后相对较差，不伴发其他畸形的 Dandy-Walker 综合征患儿 75% 智力和行为发育正常。

第四章 呼吸系统疾病

小儿各年龄阶段其呼吸系统具有不同的解剖生理特点，而这些特点与呼吸道疾病的发生、预后及防治有着密切的关系。因此，了解这些特点有助于对疾病的诊断、治疗和预防。目前临床上以环状软骨下缘为界，将呼吸系统分为上呼吸道、下呼吸道两个部分。上呼吸道指鼻旁窦、鼻腔、咽及耳咽管、喉等部位；下呼吸道指气管、支气管、毛细支气管及肺泡。

一、解剖特点

（一）上呼吸道

1. 鼻和鼻窦

婴幼儿时期，由于头、面部颅骨发育不成熟，鼻和鼻腔相对短小，后鼻道狭窄，缺少鼻毛，鼻黏膜柔嫩，富于血管组织，故易受感染。感染时鼻黏膜充血肿胀使鼻腔更加狭窄，甚至堵塞，引起呼吸困难及吮吸困难。婴儿时期鼻黏膜下层缺乏海绵组织，至性成熟时期才发育完善，故婴儿极少发生鼻衄，6～7岁后鼻出血才多见。此外，小儿鼻泪管较短，开口部的瓣膜发育不全，在上呼吸道感染时易侵犯眼结膜，引起结膜炎症。婴幼儿鼻窦发育未成熟，上颌窦及筛窦出生时虽已形成，但极小，2岁后才开始发育，至12岁才发育充分。额窦在1岁以前尚未发育，2岁时开始出现。蝶窦出生即存在，5～6岁时才增宽。婴儿可患鼻窦炎，但以筛窦及上颌窦最易感染。

2. 咽和咽鼓管

小儿咽部相对狭小且垂直，鼻咽部富于集结的淋巴组织，其中包括鼻咽扁桃体和腭扁桃体，前者在4个月即发育，如增殖过大，称为增殖体肥大；后者在1岁末逐渐退化。因此，扁桃体炎多发生在年长儿，而婴幼儿则较少见到。扁桃体具有一定防御及免疫功能，对其单纯肥大者不宜手术切除，但当细菌藏于腺窝深处，形成慢性感染病灶，长期不能控制，则可手术摘除。小儿咽后壁间隙组织疏松，有颗粒型的淋巴滤泡，1岁内最明显，以后逐渐萎缩，故婴儿期发生咽后壁脓肿最多。

3. 喉

小儿喉部相对较长，喉腔狭窄，呈漏斗形，软骨柔软，声带及黏膜柔嫩，富于血管及淋巴组织，容易发生炎性肿胀，由于喉腔及声门都狭小，患喉炎时易发生梗阻而致吸气性呼吸困难。

（二）下呼吸道

1. 气管和支气管

小儿气管和支气管管腔相对狭小，软骨柔软，缺乏弹力组织。支气管以下分为叶间支气管、节段支气管及毛细支气管。婴幼儿毛细支气管无软骨，平滑肌发育不完善，黏膜柔嫩，血管丰富，黏液腺发育不良，分泌黏液不足而较干燥，黏膜纤毛运动差，清除吸入的微生物等作用不足。因此，不仅易感染，而且易引起呼吸道狭窄与阻塞。儿童气管位置较成年人高，由于右侧支气管较直，似由气管直接延伸，左侧支气管则自气管侧方分出，故支气管异物多见于右侧，引起右侧肺段不张或肺气肿。

2. 肺脏

小儿肺组织发育尚未完善，弹力组织发育较差，肺泡数量少，气体交换面积不足，但间质发育良好，血管组织丰富，毛细血管与淋巴组织间隙较成人为宽，造成含气量少而含血多，故易于感染。炎症时也易蔓延，感染时易引起间质性炎症、肺不张及坠积性肺炎。由于肺弹力纤维组织发育差，肺膨胀不够充分，易发生肺不张和肺气肿。

3. 肺门

肺门包括支气管、血管和几组淋巴结（支气管淋巴结、支气管分叉部淋巴结和气管旁淋巴结），肺门淋巴结与肺部其他部位淋巴结相互联系，当肺部各种炎症时，肺门淋巴结易引起炎症反应。

（三）胸廓与纵隔

小儿胸廓较短小，其前后径约与横径相等，呈圆桶状。肋骨处于水平位，与脊柱几乎成直角。膈肌位置较高，使心脏呈横位，胸腔狭小，但肺脏相对较大，几乎充满胸廓；加上胸部呼吸肌不发达，主要靠膈肌呼吸，易受腹胀等因素影响，肺的扩张受到限制不能充分地进行气体交换，使小儿的呼吸在生理和病理方面经常处于不利的地位。小儿纵隔相对较成年人大，占胸腔的空间较大，故肺的活动受到一定限制。纵隔周围组织柔软而疏松，富于弹性，当胸腔大量积液、气胸、肺不张时，易引起纵隔器官（气管、心脏及大血管）的移位。

二、生理特点

（一）呼吸频率和节律

由于小儿胸廓解剖特点，肺容量相对较小，使呼吸受到一定限制，而小儿代谢旺盛，需氧量接近成人，为满足机体代谢和生长需要，只有增加呼吸频率来代偿。故年龄越小，呼吸频率越快，因此在应付额外负担时的储备能力较成人差。婴幼儿因呼吸中枢发育不完善，呼吸运动调节功能较差，迷走神经兴奋占优势，易出现呼吸节律不齐、间歇呼吸及呼吸暂停等，尤以新生儿明显。

（二）呼吸形式

婴幼儿胸廓活动范围受限，呼吸辅助肌发育不全，故呼吸时肺向横膈方向移动，呈腹（膈）式呼吸。随年龄增长，肋骨由水平位逐渐呈斜位，呼吸肌也逐渐发达，胸廓前后径和横径增大，膈肌和腹腔器官下降，至 7 岁以后大多数改变为胸腹式呼吸，少数 9 岁以上的女孩可表现为胸式呼吸。

（三）呼吸功能的特点

1. 肺活量

肺活量指一次深吸气后作尽力呼气时的最大呼气量，包括潮气量、补吸气量及补呼气量的总和。它表示肺最大扩张和最大收缩的呼吸幅度，小儿正常值为 50 ～ 70 mL/kg。在安静时儿童仅用肺活量的 12.5%来呼吸，而婴儿则需用 30%左右，说明婴儿的呼吸潜力较差。凡可使呼吸运动受限制的疾病以及肺组织受损的疾病均可使肺活量明显减少。

2. 潮气量

潮气量即安静呼吸时每次吸入或呼出的气量。小儿约 6 mL/kg，仅为成人的 1/2 量，年龄越小，潮气量越小，其值随年龄的增长而增加。

3. 每分钟通气量

指呼气量乘以呼吸频率。通气量的多少与呼吸频率和呼吸深浅幅度有关，足够的通气量是维持正常血液气体组成的重要保证。正常婴幼儿由于呼吸频率快，每分钟通气量为 3500 mL/m^2 ～ 4000 mL/m^2，与成年人相似。CO_2 排出量亦与成年人相似。

4. 气体的弥散

气体的弥散指氧和二氧化碳通过肺泡毛细血管膜的过程。气体弥散的多少，取决于该气体弥散系数和分压差，与弥散面积距离也有关系。小儿肺脏小，肺泡毛细血管总面积和总容量均比成年人小，故气体总弥散量也小，但以单位肺容量计算则与成年人近似。因 CO_2 在体液的溶解度远远超过 O_2，其弥散能力远比 O_2 大，因此，临床上所指的气体弥散障碍是指 O_2 而言。

5. 气道阻力

气道阻力的大小取决于管径大小和气体流速等。管道气流与管腔半径的 4 次方成反比。小儿气道阻力大于成年人，气道管径随发育而增大，阻力随年龄而递减。婴幼儿肺炎时，气道管腔黏膜肿胀，分泌物增加，支气管痉挛等，易使管腔极为狭窄，气道阻力增大，此为小儿肺炎易发生呼吸衰竭的原因。

（四）血液气体分析

婴幼儿时期肺功能的检查较难进行，临床上较少应用。目前通过血液气体分析观察呼吸功能更为准确实用，为诊断治疗提供客观依据。

1. 动脉血氧饱和度 (SaO_2)

动脉血氧饱和度是指每 100 mL 血液中血红蛋白的氧合程度，故以百分数表示，其反映肺脏情况和血液运输氧的能力。正常值 0.91 ～ 0.977 缺氧时血氧饱和度降低，当动脉血氧饱和度降至 0.85 以下时，临床即出现青紫。

2. 动脉血氧分压 (PaO_2)

动脉血氧分压是指动脉血中溶解的氧所产生的压力或张力，它是反映肺脏换气功能的重要指标。正常值为 10.64 ～ 13.3kPa(80 ～ 100mmHg)，血氧分压下降说明有缺氧。

3. 动脉血二氧化碳分压 ($PaCO_2$)

动脉血二氧化碳分压是指动脉血中溶解状态的二氧化碳分子所产生的压力或张力。2 岁以内小儿 $PaCO_2$ 为 3.99 ～ 4.67kPa(30 ～ 35mmHg)，成年人为 4.67 ～ 6.00kPa(35 ～ 45mmHg)，二氧化碳分压是衡量肺泡通气量的重要指标。二氧化碳分压增高，表示通气量不足，有呼吸道阻塞或呼吸中枢受抑制，当升高达到 6.67kPa(50mmHg) 以上时，即为高碳酸血症。二氧化碳分压降低，表示通气过度，说明有呼吸性碱中毒或代谢性酸中毒的代偿。

4. 动脉血 pH

动脉血 pH 是指动脉血中氢离子浓度的负对数，表示血液的酸碱度。正常值为 7.35 ～ 7.45pH 高于正常值提示碱中毒，低于正常值提示酸中毒。若肺通气功能障碍引起二氧化碳潴留和缺氧所致的严重酸中毒，pH 下降至 7.2 以下，可干扰细胞代谢和心脏功能。

三、免疫特点

小儿机体免疫机能尚未健全，IgA 不能通过胎盘，新生儿血清中无 IgA，生后 3 个月开始逐渐合成，1 岁以后逐渐增加，12 岁时才达到成年人水平。分泌型 IgA 是呼吸道黏膜抵抗感染的重要因素，但新生儿及婴幼儿呼吸道黏膜分泌型 IgA 水平较低，尤其是那些不能从母乳得到分泌型 IgA 的人工喂养儿更低，加之其他免疫球蛋白如 IgG，IgM 在生后 5 ～ 6 个月时也不足，此外，乳铁蛋白、溶菌酶、干扰素、补体等数量不足，肺泡巨噬细胞功能不足，故婴幼儿期易患呼吸道感染。

第一节　急性感染性喉炎

一、概述

急性感染性喉炎 (Acute infectious laryngitis) 多发生在冬春季节，发病以婴幼儿为主，病原体为病毒（腺病毒、副流感病毒）及细菌（金黄色葡萄球菌、肺炎链球菌、溶血性链球菌、流感嗜血杆菌等），多为病毒感染基础上继发细菌感染。急性喉炎常为上呼吸道感染症状的一部分，也可以是一些呼吸道传染病（如麻疹、流感）的并发症。小儿喉炎因喉腔狭小，黏膜柔嫩，常可出现不同程度的喉梗阻；部分患儿因神经敏感，可在喉炎刺激下出现喉痉挛。小儿喉炎大部分在一周左右痊愈，但严重喉梗阻如处理不当常可造成死亡，所以小儿喉炎是儿科急症之一，家长及医生须提高警惕。

二、病因病理

由病毒或细菌感染引起，也可并发于麻疹、百日咳和流感等急性传染病。常见的病毒为副流感病毒、流感病毒和腺病毒，常见的细菌为金黄色葡萄球菌、链球菌和肺炎链球菌。由于小儿喉部解剖特点，炎症时易充血、水肿而出现喉梗阻。

三、临床表现

(1) 发病前有上感的一般表现，如发热、咳嗽等。

(2) 咳嗽为犬吠样，哭声嘶哑，可有喉梗阻表现：吸气性呼吸困难、鼻翼翕动、三凹征、紫绀及烦躁不安或嗜睡、衰竭等症状。

临床将喉梗阻分为 4 度：

Ⅰ度喉梗阻：安静时如常人，但活动 (或受刺激) 后可出现喉鸣及吸气性呼吸困难。胸部听诊，呼吸音清晰。

Ⅱ度喉梗阻：即使在安静状态也有喉鸣及吸气性呼吸困难。听诊可闻喉鸣传导或气管呼吸音，呼吸音强度大致正常。心率稍快，一般状况尚好。

Ⅲ度喉梗阻：吸气性呼吸困难严重，除上述表现外，因缺氧严重而紫绀明显，患儿常极度不安，躁动、恐惧、大汗。胸廓塌陷，呼吸音明显减低。心率增快，常大于 140 次 / 分。心音低钝。

Ⅳ度喉梗阻：由于呼吸衰竭以及逐渐体力耗竭，患儿极度衰竭，呈昏睡状或进入昏迷。三凹征反而不明显，表面安静、呼吸微弱。面色由紫绀变成苍白或灰白。胸廓塌陷明显，呼吸音几乎全消。心率或慢或快，律不齐，心音微弱。

(3) 体检可见咽充血，直接或间接喉镜下可见声门下黏膜充血肿胀、声门水肿，并可见黏稠分泌物。对婴幼儿急性喉炎，喉镜检查不作为常规诊断手段，只在气管插管或切开时应用，因手术操作及局部刺激可加重缺氧或诱发喉痉挛。

四、实验室检查

1. 血常规

白细胞多明显升高，中性粒细胞比例增多，可有核转移。

2. 血气分析

Ⅱ度以上喉梗阻有低氧血症表现；Ⅱ、Ⅳ度时可有二氧化碳潴留。

3. 病原体检查

咽拭子或喉气管吸出物可作细菌培养，作为调整抗生素应用的参考。

五、鉴别诊断

1. 异物吸入

有异物吸入史，X 线检查可明确。

2. 喉痉挛

由于低钙引起，无明显感染征象。

六、治疗

1. 使患儿保持安静

必要时可用镇静药物如鲁米那、水合氯醛等，避免选用对呼吸有抑制的药物如安定、吗啡等。

2. 吸氧

3. 雾化吸入液中

可加入肾上腺素皮质激素之地塞米松、庆大霉素等，可使局部炎症及充血减轻，分泌物易于咳出。

4. 抗生素

青霉素 240 ～ 480 万 U/ 次，每日 2 次；青霉素过敏者可用红霉素或丁胺卡那霉素，严重病例可两种抗生素合用或加用头孢类抗生素。

5. 激素

轻度喉梗阻可口服泼尼松 1 ～ 2mg/(kg· 次)，每日 2 ～ 3 次。病重者用静脉制剂，甲基强的松龙首次 2 ～ 4mg/(kg· 次)，以后 1 ～ 2mg/(kg· 次)，每日 3 ～ 4 次。氢化可的松 5 ～ 10mg/(kg· 次)，每日 2 次，地塞米松起效较前二者稍慢，也可应用，0.3 ～ 0.5mg/(kg· 次)，每日 2 ～ 3 次。

6. 气管切开

Ⅳ度喉梗阻及Ⅲ度喉梗阻经治疗不能较快缓解者应不失时机地做气管切开术。目前多在切开前先行插管，对分泌物不多而水肿明显的患儿，可只保留气管插管，不必气管切开，经药物治疗 3 天后可试行拔管。

7. 支持治疗

保证患儿足够入量，及时纠正酸中毒。

第二节　急性上呼吸道感染

一、概述

急性上呼吸道感染 (Acute upper respiratory infection，AURI) 是小儿时期常见的疾病，

包括鼻、咽、喉的感染，临床一般统称为上感。但上呼吸道不同部位的感染，临床的表现并不尽相同。例如鼻咽部的感染，分泌物刺激的咳嗽，常常以夜间为主；副鼻窦炎，除持续性咳嗽外，常常伴有鼻窦的压痛；而咽炎除咳嗽外，咽部痒和干燥的症状比较明显；小儿的喉炎则表现为特殊的嘶哑，类似于破竹样咳嗽。另外，不同病原菌所致的上感，临床表现也各有其特点。扁桃体有渗出，同时伴有眼结膜和咽部充血的，临床常常提示腺病毒感染所致，称为咽结膜炎；而咽颊和软腭出现的疱疹，常提示柯萨奇病毒所致的疱疹性咽峡炎。

本病全年皆可发病，冬春季节多发，可通过含有病毒的飞沫或被污染的用具传播，多数为散发性，但常在气候突变时流行。由于病毒的类型较多，人体对各种病毒感染后产生的免疫力较弱且短暂，并无交叉免疫，同时在健康人群中有病毒携带者，故一个人一年内可有多次发病。

二、病理改变

鼻腔及咽黏膜充血、水肿、上皮细胞破坏，少量单核细胞浸润，有浆液性及黏液性炎性渗出。继发细菌感染后，有中性粒细胞浸润，上皮细胞受损后剥脱，至恢复期重新增生修复至痊愈。

三、临床表现

1. 普通型

普通型又称急性鼻炎或上呼吸道卡他、伤风，发病季节好发于冬春季节；局部鼻咽部症状较重，如出现鼻塞、流清涕、打喷嚏、咽痛等，全身症状轻或无；可见鼻黏膜充血、水肿、有分泌物，咽部轻度充血；血常规白细胞计数偏低或正常，淋巴细胞比例升高；病毒分离在成年人多为鼻病毒，儿童多为呼吸道合胞病毒。一般 5 ～ 7 天多自愈。

2. 咽炎型

发病季节好发于冬春季节；以咽部炎症为主，可有咽部不适、发痒、灼热感、咽痛等，可伴有发热、乏力等；检查时有咽部明显充血、水肿，颌下淋巴结肿大并有触痛。

3. 疱疹性咽峡炎型

发病季节多发于夏季，常见于儿童，偶见于成年人；咽痛程度较重，多伴有发热，病程约 1 周；有咽部充血软腭、腭垂、咽及扁桃体表面有灰白色疱疹及表溃疡，周围环绕红晕。

4. 咽结膜热型

发病季节常发生于夏季，游泳中传播，儿童多见；有咽痛，畏光，流泪，眼部发痒、发热等症状，病程 4 ～ 6 天；咽腔及结合膜明显充血等体征；血常规白细胞计数正常或减少，淋巴细胞比例增高；病毒分离多为腺病毒及柯萨奇病毒。

四、理化检查

血常规白细胞计数可正常或减少，淋巴细胞比例升高；合并细菌感染白细胞总数、中性粒细胞增多。病毒分离多为腺病毒、副流感病毒、呼吸道合胞病毒和柯萨奇病毒A等。

五、诊断标准

根据病史、流行情况、鼻咽部发炎的症状和体征，白细胞偏低，早期中性粒细胞稍增高。细菌感染白细胞总数及中性粒细胞均可增高。结合周围血常规和胸部X线检查可作出临床诊断。进行细菌培养和病毒分离，或病毒血清学检查、免疫荧光法、酶联免疫吸附检测法、血凝抑制试验等，可确定病因诊断。

(1) 年长儿可有流涕、鼻塞、喷嚏、低热、咽部干痛不适等，婴幼儿呼吸道症状可不明显，常突然发热、呕吐、腹泻，甚至高热惊厥。新生儿可因鼻塞而拒奶或呼吸急促。

(2) 咽部充血和咽后壁淋巴滤泡增多。若炎症局限于上呼吸道某一器官，则以该部炎症命名，如急性喉炎、急性扁桃体炎，否则称急性上呼吸道感染。

(3) 发热、咽炎、滤泡性结合膜炎同时存在，颈或耳后淋巴结肿大称咽结合膜热。

(4) 病毒感染时白细胞总数偏低或正常，细菌感染时则白细胞总数和中性粒细胞增多。

(5) 流行性感冒有明显的流行病学史，全身症状重而呼吸道局部症状轻，常伴有发热、头痛、肌痛等。

六、鉴别诊断

本病需与下列疾病鉴别

1. 过敏性鼻炎

临床上很象“伤风”，所不同者起病急骤、鼻腔发痒、频繁喷嚏、流清水样鼻涕，发作与环境或气温突变有关，有时对异常气味也可发作，经过数分钟至1～2h痊愈。检查鼻黏膜苍白、水肿，鼻分泌物涂片可见嗜酸粒细胞增多。

2. 流行性感冒

常有明显的流行，起病急，全身症状较重，高热、全身酸痛、眼结膜炎症状明显，但鼻咽部症状较轻。取患者鼻洗液中黏膜上皮细胞的涂片标本，用荧光标记的流感病毒免疫血清染色，置荧光显微镜下检查，有助于早期诊断，或病毒分离或血清学诊断可供鉴别。

3. 川崎病

除发热外，有球结膜充血，口唇及口腔黏膜病变，皮疹，颈部淋巴结肿大及手足硬肿等表现。

4. 传染性单核细胞增多症

发热、咽峡炎、淋巴结肿大和肝脾肿大，可有皮疹，周围血象中淋巴细胞总数和异形淋巴细胞增多。

5. 急性传染病早期

如麻疹、风疹、猩红热、流行性脑脊髓膜炎，起病早期与上感相似，应结合流行病学史、临床表现进行综合分析，动态观察病情变化。

七、治疗

（一）一般治疗及护理

(1) 居住环境要注意清洁、安静、光线充足，定时开窗换气，避免对流风直接吹患儿。

(2) 高热时卧床休息。

(3) 给予易消化物，供给足够水分。

(4) 注意口腔、鼻及眼的局部清洁。

(5) 注意呼吸道隔离，减少继发细菌感染的机会。

（二）对症治疗

1. 降温

39℃以上高热可采用下列降温措施：

(1) 物理降温。

(2) 药物降温。

2. 止惊及镇静

(1) 安定每次 0.3mg/kg 静脉注射 20 ～ 30 分钟后可重复注射。

(2) 鲁米那每次 5 ～ 8mg/kg 肌内注射。

(3) 水合氯醛每次 60mg/kg 灌肠。

(4) 冬非合剂：氯丙嗪、异丙嗪每次各 0.5 ～ 1mg/kg，6 小时一次，可用 2 ～ 3 次。优点是解除血管痉挛，改善微循环，减低脑耗氧量。

3. 咳嗽

一般不用镇咳药，常用祛痰止咳药物，止咳常用复方甘草合剂、口服、10mL、3 次 / 天；氨溴索糖浆，口服，成人及 12 岁以上儿童：一次 10mL，一日 2 次；6 ～ 12 岁儿童：每次 5mL，一日 2 ～ 3 次；2 ～ 6 岁儿童：每次 2.5mL，一日 3 次；1 ～ 2 岁儿童：每次 2.5mL，一日 2 次（注：请对照量杯刻度量取服用）。

（三）抗生素的适应证

病毒感染一般不宜应用抗生素。对年龄较小（婴幼儿），体温较高（肛温 39.5 ～ 40℃以上），且白细胞总数增高，伴有核左移，或已有细菌性扁桃体炎、中耳炎、咽炎等，可选用适当的抗生素（青霉素，先锋霉素Ⅵ）。

1. 对症治疗

病情较重或发热者应卧床休息，多饮水，室内保持空气流通。如有发热、头痛，可选用解热止痛片如扑热息痛、布洛芬等口服。咽痛可用消炎喉片含服，局部雾化治疗。鼻塞、流鼻涕可用 1% 麻黄素滴鼻。

2. 抗菌药物治疗

如有细菌感染，可选用适合的抗生素，如青霉素、先锋霉素、红霉素、螺旋霉素、氧氟沙星。单纯的病毒感染一般可不用抗生素。化学药物治疗病毒感染，吗啉胍 (ABOB) 对流感病毒和呼吸道病毒有一定疗效。阿糖腺苷对腺病毒感染有一定效果。利福平能选择性抑制病毒 RNA 聚合酶，对流感病毒和腺病毒有一定的疗效。干扰素诱导剂一聚肌胞可使人体产生干扰素，能抑制病毒的繁殖。三氮唑核苷 (病毒唑)，为广谱抗病毒药，剂量为每日 10 ～ 15mg/kg，分 2 次，肌内注射或静脉滴注，疗程 5 ～ 7 日。

第三节　支气管炎

一、急性支气管炎

急性支气管炎 (Acutebronchitis) 是指由于各种致病源引起的支气管黏膜炎症，由于气管常同时受累，故称为急性气管支气管炎 (Acutetracheobronchitis)。常继发于上呼吸道感染或为急性传染病的一种表现。是儿童时期常见的呼吸道疾病，婴幼儿多见。

(一) 病因

主要为感染。病原是病毒、肺炎支原体或细菌，或为其合并感染。病毒感染中，以流感、腺病毒、3 型副流感病毒及呼吸道合胞病毒等占多数，肺炎支原体亦不少见。凡可引起上呼吸道感染的病毒都可成为支气管炎的病原体，在病毒感染的基础上，致病性细菌可引起继发感染。较常见的细菌是肺炎球菌、β- 溶血性链球菌 A 组、葡萄球菌及流感杆菌，有时为百日咳杆菌、沙门氏菌属或白喉杆菌。环境污染、空气污浊或经常接触有毒气体亦可刺激支气管黏膜引发炎症。免疫功能低下或特异素质，如营养不良、佝偻病、变态反应以及慢性鼻炎、咽炎等皆可为本病的诱因。

(二) 临床表现

发病大多先有上呼吸道感染症状，也可忽然出现频繁而较深的干咳，以后渐有支气骨分泌物。在胸部可闻干、湿啰音，以不固定的中等水泡音为主，偶尔可限于一侧。婴幼儿不会咯痰，多经咽部咽下。症状轻者无明显病容，重者发热 38 ～ 39℃，偶尔达 40℃，多 2 ～ 3 天退热。感觉疲劳、影响睡眠食欲，甚至发生呕吐、腹泻、腹痛等消化道症状。年长儿可诉头痛及胸痛。咳嗽一般延续 7 ～ 10 天，有时迁延 2 ～ 3 周，或反复发作。如不经适当治疗可引起肺炎。一般白细胞正常或稍低，升高者可能有继发性细菌感染。

婴幼儿可发生一种特殊类型的支气管炎，称哮喘性支气管炎 (Asthmatoidbronchitis)，泛指一组有喘息表现的婴幼儿急性支气管感染。除上述临床表现外，其特点为：①多见于 3 岁以下，常有湿疹或其他过敏史；②有类似哮喘的表现，如呼气性呼吸困难，肺部叩诊呈鼓音，听诊双肺满布哮鸣音及少量粗湿啰音；③部分病例复发，大多与感染有关；

④近期预后大多良好，到了 3 ～ 4 岁发作次数减少，渐趋康复，但少数可发展成为哮喘。目前有学者认为哮喘性支气管炎实际是婴儿哮喘的一种表现。

身体健壮的小儿少见并发症，但在营养不良、免疫功能低下、先天性呼吸道畸形、慢性鼻咽炎、佝偻病等患儿中，易并发肺炎、中耳炎、喉炎、副鼻窦炎等。

（三）诊断和鉴别诊断

根据呼吸道症状、体征，结合辅助检查一般可诊断。重症支气管炎与肺炎早期难以鉴别，如呼吸频率明显增快：在 2 个月以下小儿≥ 60 次 /min、2 ～ 12 个月小儿≥ 50 次 /min，1 ～ 5 岁以下≥ 40 次 /min，听到较深呷音或捻发音，咳嗽后啰音无明显减少应考虑肺炎。可作胸部 X 线检查以确诊。并应注意与支气管异物、肿物压迫等疾病相鉴别。

（四）治疗

1. 一般治疗

同上呼吸道感染，经常变换体位，多饮水，使呼吸道分泌物易于咳出。

2. 控制感染

由于病原体多为病毒，一般不采用抗生素。怀疑有细菌感染者则可用青霉素类，如系支原体感染，则应予以大环内酯类抗生素。

3. 对症治疗

应使痰易于咳出，故不用镇咳剂。①化痰止咳：如复方甘草合剂、急支糖浆或沐舒坦等，痰液黏稠者可用 10％氯化铵，高渗盐水雾化吸入有助于排痰。②止喘：对喘憋严重者，可雾化吸入全乐宁等受体激动剂或用氨茶碱口服或静脉给药。喘息严重者可短期使用糖皮质激素，如口服泼尼松 3 ～ 5 天。③抗过敏：使用抗过敏药物如富马酸酮替芬、马来酸氯苯吡胺（扑尔敏）和盐酸异丙嗪（非那根）等可缓解支气管炎症性分泌和支气管痉挛。

二、慢性支气管炎 (Chronic bronchitis)

慢性支气管炎指反复多次的支气管感染，病程超过 2 年，每年发作时间超过 2 月，有咳、喘、炎、痰四大症状，X 线胸片显示间质性慢性支气管炎、肺气肿等改变。

（一）病因

单纯性慢性支气管炎在小儿很少见，一般与慢性鼻窦炎、增殖体炎、原发性或继发性呼吸道纤毛功能异常等有关联。可继发于重症腺病毒肺炎、麻疹肺炎、毛细支气管炎和肺炎支原体感染之后，也可由于长期吸入有害尘烟、削弱了呼吸道防御功能而发生。病毒与细菌可为本病的主要病原体。

（二）病理生理

慢性支气管炎的早期病变位于小气道。由于该区的纤毛上皮由少到无，管壁无软骨，仅有一层薄的肌层，其总体横断面积大，气流速度到此大为减慢，故细菌、病毒及有害物质容易沉着，发生病理改变。造成不同程度的纤维增生或黏膜溃疡，导致气道狭窄和阻塞以及细支气管周围炎。此后支气管也有相似的炎症改变，黏液腺分泌增多，纤毛上皮遭到不同程度的损伤或破坏，使痰液排出困难，储留于支气管内，影响通气。病变进一步发展时，支气管壁溃疡破坏，形成肉芽组织和机化，用力呼气时，胸腔和支气管周围的肺泡内压力增高，小支气管容易塌陷，造成阻塞性肺气肿等病理生理改变。

（三）临床表现

约有半数患儿生长发育落后于同龄儿，体力较差。多在冬季发病，早晚加重，尤以夜间为甚。常在感冒后产生持久性咳嗽，多日不愈，或伴轻度至中度喘息，痰量或多或少，咳出后才舒服。患儿常感胸痛。如不积极治疗，则频发和加重，病程拖延，体质更弱，甚至夏季亦可发病。最终因支气管或肺间质破坏，可并发肺不张、肺气肿、支气管扩张等不可逆性损伤。

（四）诊断和鉴别诊断

结合病史、临床表现及X线胸片检查，可以肯定诊断。但应与慢性鼻窦炎、增殖体肥大、睡眠呼吸暂停综合征、肺结核、变异性哮喘、支气管扩张症、纤毛功能异常症以及胃食管反流等慢性呼吸道疾病相鉴别。

（五）预防及治疗

一般措施必须注意营养，加强户外活动和体格锻炼。对有关病因如鼻窦炎、增殖体炎等应及时根治。在重症肺炎之后，必须较长时间随访观察，特别对腺病毒肺炎患儿，应做X线复查，直到恢复为止。要重视季节性变化和避免可能存在的过敏原以减少发作次数。非特异性三联疫苗注射液，可提高血清干扰素与白细胞吞噬能力，值得试用。

三、毛细支气管炎

毛细支气血管炎 (Bronchiolitis) 是由多种致病源感染引起的急性毛细支气管炎症，以喘憋、三凹征和喘鸣为主要临床特点。临床上较难发现未累及肺泡与肺泡间壁的纯粹毛细支气管炎，故国内认为是一种特殊类型的肺炎，有人称之为喘憋性肺炎。

（一）病因

主要由呼吸道合胞病毒 (RSV) 引起，副流感病毒、某些腺病毒及肺炎支原体也可引起本病。最近发现人类偏肺病毒 (HumanMetapneumovirus，hMPV) 也是引起毛细支气管炎的病原体。

（二）发病机制和病理

1. 发病机制

研究较多的是免疫学机制，几个事实可以表明在 RSV 引起的毛细支气管炎的发病机制中存在免疫损害：①恢复期的毛细支气管炎婴儿的分泌物中发现有抗 RSVIgE 抗体；

②近年来对感染 RSV 的婴儿与动物模型的研究表明在 RSV 感染时有大量的可溶性因子的释放 (包括白介素、白三烯、趋化因子) 导致炎症与组织破坏；③经胃肠道外获得高抗原性、非活化的 RSV 疫苗的儿童在接触野毒株 RSV 时比对照组更容易发生严重的毛细支气管炎。 目前认为具有过敏体质 (atopy) 者，发生 RSV 或其他病毒感染时，更易于引起毛细支气管炎。毛细支气管炎患者日后发生反复喘息发作，甚至形成哮喘的机制尚不完全清楚。

2. 病理

毛细支气管上皮细胞坏死和周围淋巴细胞浸润，黏膜下充血、水肿和腺体增生、黏液分泌增多。毛细支气管腔狭窄甚至堵塞，导致肺气肿和肺不张，出现通气和换气功能障碍。

(三) 临床表现

本病仅发生于 2 岁以下小儿，多数在 6 个月以内。喘憋和肺部哮鸣音为其突出表现。主要表现为下呼吸道梗阻症状，出现呼气性呼吸困难，呼气相延长伴喘鸣。呼吸困难可呈阵发性，间歇期呼气性喘鸣消失。严重发作者，面色苍白、烦躁不安，口周和口唇发绀。全身中毒症状较轻，可无热、低热、中度发热，少见高热。体检发现呼吸浅而快，60 ～ 80 次 /min，甚至 100 次 /min，伴鼻翼翕动和三凹征；心率加快，可达 150 ～ 200 次 /min。肺部体征主要为哮鸣音，叩诊可呈鼓音，喘憋缓解期可闻及中、细湿啰音。肝脾可由于肺气肿而推向肋缘下，因此可触及肝脏和脾脏。由于喘憋，PaO_2 降低，$PaCO_2$ 升高，Sae_2 降低而致呼吸衰竭。本病高峰期在呼吸困难发生后的 48 ～ 72 小时，病程一般约为 1 周至 2 周。

(四) 辅助检查

白细胞总数及分类大多在正常范围内。采集鼻咽拭子或分泌物使用免疫荧光技术、免疫酶技术及分子生物学技术可明确病原。X 线胸部检查可见不同程度肺气肿或肺不张，也可以见到支气管周围炎及肺纹理增粗。血气分析可了解患儿缺氧和 CO_2 潴留程度。

(五) 诊断和鉴别诊断

根据本病发生在小婴儿，具有典型的喘憋及喘鸣音，一般诊断不难，但须与以下疾病鉴别。

1. 婴幼儿哮喘

婴儿的第一次感染性喘息发作，即为毛细支气管炎，但若三次以上，则应考虑为婴幼儿哮喘的可能。

2. 粟粒型肺结核

有时呈发作性喘憋，但一般听不到啰音。可有结核中毒症状，结核菌素试验阳性，结合 X 线改变可以鉴别。

3. 其他疾病

如充血性心力衰竭、哮喘性支气管炎、心内膜弹力纤维增生症和异物吸入等均可发生哮喘，应结合病史和体征及必要的检查作出鉴别。

(六) 治疗

毛细支气管炎的治疗主要为氧疗、控制喘憋、病原治疗及免疫疗法。

1. 氧疗

所有本病患儿均有低氧血症，因此重症患儿可采用不同方式吸氧，如鼻前庭导管给氧、面罩或氧帐等。

2. 控制喘憋

可用异丙嗪和氯丙嗪，每次各 1mg/kg 肌注或口服，具有止喘、镇咳和镇静的作用。也可使用氨茶碱口服、静脉滴注或保留灌肠。重症患儿可用沙丁胺醇 (喘乐宁) 雾化吸入。糖皮质激素用于严重的喘憋发作或其他治疗不能控制者，琥珀酸氢化可的松 5 ～ 10mg/(kg·d) 或甲基泼尼松龙 1 ～ 2mg/(kg·d)，数小时内静脉滴注。

3. 抗病原体药物治疗

如系病毒感染所致，可用三氮唑核苷静脉滴注或雾化吸入；也可试用。干扰素肌注，但其疗效均不肯定。怀疑支原体感染者可应用大环内酯类抗生素，有细菌感染者应用适当的抗生素。

4. 生物制品治疗

静脉注射免疫球蛋白 (1VIG)400mg/(kg·d)，连续 3 ～ 5 天，可缓解临床症状，减少患儿排毒量和缩短排毒期限。静脉注射抗合胞病毒免疫球蛋白 (RSV-IVIG) 的疗效与 IVIG 相当，最近生产的抗 RSV 单克隆抗体 (Palivizumabo) 对高危婴儿 (早产儿、支气管肺发育不良、先天性心脏病、免疫缺陷病) 和毛细支气管炎后反复喘息发作者的预防效果确切，但容易导致 RSV 发生基因突变，而对该单克隆抗体产生抗性。

5. 其他

保证液体摄入量、纠正酸中毒，并及时发现和处理呼吸衰竭及其他生命体征危象。

第四节　新生儿呼吸窘迫综合征

一、概述

新生儿呼吸窘迫综合征 (NRDS) 又称新生儿肺透明膜病 (HMD)，系指出生后不久即出现进行性呼吸困难，呼吸衰竭，病理特征为肺泡壁上附有嗜伊红透明膜和肺不张。

二、病因

（一）早产儿

早产儿肺发育未成熟 PS 合成分泌不足。胎龄 15 周时，可在细支气管测得 SP-B 和 SP-C 的 mRNA，胎龄 24 ～ 25 周开始合成磷脂和活性 SP-B，以后 PS 合成量逐渐增多，但直到 35 周左右 PS 量才迅速增多。因此，胎龄小于 35 周的早产儿易发生 RDS。胎龄越小，发生率越高。

（二）围生期窒息

围生期窒息是增加发病率和影响其严重限度的重要因素，围生期窒息可能影响肺泡表面活性物质的产生和肺动脉痉挛。

（三）糖尿病

母亲 NRDS 的发病率为无糖尿病母亲的同胎龄新生儿的 5 ～ 6 倍。糖尿病母亲的胰岛素水平升高，具有拮抗肾上腺皮质激素的作用，可延迟胎儿的肺发育成熟。

（四）其他的危险因素

如急症剖宫产，正常分娩的子宫收缩可使肾上腺皮质激素水平升高，促进肺发育成熟，剖宫产缺乏这种刺激。

三、发病机制

本病因缺乏由Ⅱ型肺泡细胞发生的表面活性物质所造成。表面活性物质的 85% 由脂类组成，在胎龄 20 ～ 24 周时出现，35 周后迅速增加，故本病多见于早产儿。表面活性物质具有降低肺表面张力，保持呼气时肺泡张开的作用。表面活性物质缺乏时，肺泡表面张力增高，肺泡半径缩小，吸气时必须增加压力，吸气时半径最小的肺泡最先萎陷，导致进行性呼吸困难和肺不张。低氧血症等又抑制表面活性物质的合成，由于肺组织缺氧、毛细血管通透性增高、细胞外液漏出、纤维蛋白沉着于肺泡表面形成透明膜，严重妨碍气体交换。

四、临床表现

本病多见于早产儿。出生时或生后不久（4 ～ 6h 内）即出现呼吸急促、呼气性呻吟、鼻翼翕动和吸气性三凹征等典型体征。病情呈进行性加重，至生后 6h 症状已十分明显。继而出现呼吸不规则、呼吸暂停、发绀，甚至面色青灰合并四肢松弛；心音由强转弱，两肺呼吸音减弱，早期多无啰音，以后可闻及细湿啰音。

五、辅助检查

（一）肺成熟度检查

1. 磷脂酰胆碱 / 鞘磷脂比值

胎儿肺内液体与羊水相通，故可测羊水中磷脂酰胆碱 / 鞘磷脂比值（L/S），L/S ＜ 1.5

表示肺未成熟，RDS 发生率可达 58%；L/S1.5 ～ 1.9 表示肺成熟处于过渡期，RDS 发生率 17%；L/S2.0 ～ 2.5 表示肺基本成熟，RDS 发生率仅 0.5%。

2. 磷脂酰甘油 (PG)

小于 3% 表示肺未成熟，敏感度较高，假阳性率较 L/S 低。

3. 泡沫试验

生后 1h 内从新生儿胃内抽出胃液 0.5ml，加等量 95% 乙醇溶液在试管内，振荡 15s，然后静立 15min，观察管壁内泡沫多少来判断结果。“-”为管壁无泡沫；“+”为气泡占管周＜ 1/3；“++”为＞ 1/3 管周至单层泡沫；“+++”为有双层气泡排列者。“-”者示肺泡表面活性物质不足，易发生 NRDS；“+++”示可排除 NRDS；“+”～“++”为可疑。

（二）肺 X 线检查

本病 X 线检查有特异性表现，需在短期内连续摄片动态观察。通常按病情限度将 NRDS 的 X 线所见分为 4 级：

1. Ⅰ级

肺野透亮度普遍减弱，细小网状及颗粒状阴影分布于两肺野，无肺气肿。

2. Ⅱ级

除全肺可见较大密集颗粒阴影外，出现支气管充气征。

3. Ⅲ级

肺野透亮度更加降低，呈毛玻璃样，横膈及心界部分模糊，支气管充气征明显。

4. Ⅳ级

整个肺野呈“白肺”，支气管充气征更加明显，似秃叶树枝。胸廓扩张良好，横膈位置正常。

六、诊断与鉴别诊断

NRDS 需与围生期引起呼吸困难的其他疾病鉴别，如吸入综合征、肺湿、宫内肺炎、膈疝和肺出血等。通过病史、临床症状和 X 线胸片不难区别。此类引起呼吸困难疾病大多见于足月儿。

（一）早产儿宫内感染性肺炎

早期 X 线胸片很难区别。下述症状提示婴儿有肺炎：胎膜早破超过 24h；发热或持续有低体温；四肢肌张力减弱，反应低下；生后 12h 内出现黄疸；早期出现呼吸暂停和持续性低血压。可抽取胃液检菌协助诊断。

（二）青紫型先天性心脏病

先天性心脏病体格检查有异常体征，X 线胸片可见心影增大，肺血增多或减少。

七、治疗措施

（一）肺泡表面活性物质替代疗法

目前已常规性的用于预防或治疗患有病的新生儿。主张预防性给药，仅限于确有表面活性物质缺乏可能的早产儿，生后 15min 内给药。确诊患儿，应立即给药。临床推荐治疗剂量：首剂为 100 ～ 200mg/kg，必要时再重复 1 ～ 2 次，剂量减为 100mg/kg，每隔 8 ～ 12h 给药 1 次。

（二）一般治疗

(1) 维持中性温度，适度保持温度与湿度以减少氧气的消耗。使用呼吸器的患儿应置于远红外线开放暖箱，监护呼吸、心率、血压、血氧饱和度等，给予氧气时亦应加热与湿化。

(2) 维持营养、体液及电解质平衡，生后最初 2 ～ 3 天内禁止经口喂养，应静脉滴注维持营养需要和体液平衡。生后 2 ～ 3 天液体需每日 60 ～ 80ml/kg，钠每日 2 ～ 4mmol/kg，生后第 3 天起，钾每日 1 ～ 2mmol/kg。3 天后可经鼻饲胃管喂养，如不能接受经口喂养则进行部分或全部胃肠外营养。加用氨基酸和脂肪乳使热量＞ 232kJ/kg(60kcal/kg)，并注意补钙，当血浆蛋白低于 20 ～ 25g/L，可输血浆或清蛋白 5 ～ 1.0g/kg。

(3) 纠正代谢性酸中毒：根据血气结果纠正，5% 碳酸氢钠溶液 5ml/kg，加 2.5 倍 5% ～ 10% 葡萄糖溶液配成等渗液静脉滴注，可提高血 HCO_3^- 3 ～ 5mmol/L。呼吸性酸中毒用呼吸机改善通气纠正，而不应给碱性药。

(4) 抗生素使用：由于 RDS 易与 B 组溶血性链球菌感染等宫内肺炎相混淆，且常急剧恶化。经气管内插管可使呼吸道黏膜损伤而发生感染，故所有 RDS 均应用抗生素治疗。根据呼吸道分泌物培养药敏试验选用有效抗生素。

（三）氧疗

根据缺氧限度选择不同供氧方法。轻症者用面罩、头罩给氧，使 PaO_2 维持在 60 ～ 80mmHg(8 ～ 10.7kPa)，吸入氧浓度应根据 PaO_2 值调整，一般为 40% ～ 60%。如吸氧浓度达 60%，PaO_2 仍低于 50mmHg(6.67kPa)，青紫无改善，应及早选用 CPAP 给氧。

（四）CPAP 给氧

一旦发生呼气性呻吟，即给予 CPAP。CPAP 一般用于轻型和早期 RDS，$PaCO_2$ 低于 60mmHg(8kPa)，使用 CPAP 后可避免进行机械通气。

（五）机械通气

用 CPAP 治疗时压力＞ 8cmH_2O(0.79kPa)，氧浓度 80%，如 PaO_2 ＜ 50mmHg，呼吸暂停反复发作；血气分析呈Ⅱ型呼吸衰竭，PaO_2 ＞ 70mmHg(9.33kPa)；X 线胸片显示病变在Ⅲ级或Ⅲ级以上。具有其中任何一条者，均为应用机械通气的指征。呼吸机参数初调值：吸入氧浓度 60%，吸气峰压 (PIP)20 ～ 25cmH_2O(1.96 ～ 2.45kPa)，

PEEP4 ～ 5cmH_2O(0.139 ～ 0.49kPa)，呼吸频率 30 ～ 40 次 / 分，吸呼比 1:1 ～ 1:1.2。然后根据血气分析和病情变化适当调节参数。

八、预后

病情轻者，72h 后逐渐恢复。病情重者，如无机械辅助通气，多在数小时到 3 天内死亡；如能生存 3 天以上而未并发脑室内出血或肺炎等并发症，则肺泡Ⅱ型细胞可产生足够的表面活性物质，使病情逐渐好转，经数日可痊愈。

第五节 胎粪吸入综合征

胎粪吸入综合征 (MAS) 据统计占活产新生儿的 1.2% ~ 1.6%，本病发生于足月儿、小于胎龄儿及过期产儿；早产儿 (尤其胎龄＜ 34 周者) 虽有严重窒息，在宫内也不排胎粪。此类婴儿病史中常有围生期窒息史，母亲常有产科并发症，分娩时常有产程延长及羊水胎粪污染史，如在妊娠末期或产时能做好胎心监护，产房能做好吸引，常可避免大量胎粪吸入，急慢性缺氧 (或) 感染均可造成宫内排出胎粪，在应激状态下宫内产生喘气可吸入大量胎粪污染羊水。

一、病因及发病机制

急、慢性宫内缺氧可导致肠系膜血管收缩，肠道缺血，肠蠕动亢进，肛门括约肌松弛而引起宫内排胎粪，宫内缺氧胎儿呼吸时可吸入已被胎粪污染的羊水，婴儿前几次呼吸可将在上呼吸道含胎粪小颗粒的羊水吸入细支气管，产生小节段性肺不张，局限性阻塞性肺气肿及化学性肺炎，使肺的通气、血流比例失调，影响气体交换，造成严重呼吸窘迫，甚或并发气胸及持续肺动脉高压，胎粪吸入综合征患儿有 1/3 并发肺动脉高压，在宫内脐带长时间受压可导致肺血管重构造成持续肺动脉高压。

二、临床表现

婴儿出生时皮肤常覆盖胎粪，指、趾甲及脐带被胎粪污染呈黄、绿色，经复苏，建立自主呼吸后不久即出现呼吸困难、青紫。当气体滞留于肺部时，因肺部过度扩张可见胸廓前、后径增宽呈桶状，听诊可闻粗大啰音及细小捻发音；出生时有严重窒息者可有苍白和肌张力低下，由于严重缺氧可造成心功能不全、心率减慢，末梢循环灌注不足及休克表现。10% ～ 20% 可伴有气胸及纵隔积气，严重病例当并发持续胎儿循环时呈严重青紫。

多数病例于 7 ～ 10 天恢复。

三、X 线表现

(一) 轻型

肺纹理增粗，呈轻度肺气肿，横膈轻度下降，诊断需结合病史及临床，常仅需吸入低于 40% 氧，吸氧时间＜ 48h。

（二）中型

肺野有密度增加的粗颗粒或片状、团块状、云絮状阴影；或有节段肺不张及透亮充气区，心影常缩小，常需吸入＞ 40% 氧，持续吸氧时间＞ 48h，但无气漏发生。

（三）重型

两肺有广泛粗颗粒阴影或斑片云絮状阴影及肺气肿现象，有时可见肺不张和炎症融合形成大片状阴影，常并发气胸或纵隔积气，需机械通气治疗，持续通气时间常超过 48h，常伴肺动脉高压。

四、治疗

（一）清理呼吸道

见到胎粪污染羊水时，于婴儿胸部娩出前清理口、鼻、咽分泌物，用大口径吸管吸出含胎粪的黏液、羊水，窒息如无活力婴儿出生时立即在喉镜下用胎粪吸引管做气管内吸引，然后再按复苏步骤处理，必要时需再次气管插管吸引。如自主呼吸有力可拔除气管插管，继续观察呼吸症状，同时摄胸片了解肺部吸入情况。生后的头 2h 内，每 30min 行胸部物理治疗及吸引一次，如有呼吸道症状出现，胸部 X 线片有斑片阴影时，以后每隔 3 ～ 4h 做胸部物理治疗及吸引一次。

（二）一般处理及监护

应注意保温，需将患儿置于合适的中性环境温度中；有呼吸系统症状者应进行血氧监测，可做血气或以经皮测氧仪或脉搏血氧饱和度仪监测氧合状态，及时处理低氧血症，如有严重低氧血症疑并发持续肺动脉高压时，如条件许可应做脐动脉插管。严重窒息者应每隔 2h 监测血压 1 次，当有低血压，灌流不足及心搏出量不足表现时，可输入生理盐水，必要时可考虑血浆或 5% 清蛋白；对于严重窒息患儿尚需精确记录尿量，为防止脑水肿及肾衰竭，需限制液体，生后第一天给液量为 60ml/kg，第 2 天根据尿量可增加至 60 ～ 80ml/kg，有代谢性酸中毒者应以碳酸氢钠纠正。此外尚需监测血糖及血钙，发现异常均应及时纠正。

（三）氧疗

物理治疗过程中需同时供氧，证实有低氧血症时应给予头罩湿化、加温吸氧，随时调整吸入氧浓度，使血氧分压保持在 6.65kPa 以上，因持续低氧会造成肺血管痉挛并发持续肺动脉高压。

（四）机械通气

严重病例当吸入氧浓度增加至 60%，而 PaO_2 ＜ 6.65kPa 或 $PaCO_2$ ＞ 7.98kPa 时需机械通气治疗，呼吸机应用参数各家报道并不完全一致，但为防止空气进一步滞留肺内不能用太高呼气末正压，推荐用 0.196 ～ 0.39kPa(2 ～ 4cmH_2O，1cmH_2O=0.098kPa)，有人认为可用较高吸气峰压 2.94 ～ 3.43kPa(30 ～ 35cmH_2O)，呼吸频率 20 ～ 25 次 / 分，吸气时间 0.4 ～ 0.5s，应有足够呼气时间；也有人认为开始呼吸机设置可为：吸入氧浓度 0.8，呼吸频率 60 次 / 分，吸气峰压 2.45kPa，呼气末正压 0.29kPa。某些患儿对较快的通气频率及较短的吸气时间 (每次 0.2s) 反应良好，常规呼吸机治疗失败或并发气漏时，改用高频振荡通气常能取得良好效果。呼吸机应用过程中如有躁动需同时用镇静剂或肌肉松弛剂，胎粪吸入综合征患儿在机械通气时，随时应警惕气胸之发生，需准备好抽气注射器及排气设备。

(五) 药物治疗

胎粪会加速细菌生长，故当 X 线胸片显示肺部有浸润变化时应常规给予广谱抗生素治疗，必要时做气管分泌物细菌培养。

(六) 严重低氧血症病例

经上述处理不能使低氧改善时，常并发持续肺动脉高压。

五、预防

对于有胎盘功能不良的孕妇如妊娠毒血症或高血压等，或已确诊为小于胎龄儿及过期产儿时，在妊娠末近分娩期应做胎心监护，发现胎粪污染羊水时，应做好吸引胎粪及复苏准备，力争建立第一次自主呼吸前，吸出咽喉部及气管内胎粪。

第六节　新生儿肺动脉高压

新生儿持续肺动脉高压 (PPHN)，过去又称新生儿持续胎儿循环 (PFC)，发生率占活产婴儿的 (1 ～ 2)/1200。PPHN 是由于生后肺血管阻力的持续增加，阻止由胎儿循环过渡至正常新生儿循环，当肺血管压力高至超过体循环压力时，使大量血液经卵圆孔及 (或) 动脉导管水平的右向左分流，临床表现为严重青紫，低氧血症及酸中毒，吸高浓度氧青紫不能消失，部分患儿治疗困难。

一、病因及病理机制

(一) 肺血管发育不全

肺血管发育不全为气道肺泡及肺小动脉数量减少，肺血管横截面积减少，使肺血管阻力增加。常见病因为肺发育不全及先天性膈疝等。

(二) 肺血管发育不良

肺内平滑肌自肺泡前生长至正常无平滑肌的肺泡内动脉，肌型动脉比例增多，但肺小动脉数量正常。因血管内平滑肌肥厚，管腔弯窄，使血管阻力上升。宫内慢性缺氧可使肺血管重构，中层肌肉肥厚。此外如母亲曾应用过阿司匹林及吲哚美辛等药，使胎儿动脉导管早闭和继发肺血管增生，导致肺动脉高压。

（三）肺血管适应不良

肺血管适应不良指肺血管阻力在生后不能迅速降低。常见于围生期窒息、低氧、酸中毒等因素，占 PPHN 发生原因的大部分，如围生期胎粪吸入综合征导致的 PPHN。在上述病因中，第一、第二类治疗效果差，第三类治疗效果较好。

（四）其他因素

某些先天性心脏病，如左及右侧梗阻性心脏病可导致 PPHN；心肌功能不良也可导致 PPHN；肺炎、败血症可导致 PPHN（可能由于氧化氮的产生抑制，内毒素抑制心肌功能，同时血栓素、白三烯等释放，导致肺血管收缩）。此外某些代谢问题如低血糖，低血钙亦有可能引起肺高压。红细胞增多症，血液高黏滞状态淤滞，易致肺高压等。

二、临床表现

足月儿或过期产儿有围生期窒息，胎粪吸入史者若于生后数小时内出现严重全身性发绀，呼吸增快时必须考虑持续肺动脉高压。临床表现酷似青紫型先天性心脏病，部分病例在胸骨左或右下缘闻及收缩期杂音，为二尖瓣或三尖瓣反流所致，有心功能不全时可闻及奔马律、末梢灌注不良及血压下降现象。

三、诊断

生后不久出现严重发绀者在怀疑持续肺高压时必须排除青紫型先天性心脏病，并以系列无损伤性检查证实卵圆孔及（或）动脉导管水平的右向左分流，一般采取以下诊断步骤。

（一）针对低氧的诊断步骤

1. 高氧试验

吸纯氧 10min 后测动脉导管后的 PaO_2（取左桡或脐动脉血）如 PaO_2 ＜ 50mmHg (6.65kPa) 时示有右向左分流，但需进一步鉴别分流来源，即来自结构异常的先天性心脏病或继发于肺动脉高压。

2. 动脉导管前、后 PaO_2 差异试验

同时取导管前（颞动脉、右桡动脉）和导管后动脉血标本，或导管前、后 PaO_2 差异＞15mmHg，或血氧饱和度 (SpO_2) ＞ 10%，导管前高于导管后说明存在导管水平右向左分流，当仅有卵圆孔水平分流时差异不明显。

3. 高氧、高通气试验

高氧、高通气试验可作为 PPHN 的诊断试验，在吸入 100% 氧时，用呼吸机或皮囊行手控通气，以 100 ～ 120 次 / 分的呼吸频率，以 2.94kPa 的吸气峰压进行通气使 $PaCO_2$ 达到 25 ～ 30mmHg(3.32 ～ 4.0kPa)，pH 达到 7.45 ～ 7.55 时，如为 PPHN 则因肺血管扩张，

阻力降低，右向左分流逆转，PaO_2 即上升，但高通气因需要较高吸气峰压有时会导致肺气压伤，故目前已较少应用。

（二）排除先天性心脏病的诊断措施

1. 胸部 X 线片

胸部 X 线片能观察心脏外形、大小、肺血管影及有无肺实质性疾病，持续肺高压如无结构异常的先天性心脏病或肺实质性疾病时胸部 X 线片的变化不大，偶可显示肺血管影减少。

2. 心电图

PPHN 的心电图常显示与年龄一致的右心室占优势征象，亦可有心肌缺血 ST-T 的改变。

3. 超声心动图检查

用该方法能排除先天性心脏病的存在，同时可进行一系列血流动力学评估，以确定肺动脉高压的存在。

(1) 肺动脉高压的间接征象

①可用 M 超或多普勒方法测定：右室收缩前期与右室收缩期时间的比值 (PEP/RVET)，正常一般为 0.35 左右，＞ 0.5 时肺动脉高压机会极大。

②多普勒方法测定：肺动脉血流加速时间 (AT) 及加速时间 / 右室射血时间比值 (AT/RVET) 其值缩小，提示肺动脉高压。

③多普勒方法测定：左或右肺动脉平均血流速度，流速降低提示肺血管阻力增加，肺动脉高压。系列动态观察对评估 PPHN 的治疗效果有一定意义。

(2) 肺动脉高压的直接征象：

①以二维色彩多普勒超声在高位左胸骨旁切面显示开放的动脉导管，根据导管水平的血流方向可确定右向左分流、双向分流或左向右分流。也可将多普勒取样点置于动脉导管内，根据流速，参照体循环压，以简化的伯努利方程 (压力差 =4×V2) 计算肺动脉压力。

②利用肺动脉高压患儿的三尖瓣反流 (绝大多数患儿有此反流)，以连续多普勒测定反流流速，以简化的伯努利方程计算肺动脉压力：肺动脉收缩压 =4× 反流血流速度 2+ 中心静脉压 (CVP)(假设 CVP 为 5mmHg)。当肺动脉收缩压＞ 75% 体循环收缩压时，可诊断为肺动脉高压。

③以彩色多普勒直接观察心房水平卵圆孔的右向左分流，如不能显示，还可采用 2 ～ 3ml 生理盐水经上肢或头皮静脉 (中心静脉最佳) 快速推注，如同时见“雪花状”影由右房进入左房，即可证实右向左分流。这些方法能直接给出 (通过血流变化的流体力学原理计算) 肺动脉压或通过血流方向确定由于右心 (肺动脉) 系统压力高于左心系统而出现的血液流向 (右向左) 改变。

4. 其他诊断措施

疑 PPHN 时应同时做血糖、血钙、血细胞比容及血培养检查，以明确造成 PPHN 的可能病因。

四、鉴别诊断

（一）需与结构异常的先天性心脏病鉴别

此类患儿常有心脏扩大，脉搏细弱，上、下肢血压及脉搏有差异，心杂音较响，可有肺水肿表现，高氧或高氧高通气试验不能使 PaO_2 升高，PaO_2 持续低于 40mmHg(5.32kPa) 胸片及超声心动图可助诊断。

（二）单纯肺部疾病所致的发绀

一般呼吸困难限度较明显，有辅助呼吸肌活动及肺部体征等，胸部 X 线片，高氧试验可鉴别。

五、治疗

应积极处理低氧逆转低氧血症，改善体、肺循环的灌注，尽量减少低氧缺血所导致的其他脏器损害，以合适的呼吸支持达到正常氧合血，或将血液处于轻度偏碱状态，一旦患儿好转后并处于稳定状态时，再逐项撤离心、肺支持，撤离时必须非常谨慎，每一项撤离步骤均不能过快，必须密切观察患儿的心、肺耐受情况及氧合状态。

（一）氧支持

低氧可导致肺血管收缩，必须用氧以达到正常氧合状态，或略高的血氧状态。如为足月儿或近足月儿，需维持导管后 $SPO_2 > 95\%$，用氧过程中需持续以无创伤性的导管前、后 SPO_2 监测。当患儿不能立即改善时，必须置入动脉插管行导管后血气标本检查。

（二）插管及机械通气

目前推荐用轻度高通气维持适当的氧合，维持 $SPO_2 > 95\%$，在 12 ～ 24h 内维持 $PaCO_2$ 35 ～ 45mmHg(4.6 ～ 6kPa) 及维持 pH 于 7.35 ～ 7.45。

如无肺泡疾病时，高胸腔压力，可梗阻心脏搏出，并使肺血管阻力上升，建议机械通气时，用快速、低压力、短吸气时间的通气，以减少对肺静脉回流及对心排出量的影响。

有肺实质疾病时，机械通气必须考虑肺本身的疾病，高频振荡通气 (HFOV) 往往用于具有肺实质病伴有 PPHN 者。此外 HFOV 又可为吸入一氧化氮 (iNO) 提供有效的递送手段。

（三）吸入 NO 治疗

吸入 NO 经弥散入肺泡后，能松弛肺血管平滑肌、扩张肺血管、选择性的降低肺动脉压力，NO 进入血液循环后，与血红蛋白结合，使生物性失活，因此不会导致体循环血压下降，用 5 ～ 20mg/L 的 NO 吸入，可改善低氧症状，减少体外膜肺 (ECMO) 的应用。大剂量、长时间的应用有可能导致高铁血红蛋白血症及其潜在的毒性反应，故在用 NO

治疗时，需监测高铁血红蛋白。吸入 NO 后，氧合好转，NO 的吸入剂量不能下降太快，否则会导致低氧反跳，必须逐渐下降，当下降至 iNO 于 1mg/L 而氧合仍稳定时，才能撤除吸入。

（四）体外膜肺 (ECMO)

患儿对最大限度的常规治疗及（或)NO 吸入治疗无效者，如系足月儿或近足月儿，条件许可时，可考虑膜肺治疗。膜肺指征为：每间隔 30min 的两次血气检查得出的肺泡 - 动脉氧分压差 ($A\text{-}aDO_2$) > 600mmHg 或氧合指数 (OI) > 30 持续 0.5 ～ 6h。但在进行体外膜肺前，应着手先行高频通气加 NO 吸入治疗，观察是否有效。

（五）镇静治疗

烦躁可使儿茶酚胺的释放增加，促使肺血管阻力上升，应用镇静麻醉剂能够阻断此反应，可用芬太尼 2 ～ 5μg(kg·min) 协助治疗。很少患儿需考虑应用肌肉松弛剂，如泮库溴铵，剂量为每次 0.1mg/kg，必要时每 1 ～ 4 时可重复应用。

（六）维持轻度代谢性碱血症状态

纠正酸中毒为治疗 PPHN 患儿仅次于提高氧合的重要手段。轻度碱血症可使肺血管阻力下降，为达到此目的，可用温和的高通气方法，或谨慎地应用碳酸氢钠，使 pH 维持在 7.35 ～ 7.45。

（七）血流动力学支持

必须保证合适的心排出量，以达到良好的组织氧合。维持体循环压力至超过上升的肺血管阻力，可以有效地减少血液右向左分流。由于 PPHN 时，肺血管阻力往往接近或超过体循环压力，所以开始治疗时，需将收缩血压置于 50 ～ 75mmHg，将平均动脉压维持于 45 ～ 55mmHg。当有容量不足时，可以补充生理盐水或输入红细胞。不推荐用清蛋白制剂，因其渗漏后可恶化肺间质水肿。此外，可用正性肌力药物：如多巴胺、多巴酚丁胺或肾上腺素等，达到适当的心排出量。当心功能较差时，可用米力农治疗以增强心脏输出量及降低肺动脉阻力。多巴胺的剂量一般推荐 3 ～ 5μg/(kg·min)；也可应用肾上腺素剂量为 0.03 ～ 0.1μg/(kg·min)。

（八）纠正代谢异常

如同时存在低血糖、低血钙，必须纠正。PPHN 同时伴有多血症时，必须用部分换血治疗，使血细胞比容维持在 50% ～ 55%。

（九）其他药物治疗

如用西地那非扩张肺血管压力，每次剂量为 0.6 ～ 1mg/kg，每 6h 可重复应用。硫酸镁每次 200mg/kg，稀释后 30min 内静脉注入，也可用维持量为每小时 20 ～ 50mg/kg 及硝酸甘油雾化吸入等。

第七节 支气管肺发育不良的诊断及防治

支气管肺发育不良 (BPD) 是新生儿尤其早产儿长期吸入高浓度氧导致肺部出现以炎症和纤维化为主要特征的急慢性损伤。纵观近 10 年国内外新生儿领域发展史，高氧导致的肺损伤越来越受到关注，研究的内容涉及活性氧、细胞因子、生长因子、基质金属蛋白酶以及细胞信号转导等介导的肺损伤，令人遗憾的是，目前仍然缺乏有效的治疗方法逆转或减缓这种疾病的进程。

一、BPD 的定义及诊断标准

BPD 是早产儿尤其是小早产儿呼吸系常见疾病，具有独特的临床、影像学及组织学特征。1967 年，Northway 等首次报道并命名。此为经典型 BPD，其特点是常继发于有严重呼吸窘迫综合征 (RDS)，30 ～ 34 周的早产儿，并将此命名为传统 BPD。1988 年 BPD 定义修正为患儿校正胎龄 36 周仍需持续辅助用氧。而随着产前类固醇激素的应用，肺表面活性物质 (PS) 替代治疗及机械通气方式的改进，目前更为常见的新型 BPD，其主要发生于出生体质量＜ 1200g、胎龄＜ 30 周早产儿，出生时仅有轻度或无肺部疾病，不需给氧或仅需低体积分数氧，住院期间逐渐出现氧依赖持续时间超过校正胎龄 36 周。

2000 年 6 月由美国国家儿童卫生与人类发育研究机构 (NICHD)、国家心脏、肺和血液研究院及少见疾病委员会制定了 BPD 的新定义，即任何氧依赖 (FiO_2 ＞ 21%) 超过 28 天的新生儿可诊断为该病，并依据胎龄进行分度：如胎龄＜ 32 周，根据校正胎龄 36 周或出院时需的吸入氧浓度 (FiO_2) 分为以下三类。

(一) 轻度

未用氧。

(二) 中度

FiO_2 ＜ 30%。

(三) 重度

FiO_2 ＞ 30% 或需机械通气。如胎龄≥ 32 周，根据生后 56 天或出院时需 FiO_2，分为上述轻度、中度、重度。

二、流行病学

2010 年 NICHD 发布的报告显示，2003 ～ 2007 年美国 20 个中心出生体重在 401 ～ 1500g 和胎龄在 22 ～ 28 周的早产儿 68% 患有 BPD，轻度 27%，中度 23%，重度 18%。

三、病理生理

由于呼吸道狭窄、间质纤维化、肺水肿、肺不张导致肺动态顺应性降低，呼吸道阻力逐渐升高，致使患儿出现浅快呼吸、反常呼吸，从而使死腔样通气增多，吸入气体分布不均。血管平滑肌增生，成纤维细胞进入血管壁，血管直径变小，顺应性降低，导致血管阻力增加，通气 / 血流 (V/Q) 失调，引起低氧血症。新型 BPD 肺泡数量大量减少，现存肺泡结构简单，肺微血管发育不良，加重肺泡简单化，导致通气、换气功能严重降低，缺乏呼吸支持时缺氧严重。缺氧导致血管收缩，肺动脉高压，严重者导致左、右心室肥大，高血压，主肺动脉侧支循环加重，导致患儿病死率高。

四、病因和发病机制

以前多数学者认为其本质是在基因易感性的基础上，宫内和出生后的多重打击 (呼吸机容量伤、氧毒性、肺水肿、脓毒血症等) 引起促炎、抗炎因子的级联反应，对发育不成熟的肺引起损伤，以及损伤后血管化失调和肺组织异常修复。其中肺发育不成熟、肺损伤、损伤后异常修复是导致 BPD 的关键环节。

(一) 基因易感性

(1) BPD 的发病可能存在个体差异，与基因易感性有关。Parker 等报道遗传因素增加个体患 BPD 的风险，是 BPD 发病的独立因素之一。随后 Lavoie 等对患有 BPD、胎龄＜30 周的双胞胎早产儿为研究对象，应用模拟拟合模型分析方法，进一步证实遗传因素参与 BPD 的发病机制。目前研究的重点是以下基因，这些基因最后生成的蛋白有调节免疫功能，调节血管、肺重建等作用。目前报道的有肺表面活性物质蛋白 B(SP-B) 基因、肿瘤坏死因子 -α(TNF-α)、甘露糖结合凝集素 -2(MBL2)、血管内皮生长因子 (VEGF)、Toll 样受体 (TLRS)、基质金属蛋白酶 16 蛋白 (MMP16) 等。

(2) 不同种族可能存在不同的 BPD 易感基因如 TNF-α、TLR-10 基因位点多态性可能与汉族早产儿 BPD 发生有关，而非洲裔美国人中 rs3771150(IL-18RAP) 和 rs3771171(IL-18R1)2 个单核苷酸多态性与 BPD 相关。加拿大一项研究发现 LR-4-299 杂合型在加拿大裔重度 BPD 患儿中高度表达，但在芬兰裔患儿中并未发现这种关系。有研究显示部分 BPD 易感基因可能与其临床严重程度相关，这有待于进一步证实。

(3) 针对基因易感性的研究，可明确 BPD 易感基因，有助于对早产儿 BPD 进行预测和预防，进行特效的个体化基因治疗，对优生优育工作具有重大的指导意义。

(二) 早产和肺发育不成熟

流行病学提示早产和低体质量是 BPD 发生的最危险因素，BPD 发病率随着胎龄和体质量的增加而减少。调查显示，胎龄＜26 周、体质量 501 ～ 1500g 的早产儿最易发生 BPD，其主要原因是 26 周时，肺处于小管期，发育极不成熟。

（三）产前感染和炎症

绒毛膜羊膜炎、宫内炎症因子的暴露和胎儿炎症诱导肺部出现含有异常损伤修复的炎症反应，是以炎症细胞的迅速募集和随之一系列有害介质的增多为特征，这一过程可能直接影响肺泡－毛细血管组织的完整性。

(1) 产前感染和炎症与早产密切相关，胎龄越小，其母亲绒毛膜羊膜炎的发生率越高。导致宫内感染和炎症的最主要原因是病原体如解脲脲原体等经生殖道的上行感染，继而产生绒毛膜羊膜炎、脐炎甚至胎儿炎症反应综合征。

(2) 宫内感染和炎症不仅可导致早产，并且可对早产儿有多方面的损害作用，包括改变大脑和肺脏的发育。患有绒毛膜羊膜炎的母亲所生婴儿患 RDS 的概率明显减小，但婴儿患 BPD 的可能性增加，产前感染对于肺脏发育的这一矛盾效应被称为“Watterberg”效应。对曾暴露于绒毛膜羊膜炎的早产儿生后早期有更高的致病性需氧菌和真菌的气道定植发生率，这使他们更容易罹患 BPD。

（四）高浓度氧

早产儿出生时过氧化氢酶、半胱氨酸（谷胱甘肽前体）以及其他抗氧化物质水平低，复苏及氧疗时用氧频率高，抗氧化压力大。高氧导致动物肺部病理改变同 BPD，提示高氧是 BPD 发病的独立因素，将胎龄 32 周持续需氧患儿置于高氧环境中可提高 BPD 的发病率，短期将极早产儿置于高氧环境中也可诱发 BPD。高氧可引起肺水肿、炎症反应、纤维蛋白沉积以及 PS 活性降低，同时在体内形成高活性的氧自由基，加重炎症反应，导致肺损伤。并且高氧可导致肺泡中 VEGF 表达下降，使血管生成减少，导致肺泡化降低，产生 BPD。

（五）机械通气

机械通气是引起 BPD 的独立危险因素。不充分的呼气末正压和随后的肺泡塌陷、高气压引起的过度充气均可导致肺损伤，引起肺泡上皮细胞、弹力纤维、毛细血管内皮破裂，小分子蛋白和液体渗漏至肺泡腔；机械通气还可通过炎性因子级联效应促发炎性反应。接受机械通气的新生儿肺部有上调血管生成抑制基因和下调促血管生成基因的总体趋势，也就意味着血管生成改变。这个改变可能与新生血管畸形有关，从而形成 BPD 患儿肺部肺泡化障碍的特点。

（六）营养

营养在肺的发育和成熟中占有重要地位，营养不良严重影响肺功能。早产儿低水平的 N- 乙酰半胱氨酸、维生素 A、维生素 E、肌醇影响其抗氧化能力、肺发育和表面活性物质的产生。脂质过氧化物可加重早产儿抗氧化负担。

（七）其他

先兆子痫被单独列为 BPD 的高危因素。先兆子痫时肺血管生发受到抑制。

五、BPD的临床表现

新型BPD患儿通常出生时无症状或较轻，仅需低体积分数氧或无需用氧，但随着日龄增加，症状渐加重，出现进行性呼吸困难、发绀、三凹症，呼吸支持程度逐渐增加。部分患者经过一段时间的治疗可逐渐撤机或停氧；少数BPD患儿到2岁时仍需要氧支持，极其严重者可导致呼吸衰竭甚至死亡。并发症如下两点：

(1) 并发肺损伤，中至重度BPD患儿6、12、24个月时，肺损伤无改善。通气受限是BPD患儿童年时期最常见的并发症。2岁时有明显气流阻塞的患儿在儿童期仍会有相应的表现。50%的BPD患儿在儿童期，主要是2～3岁时反复住院，尤其是有呼吸道合胞病毒感染时。

(2) BPD患儿发生脑性瘫痪(脑瘫)和认知、运动功能延迟的危险发生较高，可能与使用GC有关。

六、BPD的辅助检查

(一)影像学检查

1. X线检查

Northway等根据BPD的病理过程将经典BPD的胸部X线表现分为4期：Ⅰ期(1～3天)，两肺野模糊呈磨玻璃样改变，与呼吸窘迫综合征的X线表现相同；Ⅱ期(4～10天)，两肺完全不透明白肺；Ⅲ期(11～30天)，进入慢性期，两肺野密度不均匀，可见线条状或斑片状阴影间伴有充气的透亮小囊腔；Ⅳ期(1个月后)，两肺野透亮区扩大呈囊泡状，两肺结构紊乱，有散在的条状或片状影，以及充气过度和肺不张。1994年，Weinstein等则将BPD的肺部X线表现分为6级：

(1) Ⅰ级，不清楚、不明确的混浊影，肺野模糊。

(2) Ⅱ级，明确的线网状混浊影，主要分布于中内带。

(3) Ⅲ级，粗大的线网状混浊影延伸至外带，与内带融合。

(4) Ⅳ级，除Ⅲ级表现外，还有非常小但明确的囊状透亮影。

(5) Ⅴ级，囊状透亮影大于Ⅳ级，不透亮区与囊状透亮区近似相等。

(6) Ⅵ级，囊状透亮区大于不透亮区，肺呈囊泡状改变。

新型BPD的胸部X线表现早期常无改变或仅见磨玻璃状改变，表现不典型。有时仅表现为肺野模糊，肺纹理增多、增粗、紊乱，反映了肺体积弥漫性减小或液体增多；有时表现为肺节段性或肺叶性不张，或者呈炎性浸润的斑片状阴影。尽管BPD的胸部X线表现没有特征性，也不再作为疾病严重程度的评估依据，但可初步评估新型BPD的肺功能。

2. 胸部CT

对于临床怀疑而X线片无明显改变的患儿，应行胸部CT以期早期确诊。CT与X线片相比，更易发现肺结构的异常，主要征象为肺野呈毛玻璃状密度影及实变影(部分可见充气支气管征)、过度充气及囊状透亮影、条索状致密影、线性和胸膜下三角形密度增高影。

病变多发生在双下肺，常呈对称性。有学者提出 CT 上的多发囊泡影是诊断 BPD 的重要依据。

3. 肺部 B 超

近年来，超声诊断肺疾病已成为一种重要的检查和治疗效果监测手段而被临床医师所认可。超声可以减少放射线的应用，在个别先进 NICU 或重症医学领域，已建议用肺超声替代胸部 X 线或 CT 检查而作为肺疾病的一线诊断手段。早产儿早期肺部超声对于 BPD 的诊断具有一定的预测价值。

（二）其他

液性肺活检、敏感的血清学指标等都是近年来研究 BPD 预测及早期诊断的热点。

1. 支气管肺泡灌洗液 (BALF)

实验室检测被称为安全有效的液性肺活检，对 BALF 从细胞学、蛋白、酶类到细胞因子、分子遗传学、微生物学等方面进行检测，对 BPD 患儿的早期诊断具有重要作用。

2. 其他

生后 3 天血清中 IL-8 和 1L-10 水平升高或趋化因子蛋白水平降低及生后 14 ～ 21 天的 IL-6 水平升高增加 BPD 发病风险 (按矫正胎龄 36 周定义)。血小板活化因子 (PAF)、TNF-α、可溶性晚期糖基化终末产物受体 (sRAGE) 等在急性肺损伤时血清中异常表达，有可能成为 BPD 早期敏感的生化指标，为 BPD 的防治提供帮助。

七、BPD 的防治

BPD 的防治包括：预防早产，防治机械通气肺损伤、防治氧化应激和炎性导致的肺损伤，以及合理营养和液体摄入等 5 个方面。

（一）预防早产

早产是 BPD 发生的最危险因素，且胎龄越小，发病率越高。

1. 黄体酮

目前已用于有早产史的高危产妇预防。一项关于黄体酮预防早产的多中心随机对照研究和 Meta 分析结果表明，治疗组产妇在 37 周前分娩的发生率明显降低，出生体重≥ 2.5kg 婴儿的发生率明显降低；新生儿颅内出血的发病率明显降低。然而，尽管黄体酮使早产的风险降低了 50%，却对新生儿预后无明显影响，临床上推广应用还缺乏循证医学证据支持。

2. 抗生素治疗

应给予早产、胎膜早破的孕妇抗生素治疗，以降低早产的风险。早产的发生与宫内感染有关，且胎龄越小，宫内感染发生率越高。胎龄＜ 28 周的早产儿宫内感染和炎症发生率高达 90% 以上。

3. 产前应用糖皮质激素

2013 年欧洲共识建议：应给予所有孕 23 ～ 34 周、有早产危险的孕妇单疗程产前糖皮质激素治疗；当第1疗程糖皮质激素治疗已超过2～3周，而胎龄小于33周且又1次产程启动开始，应进行第2个疗程的产前糖皮质激素治疗；足月前需剖宫产的孕妇应给予糖皮质激素治疗。产前1～7天应用糖皮质激素可降低发生呼吸窘迫的风险，然而，目前尚无确切的证据提示其能降低BPD的发生率，甚至有研究显示多疗程糖皮质激素可显著增加BPD发生率。

（二）合理的呼吸管理策略

1. 肺保护策略

机械通气的目的是促进有效的气体交换，减少呼吸做功，减轻肺损伤对于有RDS风险的早产儿，出生后即刻就应使用CPAP，以减少机械通气。RDS患儿应尽早采用INSURE策略，以降低机械通气的应用和BPD发生率。使用机械通气过程中，可采用允许性高碳酸血症策略及目标潮气量通气模式等以减少肺损伤，尽可能缩短机械通气持续时间，可减少BPD发生。

2. 合理用氧

适宜的氧疗可以维持全身代谢及生长发育需要，有助于纠正低氧血症。氧饱和度过高或过低对于机体都是不利的。高氧与早产儿ROP及BPD关系密切，而氧饱和度过低可以增加患儿的病死率。氧疗的最佳目标是维持组织适当供氧，但不产生氧中毒和氧应激。合理用氧对于预防和治疗BPD均起重要作用。目前将SPO_2 90%～95%作为早产儿出生后推荐用氧监测指标。

3. 枸橼酸咖啡

该药可防治早产儿呼吸暂停，能明显缩短机械通气时间，减少BPD发生率，减少脑瘫和认知功能障碍发生率，可作为出生体重在1250g的RDS早产儿常规治疗的一部分。首次负荷量为20mg/(kg·d)，以后5mg/(kg·d)维持，可酌情持续使用至临床纠正胎龄34周。但需注意其可能存在的潜在不良反应，如增加氧耗使体质量增长缓慢、抑制腺苷受体，从而减弱神经保护作用。

4. 吸入性支气管扩张剂

β-肾上腺素受体激动剂可降低气道阻力，改善通气，心动过速是其主要的不良反应。首选沙丁胺醇，仅雾化吸入而不应口服给药。可用沙丁胺醇计量吸入器或0.5%沙丁胺醇溶液(5mg/ml)，0.02～0.04ml/kg，雾化吸入，逐渐加量直至总量0.1ml，每6～8小时1次。

5. 吸入性NO

吸入一氧化氮(iNO)不仅可以治疗新生儿持续肺动脉高压，还可以改善早期的肺功能，改善肺的发育和细胞外基质的沉积，从而减少低氧性呼吸衰竭早产儿BPD的发生，降低病死率。目前的证据不支持在＜34周早产儿中，早期常规、抢救或晚期复苏中应用NO。NO的吸入疗法目前仍是新生儿BPD防治中的热点，对其合适剂量、给药时间、疗程等仍有待论证。

6. PS 治疗

自从 20 世纪 90 年代初外源性 PS 应用以来，早产儿尤其是超低出生体重儿的存活率显著提高，BPD 严重性和病死率已显著降低。但各种不同方案的 PS 替代疗法 Meta 分析结果表明，PS 并不能降低 BPD 的发生率。

（三）抗炎治疗

1. 糖皮质激素

由于炎性损伤是 BPD 发生的关键环节，肾上腺糖皮质激素可抑制炎症反应、减轻支气管痉挛及肺水肿和肺纤维化，促进肺抗氧化酶及 PS 的生成，迅速改善肺功能，有助于撤离呼吸机，减少 BPD 发生率，因此已广泛用于预防和治疗 BPD。由于糖皮质激素增加病死率，抑制头围生长、神经系统发育以及肺组织成熟，尤其早期（生后 96 小时内）或早中期（生后 7 ～ 14 天）应用或大剂量应用时，可引起婴儿神经系统发育迟缓和脑瘫，还可引起高血糖、高血压、感染、消化道溃疡、生长抑制和心肌肥大等，所以，临床上对糖皮质激素的使用还存在争议。对于极低出生体重儿生后使用地塞米松应采取谨慎态度，不应常规作为预防或治疗 BPD 药物。而依据循证医学证据表明，新生儿期使用激素治疗 BPD，随访至 5 ～ 8 岁，其对中枢神经的损伤在远期是可逆的。欧洲和北美都已分别制定了 BPD 时糖皮质激素的应用指南。

2. 吸入型糖皮质激素

吸入型糖皮质激素具有局部抗炎作用，而全身性反应甚微，因此可考虑应用。常用药物有布地奈德、倍氯米松等。吸入 1 ～ 4 周，可显著改善拔管成功率，对于正准备拔管的婴儿，吸入糖皮质激素有减少机械通气时间和 36 周时氧需要的趋势，然而，目前尚无证据证实雾化吸入糖皮质激素在预防或治疗 BPD 中的疗效。故仍需进一步随机对照研究其是否有预防 BPD 的作用及不同给药途径、剂量、治疗方案的疗效，利 / 弊比及远期影响等，尤其是对神经发育的影响。美国儿科学会的建议：不主张将糖皮质激素全身给药作为 VLBWI 预防或治疗 BPD 的常规方案。临床医师对患儿只能作个体化的处理：是否有成功拔管的较大可能性？是否一定需要全身糖皮质激素的使用？是否可予吸入糖皮质激素？临床对 DEX 的使用应是限制在呼吸机依赖的婴儿，若不使用全身糖皮质激素就不可能存活者，并应限制在可能最低的剂量和最短的疗程上。

（四）抗感染治疗

由于病程中继发细菌、病毒或真菌感染是诱发病情加重而危及生命的常见原因，因此，NICU 应加强消毒隔离制度，避免医源性感染；密切观察有无合并感染，必要时行血、痰培养，机械通气患儿可行支气管肺泡灌洗液培养，以确定病原体，选择有效的抗生素治疗。临床上已有使用阿奇霉素防治早产儿 BPD 的研究报道，由于各自报道的研究设计不一致，观察指标不同，研究质量高低不等，其研究结论有待进一步评估，目前还缺乏循证医学的证据。

（五）抗氧化应激

氧自由基在 BPD 发病中起关键作用。而早产儿内源性抗氧化酶系统缺陷，出生后较足月儿更常暴露在多种氧化应激中。因此，临床上已开展试用抗氧化剂预防 BPD，如人重组抗氧化酶－超氧化物歧化酶、维生素 A、维生素 E；自由基清除剂，如 N－乙酰半胱氨酸、别嘌醇、黄嘌呤氧化酶的抑制剂等。

（六）合理营养和液体摄入

预防关键是在最小的液体容积里浓缩尽量高的热量及蛋白质，以提供足够的营养支持和热量供给。

1. 营养支持

提供充足的热卡和蛋白质，以利于增加机体抗感染、氧中毒能力以及维持正常肺组织生长、成熟和修复。总热卡 140 ～ 160kCal/(kg·d)；进食不足者加用静脉营养。长链多不饱和脂肪酸可减轻肺炎性损伤；谷氨酰胺是肺细胞能量的主要来源，均应补充。BPD 患儿常合并贫血，可输血和应用重组人类红细胞生成素，以维持血红蛋白水平正常。

2. 限制液体

尽管生后第 1 周限制液体并未减少 BPD 发生率，但 BPD 患儿液体平衡异常，对液体耐受性差，即使摄入正常量的液体也可导致肺间质和肺泡水肿，肺功能恶化，因此，应严格控制液体量和钠摄入。小早产儿常有轻度低钠血症且可耐受，不需处理，当血清钠在 125mmol/L 时，除限制液体摄入外，可适当补充钠盐。出现下列情况可短期使用利尿剂：

(1) 生后 1 周出现呼吸机依赖、有早期 BPD 表现。

(2) 病程中因输入液量过多致病情突然恶化。

(3) 治疗无改善。

(4) 需增加热量、加大输液量时。首选呋塞米，可迅速控制肺水肿、改善肺顺应性、减低气道阻力、改善肺功能。每周用药 2 ～ 3 天，直至能够停药。用药过程中须注意该药的不良反应，如电解质紊乱、骨质疏松、肾钙化等，不主张长期应用。也可双氢克尿噻和安体舒通联合应用，以减少药物不良反应。极低出生体质量而限制液体的标准还不清楚。因此，尚没有明确的规定将限制液体作为预防 BPD 的措施之一。BPD 患儿能量需要是健康新生儿的 1.25 倍，其正常发育依赖充足的热量摄取，蛋白质、脂肪、碳水化合物间比例适宜以及微量金属元素如钙、磷、铁等，以促进组织生长和修复。

（七）治疗进展

1. 干细胞治疗

设想可能是用多功能干细胞代替受损伤的细胞，以重新产生肺组织。动物研究已证实。

2. 抗氧化剂

补充人重组抗氧化酶可能是预防 BPD 发生的有前景的治疗方法。在针对早产儿的初步研究中发现，气管内预防性使用单剂量或重复使用人重组 CuZn 超氧化物歧化酶 (rhSOD) 有可能减轻炎症变化，以及氧中毒和机械通气诱导的严重肺损伤，且无不良反应。

3. 氦氧混合物

研究发现氦氧混合物与氮氧混合物比较，其可以减少早产儿呼吸做功、改善气体交换以及减少长期机械通气患儿对呼吸机辅助通气的依赖，但是可能会导致低氧血症的发生。氦氧混合物是否有利于早产儿撤机和预防 BPD 的发生以及其应用的安全性有待于进一步研究证实。

尽管 BPD 防治已取得较大进展，但上述各种治疗的长期疗效及安全性问题仍需循证医学进一步佐证。预防 BPD 的发生远比治疗更重要，应针对 BPD 发病的每个环节预防肺损伤的发生、发展；进一步加强 BPD 的基础研究以及药物治疗途径的研究，将取得的成果最大可能应用于临床，必将有望进一步改善 BPD 预后。

第八节　新生儿肺出血

新生儿肺出血又称出血性肺水肿，是指病理检查在气道恶化肺间质出现红细胞。间质出血主要发生于出生 24h 以上的婴儿，主要见于出生体重小于 1500g 发生 PDA 的早产儿。可表现为点状肺出血、局灶性肺出血及弥漫性肺出血三种病理类型。

一、病因

(一) 缺氧性肺出血

1. 低体温 / 寒冷损伤 (硬肿症)

此为导致肺出血的最常见病因。

2. 各种围生期缺氧

常见疾病有吸入性肺炎、青紫型复杂心脏畸形、呼吸窘迫综合征，少见疾病有缺氧性颅内出血、破伤风喉痉挛致严重窒息、重度新生儿窒息。

3. 孕妇患妊娠期高血压疾病

常引起胎儿缺血缺氧、宫内窘迫，并形成恶性循环，最终引起胎儿 / 早期新生儿肺出血。

(二) 感染性肺出血

常见感染有感染性肺炎、败血症、坏死性小肠结肠炎、腹膜炎，少见感染有化脓性脑膜炎、中毒型细菌性痢疾、坏死性咽峡炎等。

二、临床表现

（一）肺出血前

临床表现随不同的原发病而异，一般多有全身症状：低体温、皮肤苍白、发绀、活动力低下甚至呈休克表现；常伴有呼吸障碍：呼吸增快、呼吸暂停、呼吸困难、吸气性凹陷或呻吟。

（二）肺出血时

临床表现可突然加重，肺部听诊呼吸音降低或有粗大湿啰音。且病理检查发现仅26.78%(211/788) 于鼻腔、口腔流出或喷出血性液，或于气管插管后流出或吸出血性液。三种不同病理类型的肺出血，临床表现无差异，但在数天内仅反复小量肺出血者，多为点状或小局灶性肺出血，大量肺出血者，80.5% 于肺出血 12h 内死亡。

三、辅助检查

（一）X 线检查

典型肺出血胸部 X 线表现为：

(1) 广泛分布的斑片状影，大小不一，密度均匀，有时可有支气管充气征。

(2) 可见肺血管瘀血影：两肺门血管影增多，两肺或呈较粗网状影或伴斑片影。

(3) 大量出血时或呈“白肺”征。

(4) 可见到原发性肺部病变。

（二）实验室检查

主要反映心肺失代偿情况。

(1) 血气分析可见 PaO_2 下降，$PaCO_2$ 升高；酸中毒多为代谢性，少数为呼吸性或混合性。

(2) 外周血红细胞减少。

四、诊断

当突发心肺动能失代偿、呼吸道出现血性液体时临床诊断肺出血。新生儿肺出血，一向以病理诊断为标准，即肉眼见肺出血总面积占全部肺面积的两叶以上，镜下能见到大片肺出血者，亦称为弥漫性肺出血。为避免误诊及减少漏诊，临床诊断标准应“以气道内有血性液流出而食管内无血性液者为诊断依据”，胸片和实验室检查可协助诊断。

五、治疗

病因不明，故多支持性治疗。治疗上必须针对四个环节：①抗失血性低血容量性休克；②抗内窒息引起的血气交换障碍；③抗导致肺出血的有害因素；④ PVEC 的修复。

目前肺出血的治疗手段除抗休克外，主要仍是抗内窒息所引起的血气交换障碍。

（一）常规治疗

(1) 注意保暖，保持呼吸道畅通，输氧，限制输液量为 60ml/(kg·d)，滴速为 3 ～ 4ml/(kg·h)。

(2) 碳酸氢钠应用：早期应用碳酸氢钠静脉注射，使血 pH ＞ 7.25，既可纠正严重酸中毒，亦可降低肺动脉高压。

（二）补充血容量

对肺出血致贫血的患儿可输新鲜血，每次 10ml/kg，维持血细胞比容在 45% 以上。

（三）抗失血性低血容量性休克

弥漫性肺出血常致失血性低血容量性休克，可做抗休克治疗。对部分败血症休克伴轻度肺出血患儿，做双倍量交换输血或有一定疗效，既治疗原发病，亦控制了肺出血。对弥漫性肺出血，无论是输血或换血，均无多大效果。

（四）抗内窒息治疗

1. 常规机械通气 (CMV)

呼吸机参数可选择 FiO_2(吸氧浓度)0.4 ～ 0.6，PEEP(呼气末正压)6 ～ 8cmH_2O，RR(呼吸次数)35 ～ 45/min，PIP(最大吸气峰压)25 ～ 3.0cmH_2O，I/E(吸呼比)1∶1 ～ 1∶1.5，FL(气体流量)8 ～ 12U/min，早期每 30 ～ 60min 测血气 1 次，以做调整呼吸机参数的依据，在肺出血发生前，如发现肺顺应性差，平均气道压 (MAP) 高达 15cmH_2O，应注意肺出血可能，在肺出血治疗期间，当 PIP ＜ 20cmH_2O，MAP ＜ 7cmH_2O，仍能维持正常血气时，常表示肺顺应性趋于正常，肺出血基本停止。若 PIP ＞ 40cmH_2O 时仍有发绀，说明肺出血严重，患儿常常死亡。呼吸机撤机时间，必须依据肺出血情况及原发病对呼吸的影响综合考虑。

2. 高频振荡通气 (HFOV)

HFV 使用指征：在 CMV 治疗后，PEEP 仍＞ 8cmH_2O，a/APO_2 ＜ 0.2，和有呼吸性酸中毒 ($PaCO_2$ ＞ 60mmHg，pH ＜ 7.25)。若原 FiO_2 ＜ 0.4，HFOV 的 MAP 应比停用 CMV 前高 2.0cmH_2O，若原 FiO_2 ＞ 0.4. 则 MAP 直接调为 14CmH_2O。在上述 MAP 基础上临时加 4cmH_2O，构成叹息压，然后连续给予 3 ～ 4 次、每次＜ 1s 的叹息呼吸后，若 PaO_2 升高，则原 FiO_2 ＜ 0.4 者，MAP 在原有基础上再增加 2cmH_2O(即共增加 4cmH_2O)，并维持到病情稳定。若原 FiO_2 ＞ 0.4 者，MAP 再加 2cmH_2O，即达 16cmH_2O，当氧合改善后，可再行叹息试验，若有效，MAP 可再升至 18cmH_2O(通常不大于 18cmH_2O) 并维持此水平。

3. 外源性肺表面活性物质 (exPS)

国外认为 exPS 可降低肺泡表面张力，防止肺泡萎陷，改善通气 / 血流比例；增加组织氧供，减少酸中毒；补充 PS 不足及清除 0FR，抑制局部炎症介质而治疗肺出血。对肺出血儿采用 CMV 或 HFOV 的同时气管内滴入 exPS：Survanta 4ml/kg 每 6h1 次，最大剂量为 4 次，均取得良效。

第五章　循环系统疾病

第一节　新生儿高血压

一、新生儿高血压的定义

对于新生儿高血压，目前尚缺乏统一标准，比较经典的是美国儿科学会 1987 年提出的观点，即新生儿期 3 个不同时期测试的血压，高于同年龄、同性别收缩压 / 舒张压的第 95 百分位者称为高血压；收缩压 / 舒张压低于第 90 百分位者为正常血压；介于第 90 ～ 95 百分位间为临界高血压。

目前，国内外大多接受把新生儿收缩压 / 舒张压＞ 90/60mmHg(足月儿)，或＞ 80/50mmHg(早产儿) 或平均动脉压高于 70mmHg 定义为高血压界限。测量患儿血压应在其安静状态下进行，连续 3 次的读数都升高，才能确定为高血压，袖带长度为上臂长度的 2/3。

二、新生儿高血压的病因

(一) 原发性高血压的发病因素

1. 遗传因素

原发性高血压常有明显的家族史，有资料表明，有高血压家族史者发生高血压是无家族史的 6.57 倍。

2. 肥胖

肥胖是儿童高血压的主要影响因素，国内资料表明，肥胖儿连续 2 年高血压检出率是非肥胖儿的 5 倍。

3. 母亲妊娠期各种相关因素

母亲有妊娠期高血压疾病组新生儿高血压较多，这可能与妊娠时母子均有胰岛素抵抗有关。胰岛素与血管张力有关，在正常生理情况下，胰岛素可通过细胞膜系统，从多方面调节血管平滑肌细胞内的钙离子，减缓钙离子内流，使血管扩张。但低血糖及高胰岛素血症和胰岛素抵抗时，胰岛素无血管扩张作用，并有反常血管收缩反应，因而母子产生小动脉痉挛，导致血压增高。母亲妊娠期吸烟，后代血压偏高；胎儿生长受限可引起永久性血管结构改变，血管壁弹性丧失，引起高血压。

4. 膳食和喂养

循证医学研究证实，母乳喂养时间越长，儿童和成年后血压正常者越多，如婴儿早期限制盐的摄入，15 年后高血压发病率则明显降低。

(二) 继发性高血压的发病因素

1. 肾性高血压

分为肾实质性和肾血管性。

先天性肾实质异常是新生儿高血压的主要发病原因，主要见于先天性肾脏发育异常和肾肿瘤，如肾囊肿、肾母细胞瘤、神经母细胞瘤等，可能因肿瘤压迫肾血管或输尿管导致尿路梗死，也可能为肾组织或肿瘤产生儿茶酚胺等血管活性物质。此外，梅毒合并肾病也可导致高血压。

肾血管性高血压也是引起新生儿高血压的主要病因，脐动脉插管造成主动脉和肾动脉血栓形成是 NICU 中高血压发生的主要原因，其发生与置管持续和置管位置无关，可能与操作时脐动脉血管内皮细胞导致血栓形成有关。常见于先天性肾动脉狭窄、大动脉炎、脐静脉插管伴随血栓形成。

2. 心血管性

如动脉导管未闭、先天性主动脉狭窄、主动脉关闭不全。

3. 内分泌性

包括嗜铬细胞瘤、库欣综合征、原发性醛固酮增多症、甲状腺功能亢进、先天性肾上腺皮质增生等。

4. 神经性

如脑外伤、脑肿瘤、颅内出血、脑水肿、脑积水、缺氧缺血性脑病、手术后疼痛均可引起短暂性高压两种。

5. 肺性高血压

支气管肺发育不良的新生儿有 43% 发生高血压。但多在婴儿期之后发现，高血压是短暂的，严重者需要治疗。由于缺氧和二氧化碳潴留，刺激化学感受器导致儿茶酚胺释放，全身血管阻力增加，最终发展成高血压。

6. 药物相关性高血压

与新生儿有关的药物如下。

(1) 重组人红细胞生成素：是早产儿贫血时有效治疗药物，它能明显增加外周阻力，抑制内皮舒张因子的扩血管作用，提高血液黏度，增加血管对去甲肾上腺素和血管紧张素的升压反应和下调 α2- 肾上腺素能受体有关，可诱发或加重高血压。

(2) ACTH 和糖皮质激素：可增加心排血量而使血压增高，也可使外周血管平滑肌对血儿茶酚胺的反应增强，使外周阻力增高，停用后血压即可恢复正常。

(3) 芬太尼和东莨菪碱：大剂量静注可致高血压危象的发生。氨茶碱和纳洛酮有升压作用。前列腺素 E2 静脉注射，可致严重动脉痉挛引起高血压。多肾上腺素能药物大剂量使用例如长期使用苯福林滴眼也可使血压增高。

7. 其他因素

如新生儿换血后，快速输液等可引起短暂性高血压。母亲孕期吸海洛因可影响胎儿肾发育，从而引起新生儿高血压。有报道，在进行体外膜肺的婴儿中，约50%出现高血压，其机制有待进一步研究。

三、新生儿高血压的临床表现

新生儿高血压多在常规监测时发现血压升高。轻者常无症状或伴有发一些非特异性表现，如呕吐、喂养困难、皮肤发绀、皮肤斑纹、原因不明的呼吸急促、呼吸暂停、心率增快、窒息、嗜睡、易激惹、惊厥、生长迟缓等表现。严重者可发生心力衰竭、心源性休克、颅内出血、肾衰竭而直接威胁患儿的生命。

四、新生儿高血压的诊断

(一)病史

应着重注意围产期是否有相关的危险因素、监护过程中有无异常表现、是否接受过特殊的诊疗操作(如脐血管插管)、是否用过影响血压的药物。

(二)体格检查

体格检查应包括生长发育、四肢血压测量、心肺及腹部的常规检查及周围血管的搏动等检查。

(三)辅助检查

1. 尿常规及肾功能检查

以明确是否为肾实质性疾病。

2. 胸部X线检查

确定心脏畸形及支气管肺发育不良。

3. 心脏、肾脏及血管的超声检查

心脏、肾脏及血管的超声检查是一种非侵袭性的方法，广泛应用于新生儿高血压的检查。有助于主动脉狭窄、多囊肾、肾肿瘤、肾发育不全的诊断。血管超声检查有助于肾静脉血栓形成、主动脉血栓、肾动脉血栓的诊断。

4. 血管造影

明确是否存在动脉狭窄及大动脉炎。因为它是一种侵袭性的操作，可造成新生儿的放射暴露，较少应用于新生儿。

5. 放射性膀胱、尿道造影

放射性膀胱、尿道造影是超声检查的重要补充。能鉴别泌尿系统疾病的解剖和功能的异常，在新生儿尚未广泛应用。

6. 放射性核肾成像

可提供肾血流和肾功能的信息，几乎能替代肾血管造影。

7. 头颅 CT 及磁共振成像

可明确颅内出血、缺氧缺血性脑病或脑水肿等。

8. 血浆肾素活性及皮质醇、醛固酮和甲状腺素水平检测

血浆肾素活性可用于肾实质和肾血管病变的筛查，过低表示盐皮质激素作用过多，过高表示肾和肾血管受累。如果肾动脉狭窄，血流量及肾内血压下降，刺激球旁细胞产生大量肾素，在血管紧张素转换酶的作用下，产生血管紧张素Ⅱ，刺激醛固酮分泌，导致水钠潴留，使血压增高。

（四）病因鉴别

(1) 血尿、水肿，提示肾实质性疾病。

(2) 上腹部正中或略靠左侧肋弓下闻及血管杂音提示血管疾病，如肾动脉狭窄。

(3) 上肢血压高于下肢 20mmHg(2.67kPa)，足背动脉搏动异常提示主动脉狭窄。

(4) 有缺氧窒息史常提示颅内出血、颅内高压或缺氧缺血性脑病。

(5) 血压严重持续增高，提示嗜铬细胞瘤及肾动脉狭窄。

(6) 血压轻度增高，脉压增大见于动脉导管未闭、主动脉关闭不全和甲状腺功能亢进。

(7) 脐动脉插管史应考虑肾动脉血栓形成。

(8) 腹部发现肿块常提示多囊肾、肾盂积水或其他肿瘤，如肾母细胞瘤、神经母细胞瘤等。

五、新生儿高血压的治疗

目前的观点是：对于收缩压持续介于第 95 和 99 百分位之间而没有器官受累的无症状新生儿高血压，先不急于治疗，观察其是否能自行缓解。若持续高于第 99 百分位或出现器官受累，则应当治疗。当收缩压＞ 130mmHg 应当立即进行治疗。继发性高血压的病因治疗是根治高血压的关键，肾动脉狭窄及肿瘤等可进行手术治疗。

（一）给药途径

根据新生儿高血压的严重性和总体情况决定。急性起病的危重患儿应该持续静脉滴注给药，以控制血压降低的幅度和速度，在前 8 小时中患儿的血压降低不宜超过 25% 以防止脑缺血。对轻症患儿尽量给药口服。

（二）药物治疗方法

1. 利尿剂

通过促进排尿、降低血流量而起降压作用，适用于低肾素型高血容量的轻、中度高血压。在严重的高血压与其他降压药合用能增加其他药物的降压作用。使用过程中注意水、电解质平衡。如双氢克尿噻 1 ～ 4mg/(kg·d)，呋塞米 1mg/(kg·d)，安体舒通 1.5 ～ 3mg/(kg·d)。

2. 血管扩张剂

作用机制为直接扩张小动脉平滑肌，降低外周阻力。

(1) 硝普钠：是强有力的血管扩张剂，用于高血压危象。输液泵控制下持续静脉注入，

应避光以免降解。其起效快：半衰期短，应检测血压后调整滴度。0.5μg/(kg·min)，最大剂量为 8μg/(kg·min)。

(2) 肼苯哒嗪：常与利尿剂和 β 阻滞剂合用治疗中重度高血压。口服量 0.25 ～ 1mg/(kg· 次)，最大量 7mg/(kg·d)。分 3 ～ 4 次 /d；静推 0.15 ～ 0.6mg/(kg· 次)；持续静脉滴注 0.75 ～ 5.0μg/(kg·min)。

3. β 受体阻滞剂

适用于高搏出量高肾素性高血压，与利尿剂和血管扩张剂合用可增强疗效，起效迅速，疗效高，可用于轻、中、重度高血压。

(1) 普萘洛尔：是新生儿高血压最为广泛使用的非选择性 β 受体阻滞剂，但有慢性肺病者慎用。口服量 0.25 ～ 1mg/(kg· 次)，3 次 M，最大量 16mg/(kg·d) 或 60mg/d，静脉缓推，0.01 ～ 0.1mg/(kg· 次)。

(2) 拉贝洛尔：作用为普萘洛尔的 8 倍，可用于紧急降压口服 1mg/(kg· 次)，2 ～ 3 次 /d，静推 0.2 ～ 1mg/(kg· 次)，持续静脉滴注 0.25 ～ 3mg/(kg·h)。

4. 血管紧张素转换酶抑制剂

适用于肾性高血压，对正常肾素性及低肾素性高血压均有效，因可增加肾血流量，也适用于肾衰竭。降压作用迅速，可用于高血压急症治疗。与利尿剂合用效果更好，已成为常用的一线降压药。最常用的是卡托普利，推荐剂量为 0.1 ～ 0.3mg/(kg·d)，于 24 ～ 48 小时后根据病情，可增加到 4mg/(kg·d)。停药时逐渐减量，避免骤停。

5. 钙通道阻滞剂

通过阻滞钙离子进入细胞内，使血管平滑肌松弛，达到扩张血管、降压的目的，但应用于新生儿期报道较少。

第二节 新生儿心力衰竭

新生儿心力衰竭 (简称心衰)，是指在某些病因作用下，心排血量不能满足全身组织代谢所需的一系列病理状态。有足够回心血量，由于心脏前、后负荷增加或心肌本身病变所引起的搏血功能不全或虽搏血功能正常但因回血量过多而不能将其完全搏出，以致氧气和能量不能满足组织需要，造成神经、激素过度激活，心脏、血管、心肌细胞、基因、分子、旁分泌、自分泌异常所致血流动力学改变引起的综合征。是新生儿期常见急症，如不及时治疗，可危及生命。

一、新生儿心血管生理学

(一) 生后循环

出生使胎儿循环经历突然的巨大变化，在新生儿时期和紧接着的几周有多个生理功能需发生过渡，准确地说，是当脐带和胎盘与母体分离后，由胎儿循环转变为新生儿循环，血管阻力剧烈地上升，同时肺血管阻力降低，这种变化在过渡时期均可发生，动脉导管的血流由胎儿时期的右向左分流转为左向右分流，在生后 12 小时内发生功能性的关闭，部分新生儿可能会延迟一些，建立肺循环，流经动脉导管的血氧含量急剧上升和前列腺素 E 分泌减少，使动脉导管功能上的关闭。当存在导管壁发育不良、低氧、前列腺素分泌异常等可能导致其延迟关闭或不关闭，引起左心室负荷加重，严重的发生心力衰竭。出生时的卵圆孔也是功能性的关闭，当肺动脉和右室压力升高时发生右向左分流时，它可以再开放。

（二）新生儿的心肌

新生儿心肌结构未发育成熟。心肌肌节数量少，肌细胞较细，收缩力弱，心肌细胞内非收缩成分所占比例较高。

（三）心室收缩和舒张

心率过快、过慢都可以影响心室的充盈，影响心排血量，如严重心律失常：阵发性室上性及室性心动过速，二度以上的房室传导阻滞。心室收缩、舒张运动协调性失调也可影响心脏功能。

（四）交感神经活性

心肌交感神经未发育成熟，交感神经纤维少，儿茶酚胺水平低，肾上腺素在心肌内存储少，影响心肌收缩功能，因此，心肌收缩而周围小动脉收缩不明显，容易发生低血压。

二、新生儿心力衰竭的病因

（一）肺血流过多

出生时因窒息、呼吸道疾病、早产肺表面活性物质减少等引起肺气体交换障碍、缺氧，使动脉导管延迟关闭，血液左向右分流，肺血量增多，导致心衰。

（二）压力负荷过大

前负荷增加多见于左向右分流型先天性心脏病，如房间隔缺损、室间隔缺损、动脉导管未闭等，输血、输液过多过快等，后负荷增加可见于主动脉狭窄、肺动脉狭窄、肺动脉高压等。

（三）瓣膜闭锁不全

如二尖瓣反流、三尖瓣反流等。

（四）缺血的心肌病

缺血缺氧及感染导致的心肌损害，使心肌收缩力减弱，如：新生儿窒息引起的缺氧缺血性心肌损害、心内膜下心肌坏死，感染导致的心肌炎、败血症、肺炎等。

三、新生儿心力衰竭的临床表现

新生儿左右心衰不易截然分开，往往表现为全心衰。

（一）心功能减退表现

1. 心脏扩大

主要靠胸部 X 线、超声心动图诊断。

2. 心率改变

安静时心率持续＞ 160 次 / 分，晚期心率＜ 100 次 / 分。

3. 奔马律

心功能受损。

4. 食欲减退

喂养困难，哺乳及活动后出汗较多。

（二）肺循环瘀血表现

1. 呼吸急促

大于 60 次 / 分，青紫，呼吸困难，呻吟，鼻翼翕动，三凹征。

2. 肺部啰音

肺部闻及干、湿啰音，说明有肺泡腔渗出和肺间质水肿。

（三）体循环瘀血表现

1. 肝大

肝脏右肋下＞ 3cm 或短期内进行性增大，以腋前线明显。

2. 水肿

可短期内体重骤增，有时可见眼睑、手、足水肿。

3. 尿少

肾滤过率下降引起尿少。

4. 头皮静脉扩张

新生儿颈静脉怒张不明显，但在竖抱时可见头皮静脉扩张。

（四）附加检查

1. 胸部 X 线

胸部 X 线提示，心胸比例＞ 0.6，提示心脏扩大。

2. 超声心动图

可以无创评估全身静脉回流情况。

3. 中心静脉压监测

需建立深静脉置管，可以了解心脏前负荷情况。

4. 持续外周动脉血压监测

有创监测，了解体循环情况及心室的收缩和舒张情况。

四、新生儿心力衰竭的诊断标准

（一）病史

有可能引起心衰的病因存在。

（二）临床症状

(1) 心动过速：安静时心率持续＞160 次 / 分，可出现奔马律。

(2) 呼吸急促：＞60 次 / 分，青紫，呼吸困难，肺部闻及干、湿啰音，肺水肿。

(3) 肝脏肋下：＞3cm 或短期内进行性增大，或用洋地黄后缩小。

(4) 血压一般正常，当心搏量显著下降时，血压可下降，面色发绀，皮肤发花。

(5) 心脏扩大：胸部 X 线提示，心胸比例＞0.6，或超声心动图提示心脏扩大或心肌收缩减弱。

(6) 晚期心衰者可表现为心动过缓、呼吸减慢、呼吸暂停等。

五、新生儿心力衰竭的治疗

（一）一般治疗

1. 护理

抬高体位，呈头高脚低位，床头抬高 15° ～ 30°，严密监测各项生命体征，包括呼吸、心率、血压、血氧饱和度。保持静脉通畅，建议深静脉置管，一般选择颈内静脉，监测中心静脉压，进行外周动脉置管，持续动脉血压监测。

2. 供氧

必要时呼吸机支持。但对于依赖动脉导管未闭生存的先天性心脏病患儿应注意，血氧的增高可促使动脉导管关闭，同时予以前列腺素 E 保持其开放。

3. 纠正代谢紊乱及酸碱代谢紊乱

如低血糖、电解质紊乱及酸碱平衡紊乱等。监测患儿电解质及时治疗，监测血糖及血气分析情况。

4. 限制液体

一般较正常需要量减少 1/4 ～ 1/3。

5. 镇静

烦躁可增加新陈代谢和耗氧量，使心衰加重，应用镇静剂使患儿安静十分必要。新生儿常用药物有苯巴比妥、地西泮、咪达唑仑等。

（二）药物治疗

1. 利尿剂

利尿剂可减轻肺水肿，降低血容量，回心血量及心室充盈压，达到减低前负荷作用。常用药物有呋塞米，静脉注射后 1 小时发生作用，持续作用 6 小时，剂量为每次 1mg/kg，8 ～ 12 小时 1 次，静脉注射，心衰明显，尿量持续少，可应用呋塞米持续静脉注射，0.5 ～ 2mg/h 维持利尿治疗，注意监测尿量情况及电解质情况，及时调整剂量。或者应用双氢克尿塞，剂量 2 ～ 3mg/(kg·d)，口服，每天 2 ～ 3 次，但其利尿同时失钾较多，需长期应用利尿剂的患儿，可选择与保钾利尿剂合用，一般联用螺内酯，剂量为 1 ～ 3mg/(kg·d)，口服，每天 2 ～ 3 次。但利尿剂 (除螺内酯外) 并不直接作用于心衰的发生与发展机制，只减轻因血容量过多和心衰引起的瘀血症状，因此，利尿剂需要与其他心衰药物同时使用。

2. 洋地黄制剂

洋地黄制剂作用于心肌收缩蛋白，增加心肌收缩力及心排血量。推荐应用地高辛，作用可靠，吸收排泄迅速，口服 1 小时后浓度达最高峰，半衰期 32.5 小时，使用较安全，新生儿多选用地高辛酯剂 (50μg/ml) 口服，用量准确，用法：首剂予以化量的 1/3 ～ 1/2，4 ～ 8 小时后余量分 2 ～ 3 次，间隔 4 ～ 8 小时给予，24 小时化完，末次给药后 8 ～ 12 小时开始给维持量，剂量为化量的 1/8，每 12 小时一次。也可静脉应用，不宜肌注，注射部位可坏死。

地高辛是国外唯一使用的洋地黄类强心剂。地高辛有效血药浓度为 0.8 ～ 2ng/ml，新生儿超过 4ng/ml 则可出现毒性反应，因此需监测其血药浓度，以免发生中毒。新生儿洋地黄中毒症状不典型，主要表现为嗜睡、拒奶、心律失常，如心率＜ 100 次 / 分，应立即停药，监测心电图，积极治疗各种心律失常。

3. 血管紧张素转换酶抑制剂

减少血管紧张素Ⅱ，调节血管收缩，增强神经系统活动，减少醛固酮释放，从而减少水钠潴留，减少心肌纤维化，减少含氮氧化物的释放，使血管舒缓激肽水平增高。

(1) 卡托普利：抑制血管紧张素转化酶，新生儿口服剂量 0.1 ～ 0.4mg/(kg·d)，每天 3 次，可能引起低血压、心动过缓、高血钾症、中性粒细胞降低、蛋白尿等，对肾动脉狭窄，左室流出道梗阻禁忌，注意监测患儿血压情况。

(2) 依那普利：抑制血管紧张素转化酶，新生儿口服剂量 0.1mg/(kg·d)，可逐渐加量，最大剂量 0.5mg/(kg·d)，每天 1 ～ 2 次，可能引起低血压、心动过缓、高血钾症、中性粒细胞降低、蛋白尿等，对肾动脉狭窄，左室流出道梗阻禁忌，注意监测患儿血压情况。

4. 血管紧张素受体拮抗剂

血管紧张素受体拮抗剂是一类特异性阻断血管紧张素Ⅲ型受体的药物，同时不影响其他血管紧张素受体的作用。其作用同 ACEI。有报道用于儿童的制剂有氯沙坦及伊贝沙坦。

5. 醛固酮拮抗剂

可以减少在发生心力衰竭时肾素 – 血管紧张素 – 醛固酮 (ARR) 系统激活，有利的效果包括：减少钠滞留，减少水滞留，减少心肌纤维化，减少抑制氧化氮的释放，减慢心率，提高氧平衡的供给和需求以及抗心律失常药的影响。

6. β- 受体阻滞剂

有拮抗在心力衰竭中激活的交感神经系统，有利的效果包括：减慢心率，提高氧的供给需要，减少心肌死亡和纤维化。卡维地洛具有非选择性扩血管作用，用于心力衰竭的治疗。目前，新生儿用药不明确，28 天～ 23 个月建议剂量为 3mg/(kg·d)。

7. 抗心律失常药

室性心律失常是心力衰竭死亡率的主要原因之一。普萘洛尔 (心得安)、普罗帕酮 (心律平) 等。

8. 正性肌力药

(1) 磷酸二酯酶抑制剂：

①米力农：抑制磷酸二酯酶Ⅲ，静脉负荷量 25 ～ 50μg/kg(＞ 10 分钟)，维持量：0.25 ～ 1μg/(kg·min) 持续静脉注射，可能引起心律失常、低血压等，对严重肺动脉或主动脉梗阻性疾病禁用。

②氨力农：药理作用同米力农，静脉负荷量 75 ～ 100μg/kg(＞ 5 分钟)，必要时隔 20 分钟后可重复 2 次，总量不超过 3mg/kg，维持量：3 ～ 10μg/(kg·min) 持续静脉注射，可能引起心律失常、低血压、血小板减少等，对低血压、心脏瓣膜狭窄疾病谨慎使用。

(2) 儿茶酚胺类药物：为肾上腺能受体兴奋剂，使心肌收缩力加强，心排量增加。

①多巴胺：激动多巴胺受体 (扩张肾血管)、β1 受体 (增强心肌收缩) 及 α1 受体 (收缩周围血管)，持续静脉注射，2 ～ 5μg/(kg·min)(激动多巴胺受体)，5 ～ 15μg/(kg·min)(激动 β 受体)，15 ～ 20μg/(kg·min)(激动 α 受体)。

②多巴酚丁胺：激动 β1 受体 (增强心肌收缩) 及 β2 受体 (轻度周围血管扩张)，持续静脉注射，2 ～ 20μg/(kg·min)，可引起心动过速、高血压等。

③肾上腺素：激动 β1 受体 (增强心肌收缩) 及 α1 受体 (收缩周围血管)，持续静脉注射 0.05 ～ 1μg/(kg·min)。用于低血压、心动过缓、低心排。

④异丙肾上腺素：激动 β1 受体 (增强心肌收缩) 及 β2 受体 (周围血管扩张)，持续静脉注射 0.05 ～ 2μg/(kg·min)。

⑤去甲肾上腺素：激动 β1 及 α1 受体 (增强心肌收缩，增快心率，收缩血管) 持续静脉注射 0.01 ～ 2μg/(kg·min)，用于低血压及休克。

9. 其他治疗

(1) 利钠肽：心房利钠肽也有强力排尿、利钠及扩血管作用，剂量：0.1μg/(kg·min)，静脉滴注，持续 1 小时。

(2) 钙增敏剂：在不提高心肌细胞内钙水平的基础上，不增加心肌耗氧量而能增强钙对肌钙蛋白 C 的收缩作用。

(3) 内皮素受体拮抗剂：如：波生坦可以降低肺动脉高压，剂量：2 ～ 4mg/(kg·d)，每天 2 次，对儿童的安全性不明确。

(4) 体外膜肺：适用于心衰末期、药物不能控制的心衰及有因肺部疾病显著缺氧者。

第三节 早产儿动脉导管未闭的诊断和治疗

动脉导管未闭 (PDA) 是新生儿最常见的心血管异常，也是早产儿常见并发症之一，可诱发和促进充血性心力衰竭、肺水肿及肺出血、慢性肺部疾病、颅内出血和坏死性小肠结肠炎等多种并发症，增加死亡率。胎龄和体重越小，发病率越高。

一、早产儿 PDA 发病机制

目前，早产儿 PDA 的发病机制仍然未完全阐明。早产儿 PDA 的发生是由多种因素参与的复杂病理过程。PDA 的发病机制涉及复杂的分子机制及组织细胞，许多理论还只停留在动物实验层面。

(一) 早产儿发生 PDA 的组织形态学基础

动脉导管 (DA) 发育在组织形态学上分 4 期：Ⅰ期及Ⅱ期见于早产儿 DA，特点是导管内膜弹力纤维薄弱、仅由极薄的内皮细胞组成；Ⅲ期见于足月儿 DA，内膜发育完整；Ⅳ期即为解剖学上的 DA，其特点是血管内膜溶解，纤维组织增生，充满管腔。

早产儿因 DA 管壁发育不成熟，故出生后多未能及时关闭，从而造成 DA 开放。而极低出生体质量早产儿的发育更差，更容易发生 PDA0 故早产儿 DA 管壁平滑肌发育不成熟，管径大、管壁薄，缺乏肌肉组织，且无内膜下垫，收缩时管腔不易关闭，这是早产儿发生 PDA 的组织解剖学基础。

(二) 出生后氧诱导与 PDA

氧诱导的 DA 平滑肌细胞 (SMC) 收缩是 DA 功能性关闭中最主要的过程，其中膜离子通道学说近年来研究较多且被用来解释氧诱导与 PDA。主要机制为生后血氧增高初期，DA 细胞内活性氧 (ROS) 生成增加，ROS 抑制 SMC 膜上的电压门控钾通道 (Kv)，使膜去极化，Kv 关闭，钙通道开放，引发细胞外钙内流；同时 ROS 还作用于肌浆网，使肌浆网中的钙释放到胞质中，从而引起 DA 的 SMC 收缩。早产儿 DA 的 SMC 上对氧敏感的 Kv 的表达和功能不足，导致膜上 L 型钙通道开放少，继发的钙内流减少，从而影响 DA 平滑肌的收缩。临床上常见的早产儿呼吸窘迫综合征，常伴有低氧血症，而低氧血症不利于启动氧诱导 DA 收缩机制，使 DA 不易关闭。

(三) 管活性物质与 PDA

1. 前列腺素

在维持胎儿 DA 开放的众多血管活性物质中，前列腺素 E2(PGE2) 是目前研究最多也是最重要的。出生后 PGE2 的水平降低是 DA 闭合的触发因素。母亲产前使用硫酸镁是极低出生体质量儿发生 PDA 的高危因素。这是因为硫酸镁是一种钙通道阻滞剂，它可以影响血管平滑肌和内皮细胞的钙离子水平，还可以间接增加前列腺素的合成及释放，进而延缓早产儿DA闭合。宫内感染可使早产儿体内环氧化酶生成增加，导致前列腺素合成增多，从而使DA容易保持开放；对环氧化酶抑制剂的治疗反应也大大减弱。母亲产前应用地塞米松可促进新生儿生后DA关闭。其理论基础可能在于糖皮质激素能够影响前列腺素的合成，同时可以增加未成熟DA对氧的敏感性，诱发DA闭合。

2. 内源性一氧化氮(NO)

DA内皮细胞可以合成NO。NO通过激活鸟苷酸环化酶(cGMP)使其在SMC胞质内水平增加，从而介导DA舒张。体外实验表明NO扩张DA的作用只有PGE2的1/4。早产儿DA中NO合成较多，而且早产儿DA对NO反应较足月儿敏感。

有研究发现，环氧化酶、磷酸二酯酶(PDE)及内皮素与早产儿PDA的发生也密切相关。

(四)血小板与PDA

研究表明血小板减少是PDA封堵术后少见的并发症之一，考虑为血小板高速通过封堵器边缘的残余分流时发生机械性破坏所致。而关于血小板的数量及功能是否影响DA的关闭，则研究得相对较少；国外已经有学者提出了血小板诱导或驱使DA关闭的新观点。低血小板计数可能会增加早产儿发生PDA的风险。

(五)DA重塑与PDA

胎儿出生后，DA出现功能性关闭后即发生DA重塑，从而导致DA解剖学上的永久性关闭。DA重塑必须以DA内膜缺氧缺血为基础。DA的SMC功能性收缩后导致内膜缺氧缺血，触发细胞凋亡，诱导生长因子如血管内皮生长因子及转化生长因子生成，刺激内膜增生，完成DA重塑及解剖关闭。而未成熟的DA，滋养血管仅在外膜，DA的营养主要由管腔里的血液提供，对滋养血管的依赖较小；另外，因为血管壁薄，管腔相对较大，所以管壁无血管区相对较窄；再者DA平滑肌细胞及内膜垫发育不良，致使出生后氧诱导平滑肌收缩无力，管腔里的血流并未完全阻断，故管壁内膜不能形成足够的“缺氧缺血地带”，不易发生DA重塑，导致解剖关闭失败。

(六)遗传因素与PDA

研究发现，早产儿发生PDA具有高度家族性，且与环境因素及遗传因素相关。

二、早产儿PDA的临床表现和诊断

PDA早产儿在早期无症状，随着新生儿肺部顺应性好转，肺动脉压力下降，导管水平左向右分流加大，出现一系列症状。

(一)临床症状

脉压加大(＞25～35mmHg)、心前区搏动增强、水冲脉；胸骨左缘第二肋间粗糙的收缩期杂音(连续性的杂音较少出现)；心动过速(HR＞160～170次/分钟)；呼吸增快、吸氧浓度或呼吸机参数增加，生后 3 ～ 4 天肺部疾病好转后再次加重；已经应用机械通气的患儿再次出现呼吸暂停，不能用感染或其他原因解释的代谢性酸中毒，均提示导管开放。

(二) 心脏彩超检查

导管水平分流可以作为判断 PDA 存在和严重程度的标准。导管越大，左房和主动脉比值越大，提示左向右分流越严重。PDA 最常见单纯收缩期左向右分流，如果同时出现舒张期分流，提示分流量大；出现右向左分流提示肺动脉高压，也是反映严重程度的标准。

(三) 血清肌钙蛋白 (cTnT) 和 B 型尿钠肽 (BNP)

研究发现，定量 cTnT 结果与心脏彩超 PDA 分流严重程度相关，并随着动脉导管的关闭而下降，通过联检 cTnT 和 N 端蛋白 BNP(NT-proBNP)，发现具有很好的应用价值。目前认为，cTnT 和 BNP 可作为判断 PDA 分流程度和治疗效果的指标。

(四) 症状性 PDA

Cooke 等将症状性 PDA 定义为确诊 PDA 患儿出现临床上和放射学改变证据的心力衰竭。

Malviya 等定义症状性 PDA 的标准是：出现临床征象 (心脏杂音、水冲脉、心动过速、心前区搏动增强、脉压增大、呼吸情况恶化) 之一加上以下全部的超声学标准：

(1) 证实左向右分流。

(2) 左房与主动脉根部比值＞ 1.3。

(3) 导管直径。

(4) 心室舒张期主肺动脉混杂血流伴有导管下主动脉向后血流和导管上主动脉向前血流 (可被认为是双向双期的分流存在)。

Tschuppert 等分析 PDA 治疗疗效和导管直径大小之间的关系，设定了一个界值为导管直径的平方和出生体重的比值，在界值在 $9mm^2/kg$ 的患儿中，87.5% 在应用吲哚美辛后导管关闭；界值＞ $9mm^2/kg$ 的患儿中，41.5% 吲哚美辛治疗失败，并由此认定，该界值可以作为手术治疗的参考。

三、PDA 的治疗

目前，早产儿 PDA 治疗主要是针对症状性 PDA 的预防及其治疗。治疗方法包括对症治疗、药物治疗、手术结扎和导管封堵等。对症治疗包括限液、密切的临床观察以及机械通气等支持治疗。药物治疗可选择的药物包括吲哚美辛、布洛芬等。手术结扎动脉导管常作为药物治疗失败后的最终选择。目前较为一致的观点是，在对症治疗的基础上对有症状的早产儿进行药物治疗或手术治疗，大多数新生儿重症监护室中，药物治疗 PDA 是首选。

(一) 吲哚美辛的应用

吲哚美辛是非选择性环氧化酶 (COX) 抑制剂，同时抑制 COX-1 和 COX-2 的活性，肾脏和胃肠道的不良反应也较大。静脉制剂是首选的剂型。国内吲哚美辛通常为肠溶片。常用剂量为每剂 0.2mg/kg，间隔 12 ～ 24 小时，连用 3 剂。近期研究发现，吲哚美辛其有效血药浓度安全范围较窄，且具有一系列不良反应，如加重新生儿黄疸、出血倾向、血糖降低、暂时或永久性肾功能不全、新生儿坏死性小肠结肠炎、胃肠道出血及脑细胞氧化作用降低等，使其临床应用受到一定的限制。

（二）布洛芬的应用

布洛芬也是非选择性 COX 抑制剂，对 COX-2 的抑制作用较明显。布洛芬可显著降低血浆前列腺素水平，且此种用法能使新生儿血浆前列腺素水平持续降低 72 小时，这对动脉导管关闭来说意义重大。推荐使用剂量：第 1 剂 10mg/kg，第 2、3 剂 5mg/kg，间隔 24 小时。口服布洛芬的胃肠道不良反应少，而且与静脉制剂有效性和安全性相当。但布洛芬可能继发肺动脉高压，对远期预后的影响有待进一步研究。

（三）手术治疗

PDA 需要在药物治疗失败或药物禁忌时尽快进行手术结扎。但药物治疗失败后何时进行手术结扎仍未明确。有研究显示，如果通过延长药物治疗来避免外科手术，会增加发病率、延长呼吸机使用时间及住院时间，甚至会增加 BPD、ROP 和 IVH 的危险，此研究推荐布洛芬治疗 2 个疗程失败后，若中心血管灌注评分系统 (CVD) 评分仍＞ 3 分，应立即进行手术结扎，以改善患儿的临床结局。一般认为手术治疗的适应证包括有药物治疗禁忌情况和第 2 疗程治疗失败的症状性 PDA。早期结扎（＜ 14 天）可以改善患儿喂养耐受，减少静脉营养应用时间及机械通气。手术结扎动脉导管有血压波动、感染、乳糜胸、喉神经麻痹、声带麻痹甚至死亡的危险。因此，手术治疗是症状性 PDA 药物治疗失败的最后选择。

四、早产儿 PDA 的诊疗共识

(1) 早产儿 PDA 在新生儿期常无法自闭，并在肺部疾病好转后出现症状。

(2) 小胎龄、产前未应用类固醇激素、呼吸窘迫综合征、宫内发育迟缓和双胎或多胎会增加 PDA 的发生率。

(3) 有 PDA 高风险的早产儿需要密切注意动脉导管开放的症状。

(4) 心脏彩超可以先于临床症状发现导管水平的分流，对有高危因素的早产儿要在出生 72 小时后尽早检查。

(5) 判断 PDA 是否存在显著的左向右分流，应从临床症状、胸部 X 线片、心脏彩超等检查结果综合评价，尽量用客观指标。

(6) 目前不推荐任何的预防性治疗。

(7) 最佳的药物治疗时间是生后 4 ～ 7 天。

(8) 对有肺部疾病的早产儿，尽早进行心脏彩超检查，发现 PDA 存在，应该及早治疗。

(9) 适当地限制液体入量，有助于 PDA 治疗和提高早产儿存活率。

(10) 吲哚美辛首选静脉制剂，治疗剂量和时间仍然有争议，治疗期间应监测尿量、肾功能、出血症状和血小板。

(11) 布洛芬对比吲哚美辛的有效性和安全性仍然需要进一步研究。

(12) 有药物治疗禁忌和第 2 疗程治疗失败的症状性 PDA 可考虑手术，是否手术和手术时机的选择应多方面考虑。

第四节 心律失常

一、概述

胎儿、新生儿心律失常并不少见，随着心脏电生理传导系统的逐渐发育，多数新生儿心律失常为自限性过程，也存在个体差异。

二、病因

（一）生理因素

生理因素最常见，由于胎儿、新生儿心脏传导系统发育不成熟所致，可引起窦性心律失常、过早搏动、阵发性室上性心动过速、心房扑动及心房颤动、不同程度的房室传导阻滞等心电图改变。

（二）病理因素

常伴有各种原发病，如：

(1) 围产期缺氧缺血。

(2) 各种感染。

(3) 电解质紊乱、酸碱平衡失调。

(4) 心脏器质性疾病。

(5) 先天代谢性疾病。

(6) 甲状腺功能异常。

(7) 围产期药物影响（如阿托品、肾上腺素、洋地黄、普罗帕酮等）。

(8) 新生儿狼疮样综合征。

三、诊断

胎儿心律失常主要依据胎儿超声心动图做出诊断；新生儿心律失常依据体表 12 导联心电图诊断，心电监护示波器所显示的心脏节律变化对诊断有帮助，但不能作为诊断的唯一依据，均需行超声心动图除外先天性心脏病。

新生儿常见心律失常主要有三大类型：①心动过速；②心动过缓；③节律异常。心电图分析时，需要考虑以下方面：①频率（正常、增快、减慢）；②节律（规则或不规则，阵发性或渐进性）；③ QRS 波形。

临床诊断新生儿心律失常时，应进行心脏电生理和血流动力学评估。如患儿末梢循环不良和低血压，应立即建立静脉输液途径，给予相应复苏急救处理。先救治休克，再明确病因，偶遇新生儿心室纤颤则需要即刻除颤治疗。因诊断与治疗各有不同，以下按照心动过速、心动过缓和节律异常三类分述。

（一）心动过速

1. QRS 波形正常的心动过速

(1) 阵发性室上性心动过速 (SVT) 为新生儿最常见的症状性心律失常，发生率约为 1/2500。新生儿可无症状，也可出现易激惹、烦躁、面色苍白、拒食、呕吐。心脏听诊心率增快，律齐，心音有力；如心动过速持续 24 小时可出现心力衰竭。

室上速心电图特点：心率增快，常为 240 ～ 260 次 / 分，最快可达 320 次 / 分；R–R 间期多均齐；具有突发突止特点；QRS 波形态和时间正常。

室上速应与窦速鉴别，如难以鉴别，应按室上速治疗。如伴室内差异性传导，还应与阵发性室性心动过速鉴别，可选用广谱抗心律失常药物或电击复律。

室上速治疗包括以下措施。

①潜水反射刺激迷走神经：病情稳定者可予冰袋或浸冰水 (0 ～ 4℃) 的湿毛巾敷面，每次 10 ～ 15 秒，间隔 3 ～ 5 分钟，不超过 3 次。不得用压迫眼球方法。

②药物治疗：a. 洋地黄类药物：如发作持续时间长伴心力衰竭者首选洋地黄，静脉用药可在 10 小时内中止发作。地高辛酏剂 (50μg/ml) 口服，给药方便、安全、剂量准确、吸收良好，为目前治疗 SVT 和房扑的第一线药物。应用洋地黄的不良反应包括各种室上性心律失常、胃肠道反应等，应监测心电图和血药浓度 (地高辛血药浓度＜ 3 ～ 4ng/ml)，在达化量后 6 小时检查血药浓度。不得用地高辛治疗预激综合征导致的阵发性室上速，因其具有潜在加速房室结旁路折返的作用。b. 其他药物：如发作持续时间较短，不伴心力衰竭，可选普罗帕酮；无效再用洋地黄。普萘洛尔（心得安）可用于治疗预激综合征导致的阵发性室上速，副作用有呼吸暂停和低血糖，需要心电监护和血糖监测 1 ～ 2 天。

③电学治疗：包括电击复律和电起搏。还可用经食管心房起搏超速抑制的方法终止室上速。

室上速终止发作转为窦性心律后，可应用洋地黄或普罗帕酮维持治疗 5 ～ 7 天再停药；如室上速反复发作，药物可维持 6 ～ 12 个月。腺苷具有强烈刺激迷走神经的作用，国内经验有限。

④围产期治疗：如产科体检发现胎儿心动过速，可经胎儿超声心动图确诊室上速，注意有无合并先天性心脏病或胎儿水肿，治疗需给孕母服用可通过胎盘屏障的抗心律失常药物如地高辛、氟卡尼丁等。如药物治疗无效伴胎儿水肿是结束分娩的指征，推荐剖宫产分娩，注意胎儿心率不是宫内窘迫的可靠指标。

(2) 心房扑动和颤动。新生儿心房扑动和颤动较少见，约占心律失常的 9% ～ 14%，临床表现除心脏听诊可有心律不齐外，大致同室上速。

新生儿房扑心电图表现为 P 波消失，代之以快速、规则、呈锯齿状扑动波 (即 F 波)，以Ⅱ、Ⅲ、AVF、V1 导联明显，频率为 360 ～ 480 次 / 分；心室率较心房率慢，房室传导阻滞常为 2:1 或 3:1 传导。

新生儿房颤心电图表现为 P 波消失，代之以纤细、零乱、快速而形态不同的颤动波 (即 f 波)，以 V1、V2 导联明显，频率为 400 ～ 750 次 / 分；心室律完全不规则，R-R 绝对不整，心室率取决于房室传导阻滞的程度。

房扑和房颤应及时抗心律失常治疗，终止发作，药物和电学治疗同室上速。

2. QRS 波形增宽的心动过速

(1) 室性心动过速：多伴有严重原发病和血流动力学障碍，临床表现为烦躁、大汗、面色苍白、发绀、呼吸急促、呼吸困难、血压下降、心音低钝、心源性休克、心力衰竭、阿斯综合征等。心电图表现为 QRS 波宽大畸形，时间＞ 0.08 秒，T 波与主波方向相反，心室率一般为 150 ～ 200 次 / 分；P 波与 QRS 波无关，心房率较心室率慢，可有室性融合波或心室夺获，是与室上速伴室内差异性传导鉴别的关键。

室速治疗包括及时纠正心律失常，终止发作，积极治疗原发病，改善心肌细胞代谢。血流动力学稳定者可给予利多卡因稀释后缓慢静脉注射，继之持续静脉滴注；行心电监护，注意窦缓、传导阻滞等副作用；还可用普罗帕酮静脉注射；如室速由地高辛中毒所致，可用苯妥英钠纠正；如药物治疗无效或有明显循环障碍者，可用同步直流电击复律，注意纠正酸中毒，可在电复律前给予高通气和碳酸氢钠治疗。

(2) 室性纤颤：常在危重儿临终前心电监护中出现，QRS 波与 T 波完全消失，取而代之一系列快速、不规则、大小不等、波形不同的颤动波，频率 150 ～ 500 次 / 分。

(二) 心动过缓

新生儿心率＜ 100 次 / 分为心动过缓，常见原因有窦性心动过缓、窦房结功能不良先天性房室传导阻滞、左房异构、QT 延长综合征伴 2:1 房室传导阻滞等。

房室传导阻滞 (AVB) 包括Ⅰ度、Ⅱ度 (不完全性房室传导阻滞) 及Ⅲ度房室传导阻滞 (完全性房室传导阻滞)。

1. Ⅰ度房室传导阻滞

新生儿 P-R 间期＞ 0.15 秒为Ⅰ度房室传导阻滞，一般无症状，心脏听诊可有第一心音低钝。无须特殊治疗。

2. Ⅱ度房室传导阻滞

一般无症状，心脏听诊可有第一心音低钝、心律不齐。心电图表现分为两型。

(1) 莫氏Ⅰ型：P-R 间期逐渐延长，直至 P 波后无 QRS 波，临床意义同Ⅰ度房室传导阻滞。

(2) 莫氏Ⅱ型：P-R 间期固定；P 波按规律出现，部分 P 波后无 QRS 波。Ⅱ度Ⅱ型有可能变为Ⅲ度房室传导阻滞，应提高警惕。室上速发作、地高辛中毒者常出现Ⅱ度房室传导阻滞，无须特殊治疗，主要针对原发病治疗。

3. Ⅲ度房室传导阻滞 (CHB)

窦房结激动均不能下传至心室为CHB，心房与心室各自独立起搏，彼此无关，心室率比心房率慢。CHB 常在宫内即发现胎儿心动过缓。无心脏结构异常的CHB 应警惕母体变态反应病如 SLE，母体存在 SSA 和 SSB 抗体者，2% ~ 3% 发生 CHB，预后不佳。

CHB 症状与原发病病情与心动过缓的程度有关，如心室率＞ -50 次 / 分，患儿可无症状；如心室率＜ 50 次 / 分，多有血流动力学障碍，临床表现为面色苍白、发绀、呼吸困难、血压下降、心音低钝、心源性休克、心力衰竭、阿斯综合征等。

心电图表现为 P-P 间隔与 R-R 间隔各有其固定规律，P 波与 QRS 波无关；心房率 70 ～ 200 次 / 分，多为窦性心律；心室率多为 40 ～ 80 次 / 分，为交界性或室性逸搏心律；QRS 波形态取决于房室传导系统阻滞部位，如阻滞部位在近端，QRS 波无增宽，如阻滞部位在远端，QRS 波畸形、增宽。

治疗：心室率＞ 80 次 / 分，无症状者不需治疗；有症状者应积极治疗原发病，改善心肌细胞代谢，用阿托品或异丙肾上腺素对症治疗；如心率＜ 50 次 / 分，有心力衰竭、阿斯综合征等表现者应安装心脏临时起搏器。

（三）节律异常

1. 房性期前收缩 (PAC)

一般无症状，心脏听诊可有心律不齐、漏跳等。心电图表现为提前出现的异位 P′ 波，形态与窦性不同，常埋在前一个心动周期的 T 波中；P′-R 间期＞ 0.10 秒；QRS 波形态可正常与窦性相同，或 QRS 波增宽变形 (房早伴室内差异性传导)，或无 QRS 波 (房早未下传)；代偿间歇多为不完全性。

2. 室性期前收缩 (PVC)

心电图表现为提前出现的 QRS 波，宽大畸形，时间＞ 0.08 秒，T 波多与主波方向相反；QRS 波前无 P 波；代偿间歇多为完全性。单发 PVC 并不少见，PVC 成对出现如二联律或三联律，一般无须干预。

四、治疗

（一）电复律治疗

1. 电击复律

利用短暂直流电击，使心脏所有起搏点同时除极，以消除异位起搏点并中断各折返途径，终止各种快速型心律失常，使窦房结重新控制心律。

(1) 适应证：主要用于血流动力学不稳定的患儿，如：

①室上速伴严重心力衰竭或药物治疗无效者。

②心电图无法分辨的快速异位心律，病情危重者。

③房扑或心房颤动伴心力衰竭，药物治疗无效者。

④室速。

⑤室颤。

(2) 禁忌证：洋地黄或电解质紊乱引起的快速型心律失常。

(3) 方法：一般采用体外同步直流电击术。具体步骤：

①做好复苏准备，检查机器同步性能。

②除颤器电极上涂以适量导电糊，便于导电及预防皮肤灼伤。将一个电极置于胸骨右缘第 2 肋间，另一个于左腋中线第 4 肋间。电极片直径约 4.5cm。

③应用最小而有效的能量进行复律，首次 1 ～ 2J/kg，如无效，可增至 4J/kg，最大量 6J/kg，一般婴儿用 20 ～ 40J。一次治疗重复电击不宜超过 2 ～ 3 次。

(4) 并发症及处理：电击复律可引起心律失常，转复后常出现窦缓或各种类型期前收缩，1 ～ 2 分钟自行消失；少数出现室速或室颤，多由机器同步装置失灵、用电量过大所致，调整机器和用电量后，可再次电击复律；偶发心脏停搏，多为原有窦房结功能障碍者，应采用电起搏治疗。电击复律后应密切观察 1 ～ 2 小时，并用抗心律失常药物维持治疗数月，以防复发。

2. 临时起搏器

对严重心动过缓新生儿，经脐静脉或股静脉植入临时起搏器较困难，需要使用荧光剂；2kg 以上婴儿可经皮下安置临时起搏器 (Zoll)，但易引起皮肤烫伤；窦房结功能不良可经食道安置起搏器，但对于 CHB 无效。

(二) 改善心肌细胞代谢的治疗

能量合剂 (葡萄糖、三磷腺苷、辅酶 Q10、维生素 C)、果糖二磷酸钠、磷酸肌酸钠等心肌营养药物可改善心肌细胞代谢，促进新生儿心脏传导系统发育成熟，可酌情应用。

第五节 新生儿先天性心脏病的手术前处理

一、概述

先天性心脏病以心脏、瓣膜、大血管各种发育畸形的不同命名为各种类型的先天性心脏病，病因不明，可能与宫内感染、环境因素、遗传、基因突变等有关，发病率为严重复杂心脏畸形，如不经治疗，30% 在生后 1 个月夭折，60% 在 1 岁以内死亡。1938 年美国波士顿儿童医院首次为一名生后 17 天新生儿进行动脉导管结扎，开启了新生儿心脏外科手术，越来越多以往在新生儿期死亡的心脏病得到救治。由于先天性心脏病畸形的复杂性，部分先天性心脏病患者在术前需药物维持生命，为赢得手术提供时间保障，使其在新生儿期完成姑息治疗或根治的手术治疗。

二、诊断

（一）孕期病史和家族史

孕期病史和家族史包括宫内感染、孕期疾病史和用药史、胎儿生长发育、产前心脏超声检查、家族有无先天性心脏病。

（二）临床症状

1. 发绀

为中央性发绀，吸氧不能缓解，可为全身持续性发绀，或上下肢差异性发绀。

2. 心脏杂音

杂音的出现取决于心脏结构畸形，瓣膜病变和房室瓣的反流出现杂音往往在生后不久即可出现，间隔缺损的杂音常在 1 周以后出现。

3. 充血性心力衰竭

主要由容量负荷或压力负荷增加所致。

4. 心律失常

房室传导阻滞或快速心律失常。

（三）心电图

心房肥大、心室肥大、心室传导紊乱及 ST—T 改变，对诊断先天性心脏病有一定的局限性。

（四）胸部 X 线检查

心影增大或异常心影、肺动脉段改变、肺血增多或减少。

（五）超声心动图

心脏结构、瓣膜、大血管畸形；血流动力学及心脏功能进行客观评价，是目前最重要的无创诊断方法。

（六）心导管及心血管造影

为有创检查，上述检查不能明确诊断时采用。

三、鉴别诊断

（一）肺部疾病

肺炎、肺透明膜病、先天性膈疝等，临床可表现呼吸窘迫、发绀需与鉴别，但上述疾病均有典型胸片改变，而心影大小正常，超声心动图无心脏结构畸形。

（二）新生儿持续肺动脉高压

由于肺或肺外原因引起围产期严重缺氧酸中毒，导致肺血管阻力在生后不能下降，肺循环压力大于体循环压力，在卵圆孔和动脉导管水平出现右向左分流，临床表现呼吸窘迫、严重发绀，需与发绀型先天性心脏病鉴别，可通过高氧高通气试验、导管前后分流试验、胸片、超声心动图检查明确诊断。

（三）重症脓毒症/脓毒性休克

患者表现为烦躁或抑制、呼吸窘迫、心率快、皮肤花斑低灌注需与体循环梗阻型先心病鉴别（主动脉瓣狭窄、主动脉缩窄、左心发育不良综合征）需注意测定上下肢血压、血氧饱和度是否差异及超声心动图检查。

四、先天性心脏病的围术期内科处理

（一）一般治疗

1. 保持体温稳定

置于暖箱或远红外开放式暖箱，方便观察病情和监护治疗。

2. 喂养

少量多次喂养，高热卡肠内营养制剂应用，经口喂养不能耐受者可考虑鼻胃管喂养，肠内喂养不能耐受喂养者可给予肠外营养支持。

3. 氧疗

鼻导管或面罩给氧；有明显低氧血症及高碳酸血症或严重心功能不全、心源性休克应考虑机械通气；对依赖动脉导管开放生存的先心病（肺瓣闭锁或肺动脉闭锁、完全性大血管转位、左心发育不良综合征、主动脉弓离断等）需谨慎用氧。

4. 纠正代谢、内环境失衡

纠正低血糖、低钙、酸中毒，维持钾离子平衡。

（二）前列腺素 E1 维持动脉导管开放

1. 适应证

(1) 依赖动脉导管供应肺循环的发绀型心脏病：室间隔完整的肺动脉闭锁、伴室间隔缺损的肺动脉闭锁、危重型肺动脉狭窄，三尖瓣闭锁、Ebstein 畸形。

(2) 依赖动脉导管灌注体循环的发绀型心脏病：主动脉弓离断、左心发育不良综合征、危重型主动脉瓣狭窄。

(3) 完全性大动脉转位、极重型法洛四联症、完全性肺静脉异位引流伴有房间隔交通极小者。

2. 用法

前列腺素 E1(PGE1) 初始剂量 0.05 ～ 0.1μg/(kg·min)，达到理想疗效，血氧饱和度大于 75% 以上，可将剂量逐渐降至 0.01μg/(kg·min)，直至手术。

3. 副作用

发热、面部泛红、血小板抑制、白细胞升高等，停药后恢复，严重并发症为呼吸暂停，如不及时处理可致死亡。用该药物时需给予监护，一旦发生呼吸暂停可先停用 PGE1，对症处理，必要时气管插管机械通气。

(三)心力衰竭治疗

1. 洋地黄制剂

先心病并发心力衰竭多为急性和严重，多采用洋地黄化法治疗，但易发生中毒，尤其早产儿。

2. β 肾上腺素能受体兴奋剂

作用迅速，持续时间短为特点，使心肌收缩力增强、心排量增加，对心率、周围血管和肾血流的作用因药物及剂量不同，根据先心病的血流动力学特点选择不同的药物(表 5-1)。

表 5-1　β 肾上腺素能受体兴奋剂的剂量用法

药物	剂量范围	用法
多巴胺	2 ～ 20μg/(kg·min)[最大量 30μg/(kg·min)]	静脉滴注
多巴酚丁胺	2 ～ 20μg/(kg·min)	静脉滴注
肾上腺素	0.1 ～ 1.0μg/(kg·min)	静脉滴注
异丙肾上腺素	0.05 ～ 1.0μg/(kg·min)	静脉滴注

3. 磷酸二酯酶抑制剂

增加心搏出作用，而不增加心肌耗氧，又有扩血管功能，使体循环和肺循环的血管扩张，减轻心脏后负荷。临床目前使用米力农，其剂量范围是：负荷量 0.75μg/kg 静脉输注 1 小时以上，随后给予 0.5 ～ 0.75μg/(kg·min)，早产儿胎龄＜ 30 周：负荷量 0.75μg/kg 输注 3 小时，随后给予 0.2μg(kg·min)。

4. 扩血管药物

降低心脏前、后负荷，用于正性肌力药物后心功能无明显改善的患儿，对前负荷不足、低血压伴有右心室流出道梗阻的先心病不能使用(表 5-2)。

5. 降低肺动脉压力药物

(1) 西地那非：磷酸二酯酶 V 抑制剂，用于降低肺动脉压，0.5 ～ 2mg/kg，q6 ～ 12h，口服。

(2) 波生坦：与内皮素受体竞争结合，降低肺血管阻力，1.5mg/(kg·d)qd 每日口服，4 周后剂量可加至 3mg/(kg·d)，每日口服。

表 5-2　扩血管药物的作用、剂量和用法

扩血管药物	作用	剂量范围	用法
酚妥拉明	α 受体阻滞剂降低心脏后负荷	2.5 ～ 15μg/(kg·min)	静脉滴注
硝苯地平	扩张小血管	0.3mg/(kg·d)	口服
依那普利	血管紧张素转换酶抑制剂，降低心脏后负荷	0.05 ～ 0.4mg/(kg·d)	q12 ～ 24h，口服
硝酸甘油	增加静脉血管容量，具有潜在扩张冠状动脉作用	0.5 ～ 5μg/(kg·min)	静脉滴注
卡托普利	血管紧张素转换酶抑制剂，降低心脏后负荷	0.1 ～ 0.5mg/kg	q8 ～ 12h，口服
硝普钠	直接扩血管作用，减轻心脏后负荷	0.25 ～ 5μg/(kg·min)，从小剂量开始，0.25 ～ 0.5μg/(kg·min)，每 20min 可增加剂量，新生儿须谨慎使用，持续时间不超过 48h	静脉滴注

6. 利尿剂

通过利尿作用，减轻心脏前负荷，呋塞米 1mg/kg 静脉注射，氢氯噻嗪 1 ～ 2mg/(kg·d) 口服，螺内酯 1 ～ 3mg/(kg·d) 口服。

（四）心导管介入治疗

1. 球囊房隔造口术

适用于依赖足够的房间隔交通以改善异常的血流动力学及低氧血症的先心病，如完全性肺静脉异位引流，三尖瓣闭锁。

2. 球囊瓣膜成形术

改善心功能，使其活到外科救治的年龄，适用于重度肺动脉瓣狭窄，重度主动脉瓣狭窄。

3. 球囊主动脉成形术

用于主动脉脉弓缩窄，但其复发率高，只能作为急诊姑息疗法，缓解心功能不全，以赢得手术时机。

第六章　泌尿系统疾病

小儿泌尿系统解剖及生理特点：

一、解剖特点

1. 肾

小儿年龄越小，肾脏相对越大，位置越低，下肢可低至髂嵴以下第 4 腰椎水平，2 岁以后才达到髂嵴以上。

2. 输尿管

婴儿肾盂和输尿管比较宽，管壁肌肉及弹力纤维发育不全，容易受压扭曲，导致尿潴留和泌尿系统感染。

3. 膀胱

婴儿膀胱位置比年长儿和成人高，尿液充盈时，易在腹部触及；随着年龄的增长，逐渐降入骨盆内。

4. 尿道

女婴尿道较短，新生儿尿道仅为 1cm，尿道外口暴露，且接近肛门，易被粪便污染，上行感染较男婴多。男婴尿道口较长，但常因包皮过长、包茎污垢积聚易引起上行感染。

二、生理特点

1. 肾功能

新生儿出生时肾单位数量已达成年人水平，但其生理功能尚不完善；新生儿及婴幼儿的肾小球滤过率、肾血流量、肾小管的重吸收能力及排泄功能均不成熟，表现为排尿次数增多；尿比重低，浓缩功能差。

2. 机体排泄的途径

机体排泄的途径有如下几种：①由呼吸器官排出，主要是二氧化碳和一定量的水，水以水蒸气形式随呼出气排出。②由皮肤排泄，主要是以汗的形式由汗腺分泌排出体外，其中除水外，还含有氯化钠和尿素等。③以尿的形式由肾脏排出。尿中所含的排泄物为水溶性并具有非挥发性的物质和异物，种类最多，量也很大，因而肾脏是排泄的主要器官。此外，肾脏是通过调节细胞外液量和渗透压，保留体液中的重要电解质，排出氢，维持酸碱平衡，从而保持内环境的相对稳定。因此，肾脏又是一个维持内环境稳定的重要器官；肾脏还可生成某些激素，如肾素、促红细胞生成素等，所以肾脏还具有内分泌功能。

每个肾脏是由 120 万个肾单位组成的，一共有 240 万个肾单位。尿的生成是在肾单位中完成的，肾单位由肾小体和肾小管组成，肾小体又包括肾小球，肾小囊。其中肾小球只能滤过除血细胞和大分子的蛋白质外，血浆中的一部分水，无机盐，葡萄糖和尿素等物质，这种在肾小囊中的液体我们称为原尿。人体每天形成的原尿大约有 150 升。再经过肾小管的重吸收和排泄分泌等过程而完成的，它是持续不断的，而排尿是间断的。将尿生成的持续性转变为间断性排尿，这是由膀胱的机能完成的。尿由肾脏生成后经输尿管流入膀胱，在膀胱中贮存，当贮积到一定量之后，才排出体外。正常小儿的尿液为淡黄色，但个体差异较大。尿量与液体的入量、气温、食物种类、活动量及精神因素有关。婴幼儿每昼夜尿量约 400 ～ 600mL，学龄前儿童为 600 ～ 800mL，学龄儿童为 800 ～ 1400mL。一昼夜学龄儿童尿量小于 400mL，学龄前儿童小于 300mL，婴幼儿小于 200mL 为少尿。一昼夜尿量小于 30 ～ 50mL 者，为无尿。

第一节　泌尿道感染

一、概述

泌尿道感染 (urinary tract infection，UTI) 是指病原体直接侵入尿路，在尿液中生长繁殖，并侵犯尿路黏膜或组织而引起损伤。按病原体侵袭的部位不同，分为肾盂肾炎 (pyelonephritis)、膀胱炎 (cystitis)、尿道炎 (urethritis)。肾盂肾炎又称上尿路感染，膀胱炎和尿道炎合称下尿路感染。由于小儿时期感染局限在尿路某一部位者较少，且临床上又难以准确定位，故常不加区别统称为 UTI。可根据有无临床症状，分为症状性泌尿道感染 (syrup-tomatic，UTl) 和无症状性菌尿 (asymptomaticbacteriuria)。

据我国 1982 年全国调查显示，尿路感染占本系统疾病的 8.5%；1987 年全国 21 省市儿童尿过筛检查统计，UTI 占儿童泌尿系疾病的 12.5%。无论成年人或儿童，女性 UTI 的发病率普遍高于男性，但新生儿或婴幼儿早期，男性发病率却高于女性。无症状性菌尿是儿童 UTI 的一个重要组成部分，见于各年龄、性别儿童，甚至 3 个月以下的小婴儿，但以学龄女孩更常见。

二、病因病理

(一) 病因

任何致病菌均可引起 UTI，但绝大多数为革兰阴性杆菌，如大肠杆菌、副大肠杆菌、变形杆菌、克雷白杆菌、绿脓杆菌，少数为肠球菌和葡萄球菌。大肠杆菌是 UTI 中最常见的致病菌，约占 60%～80%。初次患 UTI 的新生儿、所有年龄的女孩和 1 岁以下的男孩，主要的致病菌仍是大肠杆菌，而在 1 岁以上男孩主要致病菌多是变形杆菌。对于 10 ～ 16 岁的女孩，白色葡萄球菌亦常见；克雷白杆菌和肠球菌多见于新生儿 UTI。

(二)发病机制

细菌引起UTI的发病机制错综复杂，是宿主内在因素与细菌致病性相互作用的结果。

1. 感染途径

(1) 血源性感染：经血源途径侵袭尿路的致病菌主要是金黄色葡萄球菌。

(2) 上行感染：致病菌从尿道口上行并进入膀胱，引起膀胱炎，膀胱内的致病菌再经输尿管移行至肾脏，引起肾盂肾炎，这是UTI最主要的途径。引起上行感染的致病菌主要是大肠杆菌，其次是变形杆菌或其他肠杆菌。膀胱输尿管反流 (vesico ureteral reflux，VUR) 常是细菌上行感染的直接通道。

(3) 淋巴感染和直接蔓延：结肠内的细菌和盆腔感染可通过淋巴管感染肾脏，肾脏周围邻近器官和组织的感染也可直接蔓延。

2. 宿主内在因素

(1) 尿道周围菌种的改变及尿液性状的变化，为致病菌入侵和繁殖创造了条件。

(2) 细菌黏附于尿路上皮细胞(定植)是其在泌尿道增殖引起UTI的先决条件。

(3) UTI患者分泌型IgA的产生存在缺陷，使尿中分泌型IgA浓度减低，增加发生UTI的机会。

(4) 先天性或获得性尿路畸形，增加尿路感染的危险性。

(5) 新生儿和小婴儿抗感染能力差，易患UTI。尿布、尿道口常受细菌污染，且局部防卫能力差，易致上行感染。

(6) 糖尿病、高钙血症、高血压、慢性肾脏疾病、镰刀状细胞贫血及长期使用糖皮质激素或免疫抑制剂的患儿，其UTI的发病率可增高。

3. 细菌毒力

宿主无特殊易感染内在因素，如泌尿系结构异常者，微生物的毒力是决定细菌能否引起上行感染的主要因素。

(三)病理

急性病例尿路黏膜及肾间质受损，肾小球一般不受累。较重者可见散在的溃疡及小脓肿，慢性病例则可见不规则的瘢痕和萎缩，肾实质广泛破坏者，肾功能严重受损。

三、临床表现

1. 急性UTI的临床症状

随患儿年龄组的不同存在着较大差异。

(1) 新生儿：临床症状极不典型，多以全身症状为主，如发热或体温不升、苍白、吃奶差、呕吐、腹泻等。许多患儿有生长发育停滞，体重增长缓慢或不增，伴有黄疸者较多见。部分患儿可有嗜睡、烦躁甚至惊厥等神经系统症状。新生儿UTI常伴有败血症，但其局部排尿刺激症状多不明显，30%的患儿血和尿培养出的致病菌一致。

(2) 婴幼儿：临床症状也不典型，常以发热最突出。拒食、呕吐、腹泻等全身症状也较明显。局部排尿刺激症状可不明显，但细心观察可发现有排尿时哭闹不安，尿布有臭味和顽固性尿布疹等。

(3) 年长儿：以发热、寒战、腹痛等全身症状突出，常伴有腰痛和肾区叩击痛，肋脊角压痛等。同时尿路刺激症状明显，患儿可出现尿频、尿急、尿痛、尿液浑浊，偶见肉眼血尿。

2. 慢性 UTI

慢性 UTI 是指病程迁延或反复发作伴有贫血、消瘦、生长迟缓、高血压或肾功能不全者。

3. 症状性菌尿

在常规的尿过筛检查中，可以发现健康儿童存在着有意义的菌尿，但无任何尿路感染症状。这种现象可见于各年龄组，在儿童中以学龄女孩常见。无症状性菌尿患儿常同时伴有尿路畸形和既往症状尿路感染史。病原体多数是大肠杆菌。

四、实验室检查

1. 尿常规检查及尿细胞计数

①尿常规检查：如清洁中段尿离心沉渣中白细胞＞ 10 个 /HPF，即可怀疑为尿路感染。血尿也很常见。肾盂肾炎患者有中等蛋白尿、白细胞管型尿及晨尿的比重和渗透压减低。② 1 小时尿白细胞排泄率测定，白细胞数＞ 30×10^4/h 为阳性，可怀疑尿路感染；＜ 20×10^4/h 为阴性，可排除尿路感染。

2. 尿培养细菌学检查

尿细菌培养及菌落计数是诊断尿路感染的主要依据。通常认为中段尿培养菌落数 ≥ 10^5/mL 可确诊。10^4 ～ 10^5/mL 为可疑，＜ 10^4/mL 系污染。但结果分析应结合患儿性别、有无症状、细菌种类及繁殖力综合评价临床意义。由于粪链球菌一个链含有 32 个细菌，一般认为菌落数在 10^3 ～ 10^4/mL 间即可诊断。通过耻骨上膀胱穿刺获取的尿培养，只要发现有细菌生长，即有诊断意义。至于伴有严重尿路刺激症状的女孩，如果尿中有较多白细胞，中段尿细菌定量培养≥ 10^2/mL，且致病菌为大肠杆菌类或腐物寄生球菌等，也可诊断为UTI，临床高度怀疑UTI而尿普通细菌培养阴性的，应作L-型细菌和厌氧菌培养。

3. 尿液直接涂片法找细菌

油镜下如每个视野都能找到一个细菌，表明尿内细菌数＞ 10^5/mL。

4. 亚硝酸盐试纸条试验 (Griess 试验)

大肠杆菌、副大肠杆菌和克雷白杆菌呈阳性，产气、变形、绿脓和葡萄球菌为弱阳性，粪链球菌、结核菌阴性。如采用晨尿，可提高其阳性率。

5. 其他

如尿沉渣找闪光细胞 (龙胆紫沙黄染色)2 万个～ 4 万个 /h 可确诊。新生儿上尿路感染血培养可阳性。

五、影像学检查

影像学检查目的：①检查泌尿系有无先天性或获得性畸形；②了解以前由于漏诊或治疗不当所引起的慢性肾损害或疤痕进展情况；③辅助上尿路感染的诊断。常用的影像学检查有 B 型超声检查、静脉肾盂造影加断层摄片 (检查肾疤痕形成)、排泄性膀胱尿路造影 (检查 VUR)、动态、静态肾核素造影、CT 扫描。

六、诊断与鉴别诊断

年长儿 UTI 症状与成人相似，尿路刺激症状明显，常是就诊的主诉。如能结合实验室检查，可立即得以确诊。但对于婴幼儿特别是新生儿，由于排尿刺激症状不明显或缺如，而常以全身表现较为突出，易致漏诊。故对病因不明的发热患儿都应反复作尿液检查，争取在用抗生素治疗前进行尿培养，菌落计数和药敏试验；凡具有真性菌尿者，即清洁中段尿定量培养菌落数≥ 10^5/mL 或球菌≥ 10^3/mL，或耻骨上膀胱穿刺尿定性培养有细菌生长，即可确立诊断。

完整的 UTI 的诊断除评定泌尿系被细菌感染外，还应包括以下内容：①本次感染系初染、复发或再感；②确定致病菌的类型并做药敏试验；③有无尿路畸形如 VUR、尿路梗阻等，如有 VUR，还要进一步了解“反流”的严重程度和有无肾脏疤痕形成；④感染的定位诊断，即上尿路感染或下尿路感染。

UTI 需与肾小球肾炎、肾结核及急性尿道综合征鉴别。急性尿道综合征的临床表现为尿频、尿急、尿痛、排尿困难等尿路刺激症状，但清洁中段尿培养无细菌生长或为无意义性菌尿。

七、治疗

治疗目的是控制症状，根除病原体，去除诱发因素，预防再发。

1. 一般处理

(1) 急性期需卧床休息，鼓励患儿多饮水以增加尿量，女孩还应注意外阴部的清洁卫生。

(2) 鼓励患儿进食，供给足够的热卡、丰富的蛋白质和维生素，以增强机体的抵抗力。

(3) 对症治疗：对高热、头痛、腰痛的患儿应给予解热镇痛剂缓解症状。对尿路刺激症状明显者，可用阿托品、山莨菪碱等抗胆碱药物治疗或口服碳酸氢钠碱化尿液。以减轻尿路刺激症状。

2. 抗菌药物治疗

选用抗生素的原则①感染部位：对肾盂肾炎应选择血浓度高的药物，对膀胱炎应选择尿浓度高的药物。②感染途径：对上行感染，首选磺胺类药物治疗。如发热等全身症状明显或属血源性感染，多选用青霉素类、氨基糖苷类或头孢菌素类单独或联合治疗。③根据尿培养及药敏试验结果，同时结合临床疗效选用抗生素。④药物在肾组织、尿液、血液中都应有较高的浓度。⑤选用的药物抗菌能力强，抗菌谱广，最好能用强效杀菌剂，且不易使细菌产生耐药菌株。⑥对肾功能损害小的药物。

(1) 症状性 UTI 的治疗：对单纯性 UTI，在进行尿细菌培养后，初治首选复方磺胺异恶唑 (SMZCo)，按 SMZ 50mg/(kg·d)，TMP10mg/(kg·d) 计算，分 2 次口服，连用 7 ～ 10 天。待尿细菌培养结果出来后药敏试验结果选用抗菌药物。

对上尿路感染或有尿路畸形患儿，在进行尿细菌培养后，一般选用两种抗菌药物。新生儿和婴儿用氨苄西林 75 ～ 100mg/(kg·d) 静脉注射，加头孢噻肟钠 50 ～ 100mg/(kg·d) 静脉注射，连用 10 ～ 14 天；1 岁后小儿用氨苄西林 100 ～ 200mg/(kg·d) 分 3 次静脉滴注，或用头孢噻肟钠，也可用头孢曲松钠 50 ～ 75mg/(kg·d) 静脉缓慢滴注。疗程共 10 ～ 14 天。治疗开始后应连续 3 天送尿细菌培养，若 24 小时后尿培养阴转，表示所用药物有效，否则按尿培养药敏试验结果调整用药。停药 1 周后再作尿培养一次。

(2) 无症状菌尿的治疗：单纯无症状菌尿一般无须治疗。但若合并尿路梗阻、VUR 或存在其他尿路畸形，或既往感染使肾脏留有陈旧性疤痕者，则应积极选用上述抗菌药物治疗。疗程 7 ～ 14 天，继之给予小剂量抗菌药物预防，直至尿路畸形被矫治为止。

(3) 再发 UTI 的治疗：再发 UTI 有两种类型，即复发和再感染。复发是使原来感染的细菌未完全杀灭，在适宜的环境下细菌再度滋生繁殖。绝大多数患儿复发多在治疗后 1 月内发生。再感染是指上次感染已治愈，本次是由不同细菌或菌株再次引发 UTI。再感染多见于女孩。多在停药后 6 月内发生。

再发 UTI 的治疗在进行尿细菌培养后选用 2 种抗菌药物治疗，疗程 10 ～ 14 天为宜，然后予以小剂量药物维持，以防再发。

3. UTI 的局部治疗

常采用膀胱内药液灌注治疗，主要治疗顽固性慢性膀胱炎经全身给药治疗无效者。

第二节　急性肾小球肾炎

一、概述

急性肾小球肾炎 (acute glomulonephritis　AGN) 简称急性肾炎，是指一组病因不一，临床表现为急性起病，当有前驱感染，以血尿为主，伴不同程度蛋白尿，可有水肿、高血压，或肾功能不全等特点的肾小球疾患。可分为急性链球菌感染后肾小球肾炎 (acute poststeptococcal glomulonephritis APSGN) 和非链球菌感染后肾小球肾炎本节急性肾炎主要是指。1982 年全国 105 所医院的调查结果为急性肾炎患儿占同期泌尿系统疾病的 53.7%。本病多见于儿童和青少年，以 5 ～ 14 岁多见，小于 2 岁少见，男女之比为 2:1。本病多见于感染之后，尤其是溶血性链球菌感染之后，故称为急性链球菌感染后肾炎。发病后轻重悬殊，轻者除实验室检查异常外，临床无明显症状，重者可出现并发症（高血压脑病、急性循环充血及急性肾功能衰竭）。多数患儿于发病2～4周内消肿，肉眼血尿消失，血压正常，残余少量蛋白尿，镜下血尿多于3～6个月内消失。近年来，由于采取中西医结合的治疗措施，严重并发症明显减少，预后大多良好。

二、预防与调护

（一）病因

尽管本病有多种病因，但绝大多数的病例属β溶血性链球菌A组急性感染后引起的免疫复合性肾小球肾炎。溶血性链球菌感染后，肾炎的发生率一般在0%～20%。1982年全国105所医院儿科泌尿系统疾病住院患者调查，急性肾炎患儿抗“O”升高者占61.2%。我国各地区均以上呼吸道感染或扁桃体炎最常见，占51%，脓皮病或皮肤感染次之占25.8%。急性咽炎（主要为溶血性链球菌感染12型）后肾炎发生率约为10%～15%，脓皮病与猩红热后发生肾炎者约1%～2%。

除A组β溶血性链球菌外，其他细菌如绿色链球菌、肺炎球菌、金黄色葡萄球菌、伤寒杆菌、流感杆菌等，病毒如柯萨奇病毒、ECHO病毒9型、麻疹病毒、腮腺炎病毒、乙型肝炎病毒、巨细胞病毒、EB病毒、流感病毒等，还有疟原虫、肺炎支原体、白色念珠菌丝虫、钩虫、血吸虫、弓形虫、梅毒螺旋体、钩端螺旋体等也可导致急性肾炎。

（二）发病机制

目前认为急性肾炎主要与β溶血性链球菌A组中的致肾炎菌株感染有关，所有致肾炎菌株均有共同的致肾炎抗原性，包括菌壁上的M蛋白内链球菌素(endostretocin)和“肾炎菌株协同蛋白”(nephritisstrainassociatedprotein，NSAP)。主要发病机制为抗原抗体免疫复合物引起肾小球毛细血管炎症病变，包括循环免疫复合物和原位免疫复合物形成学说。此外，某些链球菌株可通过神经氨酸苷酶的作用或其产物如某些菌株产生的唾液酸酶，与机体的免疫球蛋白(IgG)结合，改变其免疫原性，产生自身抗体和免疫复合物而致病。另有人认为链球菌抗原与肾小球基膜糖蛋白间具有交叉抗原性，可使少数病例呈现抗肾抗体型肾炎。

（三）病理

在疾病早期，肾脏病变典型，呈毛细血管内增生性肾小球肾炎改变。光镜下肾小球表现为程度不等的弥漫性增生性炎症及渗出性病变。肾小球增大、肿胀，内皮细胞和系膜细胞增生，炎性细胞浸润。毛细血管腔狭窄甚或闭锁、塌陷。肾小球囊内可见红细胞、球囊上皮细胞增生。部分患者中可见到新月体。肾小管病变较轻，呈上皮细胞变性，间质水肿及炎症细胞浸润。电镜检查可见内皮细胞胞浆肿胀呈连拱状改变，使内皮孔消失。电子致密物在上皮细胞下沉积，呈散在的圆顶状驼峰样分布。基膜有局部裂隙或疫荧光检查在急性期可见弥漫一致性纤细或粗颗粒状的IsG、Q和备激素沉积，主要分布于肾小球毛细血管袢和系膜区，也可见到 IgM 和 IgA 沉积。系膜区或肾小球囊腔内可见纤维蛋白原和纤维蛋白沉积。

三、临床表现

急性肾炎临床表现轻重悬殊，轻者全无临床症状仅发现镜下血尿，重者可呈急进性过程，短期内出现肾功能不全。

（一）前驱感染

90％病例有链球菌的前驱感染，以呼吸道及皮肤感染为主。在前驱感染后经 1 ～ 3 周无症状的间歇期而急性起病。咽炎为诱因者病前 6 ～ 12 天（平均 10 天）多有发热、颈淋巴结大及咽部渗出。皮肤感染见于病前 14 ～ 28 天（平均 20 天）。

（二）典型表现

急性期常有全身不适、乏力、食欲不振、发热、头痛、头晕、咳嗽、气急、恶心、呕吐、腹痛及鼻出血等。

1. 水肿

70％的病例有水肿，一般仅累及眼睑及面部，重者 2 ～ 3 天遍及全身，呈非凹陷性。

2. 血尿

50％～ 70％患者有肉眼血尿，持续 1 ～ 2 周即转镜下血尿。

3. 蛋白尿

程度不等。有 20％可达肾病水平。蛋白尿患者病理上常呈严重系膜增生。

4. 高血压

30％～ 80％病例有血压增高。

5. 尿量减少

肉眼血尿严重者可伴有排尿困难。

（三）严重表现

少数患儿在疾病早期 (2 周之内）可出现下列严重症状：

1. 严重循环充血

常发生在起病一周内，由于水钠潴留，血浆容量增加而出现循环充血。当肾炎患儿出现呼吸急促和肺部出现湿啰音时，应警惕循环充血的可能性，严重者可出现呼吸困难、端坐呼吸、颈静脉怒张、频咳、吐粉红色泡沫样痰、两肺满布湿啰音、心脏扩大，甚至出现奔马律、肝大而硬、水肿加剧。少数可突然发生，病情急剧恶化。

2. 高血压脑病

由于脑血管痉挛，导致缺血、缺氧、血管渗透性增高而发生脑水肿。近年来也有人认为是脑血管扩张所致。常发生在疾病早期，血压突然上升之后，血压往往在 150 ～ 160mmHg/100 ～ 110mmHg 以上。年长儿会主诉剧烈头痛、呕吐、复视或一过性失明，严重者突然出现惊厥、昏迷。

3. 急性肾功能不全

常发生于疾病初期，出现尿少、尿闭等症状，引起暂时性氮质血症、电解质紊乱和代谢性酸中毒，一般持续 3 ～ 5 日，不超过 10 天。

（四）非典型表现

1. 无症状性急性肾炎

为亚临床病例，患儿仅有镜下血尿或仅有血 Q 降低而无其他临床表现。

2. 肾外症状性急性肾炎

有的患儿水肿、高血压明显，甚至有严重循环充血及高血压脑病，此时尿改变轻微或尿常规检查正常，但有链球菌前驱感染和血 C3 水平明显降低。

3. 以肾病综合征表现的急性肾炎

少数患儿以急性肾炎起病，但水肿和蛋白尿突出，伴有轻度高胆固醇血症和低白蛋白血症，临床表现似肾病综。

四、诊断标准

(1) 肾脏肿大，肾脏的各径线均增大，尤以厚径为明显，使肾脏外形隆突，饱满， 球形发展。

(2) 肾脏皮膜显示不清，轮廓界限不清晰，边缘模糊。

(3) 肾实质增厚，回声弥漫增强，光点模糊，似云雾遮盖，肾皮质与肾髓质无区分，肾窦回声相对淡化，甚至整个断面内容浑然一体，正常肾结构无从显示。

(4) 急性肾小球肾炎的不同病理变化，虽互有差异，使声像图的表现也有所差别，如外形状态的程度、被膜模糊的程度、肾皮髓质区别的清晰程度，肾窦回声状态的程度等相互差别。但是整体的炎症病变的特征是一致的。

五、理化检查

1. 尿液检查

血尿为急性肾炎重要所见，或肉眼血尿或镜下血尿，尿中红细胞多为严重变形红细胞，但应用袢利尿剂时可暂为非肾变形红细胞。此外还可见红细胞管型，提示肾小球有出血渗出性炎症，是急性肾炎的重要特点。尿沉渣还常见肾小管上皮细胞、白细胞、大量透明和颗粒管型。尿蛋白通常为 (+) ～ (++)，尿蛋白多属非选择性，尿中纤维蛋白降解产物 (FDP) 增多。尿常规一般在 4 ～ 8 周内大致恢复正常。残余镜下血尿 (或爱迪计数异常) 或少量蛋白尿 (可表现为起立性蛋白尿) 可持续半年或更长。

2. 血常规

红细胞计数及血红蛋白可稍低，系因血容量扩大，血液稀释所致。白细胞计数可正常或增高，此与原发感染灶是否继续存在有关。血沉增快，2 ～ 3 月内恢复正常。

3. 血化学及肾功能检查

肾小球滤过率 (GFR) 呈不同程度下降，但肾血浆流量仍可正常，因而滤过分数常减少。与肾小球功能受累相较，肾小管功能相对良好，肾浓缩功能多能保持。临床常见一过性氮质血症，血中尿素氮、肌酐增高。不限水量的患儿，可有一轻度稀释性低钠血症。此外患儿还可有高血钾及代谢性酸中毒。血浆蛋白可因血液稀释而轻度下降，在蛋白尿达肾病水平者，血白蛋白下降明显，并可伴有一定程度的高脂血症。

4. 细胞学和血清学检查

急性肾炎发病后自咽部或皮肤感染灶培养出 β 溶血性链球菌的阳性率约 30% 左右，早期接受青霉素治疗者更不易检出。链球菌感染后可产生相应抗体，常借检测抗体证实前驱的链球菌感染。如抗链球菌溶血素 O 抗体 (ASO)，其阳性率达 50% ～ 80%，通常于链球菌感染后 2 ～ 3 周出现，3 ～ 5 周滴度达高峰，50% 患者半年内恢复正常。判断其临床意义时应注意，其滴度升高仅表示近期有过链球菌感染，与急性肾炎的严重性无直接相关性；经有效抗生素治疗者其阳性率减低，皮肤感染灶患者阳性率也低。尚可检测抗脱氧核糖核酸酶 B(antiDNAse B) 及抗透明质酸酶 (anti-HAse)，并应注意应于 2 ～ 3 周后复查，如滴度升高，则更具诊断价值。

5. 血补体测定

除个别病例外，肾炎病程早期血总补体及 C3 均明显下降，6 ～ 8 周后恢复正常。此规律性变化为本症的典型表现。血补体下降程度与急性肾炎病情轻征无明显相关，但低补体血症持续 8 周以上，应考虑有其他类型肾炎之可能，如膜增生性肾炎、冷球蛋白血症或狼疮性肾炎等。

6. 其他检查

部分病例急性期可测得循环免疫复合物及冷球蛋白。通常典型病例不需肾活检，但如与急进性肾炎鉴别困难；或病后 3 个月仍有高血压、持续低补体血症或肾功能损害者。往往有前期链球菌感染史，急性起病，具备血尿、蛋白和管型尿、水肿及高血压等特点，急性期血清 ASO 滴度升高，q 浓度降低，均可临床诊断急性肾炎。作出 APSGN 等诊断多不困难，肾穿刺活检只在考虑有急进性肾炎或临床、化验不典型或病情迁延者进行，以确定诊断。

六、鉴别诊断

急性肾炎必须注意和以下疾病鉴别。

1. 其他病原体感染的肾小球肾炎

多种病原体可引起急性肾炎，可从原发感染灶及各自临床特点相区别。

2. IgA 肾病

以血尿为主要症状，表现为反复发作性肉眼血尿，多在上呼吸道感染后 24 ～ 48 小时出现血尿，多无水肿、高血压、血 C3 正常。确诊靠肾活检免疫病理诊断。

3. 慢性肾炎急性发作

既往肾炎史不详，无明显前期感染，除有肾炎症状外，常有贫血，肾功能异常，低比重尿或固定低比重尿，尿改变以蛋白增多为主。

4. 突发性肾病综合征

具有肾病综合征表现的急性肾炎需与特发性肾病综合征鉴别。若患儿呈急性起病，有明确的链球菌感染的证据，血清 C3 降低，肾活检病理为毛细血管内增生性肾炎者有助于急性肾炎的诊断。

5. 其他

还应与急进性肾炎或其他系统性疾病引起的肾炎如：紫癜性肾炎、狼疮性肾炎等相鉴别。

七、治疗

本病无特异治疗。

1. 休息

急性期需卧床 2 ～ 3 周，直到肉眼血尿消失，水肿减退，血压正常，即可下床作轻微活动。血沉正常可上学，但应避免重体力活动。尿沉渣细胞绝对计数正常后方可恢复体力活动。

2. 饮食

对有水肿高血压者应限盐及水。食盐以 60mg/(kg·d) 为宜。水分一般以不显性失水加尿量计算。有氮质血症者应限蛋白，可给优质动物蛋白 0.5g/(kg·d)。

3. 抗感染

有感染灶时用青霉素 10 ～ 14 天。

4. 对症治疗

(1) 利尿：经控制水、盐入量后仍水肿、少尿者可用氢氯噻嗪 1 ～ 2mg/(kg·d)，分 2 ～ 3 次口服。无效时需用呋塞米，口服剂量 2 ～ 5mg/(kg·d)，注射剂量 1 ～ 2mg/(kg· 次)，每日 1 ～ 2 次，静脉注射剂量过大时可有一过性耳聋。

(2) 降压：凡经休息，控制水盐摄入、利尿而血压仍高者均应给予降压药。①硝苯地平：系钙通道阻滞剂。开始剂量为 0.25mg/(kg·d)，最大剂量 1mg/(kg·d)，分三次口服。在成年人此药有增加心肌梗死发生率和死亡率的危险，一般不单独使用。②卡托普利：系血管紧张素转化酶抑制剂。初始剂量为 0.3 ～ 0.5mg/(kg·d)，最大剂量 5 ～ 6mg/(kg·d)，分 3 次口服，与硝苯地平交替使用降压效果更佳。

5. 严重循环充血的治疗

(1) 矫正水钠潴留，恢复正常血容量，可使用呋塞米注射。

(2) 表现有肺水肿者除一般对症治疗外可加用硝普钠，5 ～ 20mg 加入 5% 葡萄糖液 100mL 中，以 1μg/(kg·min) 速度静脉滴注，用药时严密监测血压，随时调节药液滴速，每分钟不宜超过 8μg/kg，以防发生低血压。滴注时针筒、输液管等须用黑纸覆盖，以免药物遇光分解。

(3) 对难治病例可采用腹膜透析或血液滤过治疗。

6. 高血压脑病的治疗

原则为选用降压效力强而迅速的药物。首选硝普钠，用法同上。有惊厥者应及时止痉。

7. 急性肾衰竭的治疗

严格控制水分入量，“量出为入”。每日液量＝尿量＋不显性失水＋异常损失－食物代谢和组织分解所产生的内生水。不显性失水按 400mL/(kg·d)，儿童 10mL/(kg·d)，内生水按 100mL/(kg·d)。宜选用低蛋白、低盐、低钾和低磷饮食。少尿和尿闭者应快速利尿。同时应纠正水电解质紊乱及酸中毒，必要时透析。

第三节　肾病综合征

一、概述

小儿肾病综合征 (nephrotic syndrome；NS) 是一组由多种原因引起的肾小球基膜通透性增加，导致血浆内大量蛋白质从尿中丢失的临床综合征。临床有以下四大特点：①大量蛋白尿；②低白蛋白血症；③高脂血症；④明显水肿。以上第①、②两项为必备条件。NS 在小儿肾脏疾病中发病率仅次于急性肾炎。1982 年我国的调查结果 NS 占同期住院泌尿系疾病患儿的 21%。男女比例为 3.7∶1。发病年龄多为学龄前儿童，3～5 岁为发病高峰，部分患儿因多次复发，病程迁延。NS 按病因可分为原发性、继发性和先天性三种类型。本节主要叙述原发性 NS(primary nephrotic syndrome，PNS)。

二、病因病理

(一)病因

PNS 约占小儿时期 NS 总数的 90%。原发性肾脏损害使肾小球通透性增加导致蛋白尿，低蛋白血症、水肿和高胆固醇血症是继发的病理生理改变。

PNS 的病因及发病机制目前尚不明确。有研究已证实下列事实：

(1) 肾小球毛细血管壁结构或电化学改变可导致蛋白尿。实验动物模型及人类肾病的研究看到微小病变时肾小球滤过膜多阴离子丢失，致静电屏障破坏，使大量带阴电荷的中分子血浆白蛋白滤出，形成高选择性蛋白尿。因分子滤过屏障损伤，尿中丢失大中分子量的多种蛋白，形成低选择性蛋白尿。

(2) 非微小病变型常见免疫球蛋白和(或)补体成分肾内沉积，局部免疫病理过程可损伤滤过膜正常屏障作用而发生蛋白尿。

(3) 微小病变性肾小球未见以上沉积，其滤过膜静电屏障损伤原因可能与细胞免疫失调有关。

(4) 患者外周血淋巴细胞培养上清液经尾静脉注射可致小鼠发生大量蛋白尿和肾病综合征的病理改变，表明 T 淋巴细胞异常参与本病的发病。

有研究发现 NS 的发病具有遗传基础。国内报道糖皮质激素敏感 NS 患儿 HLA-DR7 抗原频率高达 38%，频复发 NS 患儿则与 HLA-DR9 相关。另外 NS 还有家族性表现，且绝大多数是同胞患病。在流行病学调查发现，黑人患 NS 症状表现重，对糖皮质激素反应差。提示 NS 发病与人种及环境有关。自 1998 年以来，对足细胞及裂孔隔膜的认识从超微结构跃升到细胞分子水平提示“足细胞分子”nephrinCD2-AP、podocin-actinin-4 等是肾病综合征发生蛋白尿的关键分子。

(二) 病理生理

大量蛋白尿可引起以下病理生理改变。

1. 低蛋白血症

血浆蛋白由尿中大量丢失和从肾小球滤出后被肾小管吸收分解是造成 NS 低蛋白血症的主要原因；肝脏合成蛋白的速度和蛋白分解代谢率的改变也使血浆蛋白降低。患儿胃肠道也可有少，量蛋白丢失，但并非低蛋白血症的主要原因。

2. 高脂血症

患儿血清总胆固醇 甘油三酯和低密度、极低密度脂蛋白增高，其主要机制是低蛋白血症促进肝脏合成脂蛋白增加，其中的大分子脂蛋白难以从肾脏排出而蓄积于体内，导致了高脂血症。血中胆固醇和低密度脂蛋白，尤其脂蛋白持续升高，而高密度脂蛋白却正常或降低，促进了动脉硬化的形成；持续高脂血症，脂质从肾小球滤出，可导致肾小球硬化和肾间质纤维化。

3. 水肿

水肿的发生与下列因素有关：

(1) 低蛋白血症降低血浆胶体渗透压，当血浆白蛋白低于 25g/L 时，液体将在间质区潴留；低于 15g/L 则可有腹水或胸水形成。

(2) 血浆胶体渗透压降低使血容量减少，刺激了渗透压和容量感受器，促使 ADH 和肾素 — 血管紧张素 — 醛固酮分泌、心钠素减少，最终使远端肾小管钠、水吸收增加，导致钠、水潴留。

(3) 低血容量使交感神经兴奋性增强，近端肾小管 Na^+ 吸收增加。

(4) 某些肾内因子改变了肾小管管周体液平衡机制，使近曲小管 Na^+ 吸收增加。

4. 其他

患儿体液免疫功能降低与血清 IgG 和补体系统 B、D 因子从尿中大量丢失有关，也与T淋巴细胞抑制B淋巴细胞IgG合成转换有关。抗凝血酶Ⅲ丢失，而Ⅳ、Ⅴ、Ⅶ因子和纤维蛋白原增多，使患儿处于高凝状态。由于钙结合蛋白降低，血清结合钙可以降低；当25(OH)D_3结合蛋白同时丢失时，使游离钙也降低。另一些结合蛋白降低，可使结合型甲状腺素(T3、T4)、血清铁、锌和铜等微量元素降低；转铁蛋白减少则可发生低色素小细胞性贫血。

三、临床表现

水肿最常见，开始见于眼睑，以后逐渐遍及全身，呈凹陷。未治疗或时间长的病例可有腹水或胸腔积液。一般起病隐匿，常无明显诱因。大约30%有病毒感染或细菌感染发病史，70%肾病复发与病毒感染有关。常伴有尿量减少，颜色变深，无并发症的患者无肉眼血尿，而短暂的镜下血尿可见于大约15%的患者。大多数血压正常，但轻度高血压也见于约15%的患者，严重的高血压通常不支持微小病变型NS的诊断。约30%病例因血容量减少而出现短暂肌酐清除率下降，一般肾功能正常，急性肾衰竭少见。部分病例晚期可有肾小管功能障碍，出现低血磷性佝偻病、肾性糖尿、氨基酸尿和酸中毒等。

四、并发症

1. 感染

肾病患儿极易罹患各种感染。常见为呼吸道、皮肤、泌尿道感染和原发性腹膜炎等，其中尤以上呼吸道感染最多见，占50%以上。呼吸道感染中病毒感染常见。细菌感染中以肺炎链球菌为主，结核杆菌感染亦应引起重视。另外肾病患儿的医院感染不容忽视，以呼吸道感染和泌尿道感染最多见，致病菌以条件致病菌为主。

2. 电解质紊乱和低血容量

常见的电解质紊乱有低钠、低钾、低钙血症。患儿可因不恰当长期禁盐或长期食用不含钠的食盐代用品、过多使用利尿剂以及感染、呕吐、腹泻等因素均可致低钠血症。临床表现可有厌食、乏力、懒言、嗜睡、血压下降甚至出现休克、抽搐等。另外由于低蛋白血症，血浆胶体渗透压下降、显著水肿而常有血容量不足，尤其在各种诱因引起低钠血症时易出现低血容量性休克。

3. 血栓形成

NS高凝状态易致各种动、静脉血栓形成，以肾静脉血栓形成常见，表现为突发腰痛、出现血尿或血尿加重，少尿甚至发生肾衰竭。但临床以不同部位血管血栓形成的亚临床型则更多见。除肾静脉血栓形成外，可出现：

(1) 两侧肢体水肿程度差别固定，不随体位改变而变化。多见有下肢深静脉血栓形成。

(2) 皮肤突发紫斑并迅速扩大。

(3) 阴囊水肿呈紫色。

(4) 顽固性腹水。

(5) 下肢疼痛伴足背动脉搏动消失等症状体征时，应考虑下肢动脉血栓形成。股动脉血栓形成是小儿NS并发的急症之一，如不及时溶栓治疗可导致肢端坏死而需截肢。

(6) 不明原因的咳嗽、咯血或呼吸困难而无肺部阳性体征时要警惕肺栓塞，其半数可无临床症状。

(7) 突发的偏瘫、面瘫、失语，或神志改变等神经系统症状在排除高血压脑病、颅内感染性疾病时要考虑脑栓塞。血栓缓慢形成者其临床症状多不明显。

4. 急性肾衰竭

5%微小病变性肾病可并发急性肾衰竭。

5. 肾小管功能障碍

除原有肾小球的基础病可引起肾小管功能损害外，由于大量尿蛋白的重吸收，可导致肾小管（主要是近曲小管）功能损害。可出现肾性糖尿或氨基酸尿，严重者呈Fanconi综合征。

五、实验室检查

1. 尿液分析

(1) 常规检查：尿蛋白定性多在 (+++)，约15%有短暂镜下血尿，大多可见透明管型、颗粒管型和卵圆脂肪小体。

(2) 蛋白定量：24小时尿蛋白定量检查超过 $40mg/(h\cdot m^2)$ 或＞ $50mg/(kg\cdot d)$ 为肾病范围的蛋白尿。尿蛋白 / 尿肌酐 (mg/mg)，正常儿童上限为0.2，肾病＞3.5。

2. 血清蛋白、胆固醇和肾功能测定

人血白蛋白浓度为25g/L(或更少)可诊断为NS的低白蛋白血症。由于肝脏合成增加，α2、β球蛋白浓度增高，IgG减低，IgM、IgE可增加。胆固醇＞5.7mmol/L和三酰甘油升高，LDL和VLDL增高，HDL多正常。BUN、Cr多正常，肾炎性肾病综合征可升高，晚期患儿可有肾小管功能损害。

3. 血清补体测定

微小病变性NS或单纯性NS血清补体水平正常，肾炎性NS患儿补体可下降。肾炎、链球菌感染后及部分脂肪代谢障碍患者。

4. 感染依据的检查

对新诊断病例应进行血清学检查寻找链球菌感染及其他病原学的检查，如乙肝病毒感染的证据等。

5. 系统性疾病的血清学检查

对新诊断的肾病患者需检测抗核抗体 (ANA)，抗 -dsDNA抗体，Smith抗体等。对具有血尿、补体减少并有临床表现的患者尤其重要。

6. 高凝状态和血栓形成的检查

多数原发性肾病患儿都存在不同程度的高凝状态，血小板增多，血小板聚集率增加，血浆纤维蛋白原增加，尿纤维蛋白裂解产物 (FDP) 增高。对疑及血栓形成者可行彩色多普勒 B 型超声检查以明确诊断，有条件者可行数字减影血管造影 (DSA)。

7. 经皮肾穿刺组织病理学检查

多数儿童 NS 不需要进行诊断性肾活检。NS 肾活检指征：①对糖皮质激素治疗耐药或频繁复发者；②对临床或实验室证据支持肾炎性肾病或慢性肾小球肾炎者。

六、诊断与鉴别诊断

临床上根据有无血尿、高血压、氮质血症和低补体血症，将原发性肾病综合征分为单纯性和肾炎性 NS。

(1) 单纯型肾病：具备四大特征。

①全身水肿。②大量蛋白尿 (尿蛋白定性常在 +++ 以上，24 小时尿蛋白定量＞ 0.1g/kg)。③低蛋白血症 (血浆白蛋白：儿童＜ 30g/L ，婴儿＜ 25g/L)。④高脂血症 (血浆胆固醇：儿童＞ 5.7 mmol/L，婴儿＞ 5.2 mmol/L)。其中以大量蛋白尿和低蛋白血症为必备条件。

(2) 肾炎型肾病：除单纯型肾病四大特征外，还具有以下四项中之一项或多项。

①明显血尿：尿中红细胞＞ 10 个 /HP(见于 2 周内 3 次离心尿标本)。②高血压持续或反复出现 (学龄儿童血压＞ 130/90mmHg(17.3/12 kPa)，学龄前儿童血压＞ 120/80mmHg(16.0/10.7 kPa)，并排除激素所致者。③持续性氮质血症 (血尿素氮＞ 10.7mmol/L，并排除血容量不足所致者。④血总补体量 (CH50) 或血 C3 反复降低。

PNS 还需与继发于全身性疾病的肾病综合征鉴别。部分非典型链球菌感染后肾炎、系统性红斑狼疮性肾炎、过敏性紫癜性肾炎、乙型肝炎病毒相关性肾炎及药源性肾炎等均可有 NS 样表现。临床上须排除继发性 NS 后方可诊断 PNS。有条件的医疗单位应开展肾活体组织检查以确定病理诊断。

七、治疗

(一) 一般治疗

1. 休息

除水肿显著或并发感染，或严重高血压外，一般不需卧床休息。病情缓解后逐渐增加活动量。

2. 饮食

显著水肿和严重高血压时应短期限制水钠摄入，病情缓解后不必继续限盐。活动期病例供盐 1 ～ 2g/d。蛋白质摄入 1.5 ～ 2g/(kg·d)，以高生物价的动物蛋白 (乳、鱼、蛋、禽、牛肉等) 为宜。在应用糖皮质激素过程中每日应给予维生素 D400U 及适量钙剂。

3. 利尿

对糖皮质激素耐药或未使用糖皮质激素，而水肿较重伴尿少者可配合使用利尿剂，但需密切观察出入水量、体重变化及电解质紊乱。

4. 对家属的教育

应使父母及患儿很好地了解肾病的有关知识，并应教给用试纸检验尿蛋白的方法。

（二）糖皮质激素

1. 初治病例诊断确定后应尽早选用泼尼松治疗

(1) 短程疗法：泼尼松 2mg/(kg·d)(按身高标准体重，以下同)，最大量 60mg/d，分次服用，共 4 周。4 周后不管效应如何，均改为泼尼松 1.5mg/kg 隔日晨顿服，共 4 周，全疗程共 8 周，然后骤然停药。短程疗法易于复发，国内少用。

(2) 中、长期疗法：可用于各种类型的 NS。先以泼尼松 2mg/(kg·d)，最大量 60mg/d，分次服用。若 4 周内尿蛋白转阴，则自转阴后至少巩固两周方始减量，以后改为隔日 2mg/kg 早餐后顿服，继用 4 周，以后每 2 ～ 4 周减总量 2.5 ～ 5mg，直至停药。疗程必须达 6 个月 (中程疗法)。开始治疗后 4 周尿蛋白未转阴者可继服至尿蛋白阴转后二周，一般不超过 8 周。以后再改为隔日 2mg/kg 早餐后顿服，继用 4 周，以后每 2 ～ 4 周减量一次，直至停药，疗程 9 个月 (长程疗法)。

2. 复发和糖皮质激素依赖性肾病的其他激素治疗

(1) 调整糖皮质激素的剂量和疗程：糖皮质激素治疗后或在减量过程中复发者，原则上再次恢复到初始疗效剂量或上一个疗效剂量。或改隔日疗法为每日疗法，或将激素减量的速度放慢，延长疗程。同时注意查找患儿有无感染或影响。向糖皮质激素疗效的其他因素存在。

(2) 更换糖皮质激素制剂：对泼尼松疗效较差的病例，可换用其他糖皮质激素制剂，如地塞米松、阿赛松 (Triamcinolone， 曲安西龙)、康宁克通 A(KenacortA) 等。

(3) 甲基泼尼松龙冲击治疗：慎用，宜在肾脏病理基础上，选择适应证。

3. 激素治疗的副作用

长期超生理剂量使用糖皮质激素可见以下副作用：①代谢紊乱，可出现明显柯兴貌、肌肉萎缩无力、伤口越合不良、蛋白质营养不良、高血糖、尿糖、水钠潴留、高血压、尿中失钾、高尿钙和骨质疏松。②消化性溃疡和精神欣快感、兴奋、失眠甚至呈精神病、癫痫发作等；还可发生白内障、无菌性股骨头坏死，高凝状态，生长停滞等。③易发生感染或诱发结核灶的活动。④急性肾上腺皮质功能不全，戒断综合征。

（三）免疫抑制剂

主要用于 NS 频繁复发，糖皮质激素依赖、耐药或出现严重副作用者。在小剂量糖皮质激素隔日使用的同时可选用下列免疫抑制剂。

1. 环磷酰胺

一般剂量 2.0 ～ 2.5mg/(kg·d)，分三次口服，疗程 8 ～ 12 周，总量不超过 200mg/kg。或用环磷酰胺冲击治疗，剂量 10 ～ 12mg/(kg·d)，加入 5％葡萄糖盐水 100 ～ 200mL 内静脉滴注 1 ～ 2 小时，连续 2 天，为一疗程用药日嘱多饮水，每两周重复一疗程，累积量＜ 150 ～ 200mg/kg。副作用有：白细胞减少，秃发，肝功能损害，出血性膀胱炎等，少数可发生肺纤维化。最令人瞩目的是其远期性腺损害。病情需要者可小剂量、短疗程，间断用药，避免青春期前和青春期用药。

2. 其他免疫抑制剂

可根据病理需要选用苯丁酸氯芥、环孢素 A、硫唑嘌呤霉酚酸酯及雷公藤多苷片等。

（四）抗凝及纤溶药物疗法

由于肾病往往存在高凝状态和纤溶障碍，易并发血栓形成，需加用抗凝和溶栓治疗。

1. 肝素钠

1mg/(kg·d)，加入 10% 葡萄糖液 50 ～ 100mL 中静脉滴注，每日 1 次，2 ～ 4 周为一疗程。亦可选用低分子肝素。病情好转后改口服抗凝药维持治疗。

2. 尿激酶

有直接激活纤溶酶溶解血栓的作用。一般剂量 3 万 U ～ 6 万 U/d，加入 10% 葡萄糖液 100 ～ 200mL 中，静脉滴注，1 ～ 2 周为一疗程。

3. 口服抗凝药

双嘧达莫 5 ～ 10mg/(kg·d)，分 3 次饭后服，6 个月为一疗程。

（五）免疫调节剂

一般作为糖皮质激素辅助治疗，适用于常伴有感染、频复发或糖皮质激素依赖者。左旋咪唑 2.5mg/kg，隔日用药，疗程 6 个月。副作用可有胃肠不适，流感样症状、皮疹、中性粒细胞下降，停药即可恢复。

（六）血管紧张素转换酶抑制剂 (ACEl)

对改善肾小球局部血流动力学，减少尿蛋白，延缓肾小球硬化有良好作用。尤其适用于伴有高血压的 NS。常用制剂有卡托普利 (Captopril)、依那普利 (Enalapril)、福辛普利 (Fosinopril) 等。

第四节　遗　尿

一、概述

遗尿又称尿床，是指 3 周岁以上的小儿睡中小便自遗，醒后方觉的一种病症。正常小儿 1 岁后白天已渐渐能控制小便，随着小儿经脉渐盛，气血渐充，脏腑渐实，知识渐开，排尿的控制与表达能力逐步完善。若 3 岁以后夜间仍不能自主控制排尿而经常尿床，就是遗尿症。多见于 10 岁以下的儿童。

二、病因病理

遗传因素对孩子尿床有一定的影响，如父母一方患有遗尿史，孩子有 40% 的可能性有遗尿这些孩子常能在父母终止尿床年龄而自行缓解。有部分患儿，是由于夜间抗利尿激素(AVP)分泌不足导致夜间尿液浓缩功能减退引起尿床，这部分孩子常常夜间尿量增多，尿比重较低。膀胱功能不完善也是原因之一，这类儿童常有排尿次数较多，而尿量并不多，夜间常尿床次数多。大多数孩子睡眠过深，难以唤醒及在睡眠中感受尿意，也是原因之一。从发病原因上来看，小儿遗尿分有原发性遗尿和继发性遗尿两种。原发性遗尿，在遗尿小儿中占大多数，一般无器质性疾病，是由于膀胱控制排尿的功能发育不良所致，多有较明显的家族倾向，约 3/4 的遗尿男孩及 1/2 的遗尿女孩有双亲之一的遗尿史，多见于第一胎及早产的小儿。继发性遗尿多由于精神创伤或行为问题，这种情况常为间歇性或一过性遗尿；还有继发于膀胱或全身疾病如泌尿道感染、糖尿病、尿崩症、镰状细胞贫血等，另外肾功能不全或肾小球疾病及大脑发育不全也常伴有遗尿症。遗尿是由于神经发育尚未成熟，大脑皮质或皮质下中枢的功能失调，或为膀胱脊髓神经支配的兴奋性发生变化所致。少数患儿是由于器质性病变所致，如蛲虫病、尿道畸形、脊柱裂(隐性或伴有脊髓膨出)、脊髓炎、脊髓损伤、癫痫、大脑发育不全及膀胱容积小等。

三、临床表现

诊断原发性遗尿的原则主要为排除继发性遗尿的各种病因。

1. 病史

注意有无遗传因素，遗尿是否由婴儿开始，后来才出现者及日间有排尿症状者可能继发性遗尿。同时有便秘或神经系疾患者可能继发于神经原性膀胱。

2. 体检

作全身详细体检，特别注意肛门括约肌张力是否正常，有无脊柱裂，会阴部感觉有无减退及下肢活动是否正常。

3. 实验室检查

尿常规、尿培养。

4. X 线检查

平片观察有无脊柱裂，膀胱尿道造影观察有无机械性梗阻。

5. 尿流动力学检查

尿流率检查观察有无下尿路梗阻，膀胱内压测定观察有否无抑制性收缩。

四、理化检查

对每位患儿应作尿常规检查，排除泌尿系统感染和糖尿病等，并作泌尿系统 B 超，脊柱的 X 射线片，了解有无各种畸形。进一步可相应的检查血的抗利尿激素的水平，了解有无分泌不足；通过尿流动力检查可了解膀胱的功能问题。部分患儿还需进行脑电图检查。

五、治疗

遗尿症应强调综合性的治疗，其内容包括。

1. 心理支持和健康教育

首先，要对患儿及其家庭提供适当的心理支持和健康教育，寻找家庭环境中的紧张因素，其次，询问患儿对遗尿的想法，向家庭和患儿解释遗尿的原因，进行对症治疗，并掌握患儿遗尿的规律，设法使患儿在觉醒状态下排尿。最后，对夜间遗尿的患儿，晚餐后应限制液体摄入量，并在睡前将膀胱排空。遗尿患儿白天应避免过分紧张和疲劳。

2. 能力训练

(1) 排尿中断训练：鼓励孩子在每次排尿中间中断排尿，自己从 1 数到 10，然后再把尿排尽，这样能训练并提高膀胱括约肌控制排尿的能力。

(2) 忍尿训练：白天让孩子多饮水，当有尿意时，让他忍住尿，每次忍尿不超过 30 分钟，每天训练 1 ～ 2 次，使膀胱扩张，增加容量，从而减少夜间排尿的次数。

(3) 定时训练：在以往晚间经常尿床的时间提前半小时用闹钟结合人为叫醒，让其在室内来回走动，或者用冷水洗脸，使在神志清醒状态下把尿排尽，目的也是建立条件反射。

3. 行为疗法

该方法安全可靠，有比较确切的疗效，包括下述一系列措施。

(1) 置日程表：记录影响遗尿的可能因素，如睡眠时间、傍晚液体摄入量、白天活动情况、情绪等。

(2) 强化：当患儿未出现尿床时，在日程表上贴红星以表示表扬，增强患儿控制遗尿的信心和能力；当患儿出现尿床时，则在次日要求其与家长一起清洁床铺和衣物。

(3) 逐步延迟夜间唤醒时间：当患儿能在闹钟唤醒后排尿时，采用逐渐延迟闹钟唤醒的时间，使患儿睡眠时间逐渐延长的同时，增加膀胱的容量，一般需 6 ～ 8 周。

4. 药物治疗

(1) 丙米嗪：此药能减少夜间遗尿，主要作用机制为减轻睡眠深度，使遗尿儿童能觉察膀胱的胀满。丙米嗪 6 岁以下儿童不宜应用，6 岁以上儿童一般在晚上睡前 1h 口服，剂量范围为每次 1.0 ～ 1.5mg/kg。丙米嗪不良反应为头昏、便秘、心悸、口干和眼花。如药物过量，可引起不良反应，症状为抽搐、室性心动过速和意识丧失。此药不宜在那些家庭环境不稳定的遗尿儿童中应用。用药过程中，当遗尿纠正后，药物应维持 6 个月，然后逐渐减量至停药。

(2) 奥昔布宁，别名尿多灵，能降低膀胱内压，增加容量，减少不自主性的膀胱收缩，入睡前口服 2.5 ～ 5mg，适用于昼夜尿频型。

(3) 麻黄素，睡前口服 25mg，可增加膀胱颈部和后尿道的收缩力，同时有兴奋中枢作用，可用于混合型。

(4) 醋酸去氨加压素：这是一种合成的神经垂体抗利尿激素，主要用于因血管升压素缺乏的遗尿儿童，这些患儿的膀胱容量正常，常有夜间和（或）白天遗尿，夜间尿量增多，晨尿比重低，首量为睡前口服 0.2mg，如疗效不显著可增至 0.4mg，连续使用 3 个月后停用至少 1 周，以便评估是否需要继续治疗。治疗期间需限水，一般在服药前 1h 到服药后 8h 内限制饮水量。此药对少数儿童可引起头痛、恶心、胃痛或鼻出血。联合应用阿米替林、奥昔布宁，去氨加压素和奥昔布宁是目前认为治疗夜间遗尿症的“黄金搭档”。以 3 个月为一疗程，优点是见效快，缺点是有不同程度的副作用并且停药后易复发。

5. 饮食治疗

遗尿同时有便秘的患儿，应指导家长给予患儿富含纤维素的食物。对有明显食物过敏史的儿童，如牛奶、巧克力或其他食品，应避免摄入这些过敏食品。

第五节　乙型肝炎病毒相关肾炎

乙型肝炎病毒相关肾炎 (hepatitis BVirus associated glomerulonephritis) 是指乙型肝炎病毒 (HBV) 通过形成免疫复合物或直接侵袭肾组织引起的肾小球炎性疾病。

一、病史采集

1. 现病史

询问有无水肿，如晨起眼睑水肿、下肢水肿、阴囊水肿。有无乏力、食欲不振、精神差、尿少、恶心、呕吐、腹胀、肉眼血尿。

2. 过去史

询问过去有无肾脏疾病、乙型肝炎、过敏性紫癜、系统性红斑狼疮病史。发病前有无呼吸道、消化道或尿路感染史。

3. 个人史

询问乙肝疫苗接种、输血或应用输液制品的情况。

4. 家族史

询问家族中有无乙型肝炎、肾脏病患者。家中乙型肝炎患者与患儿的生活密切程度。

二、体格检查

注意有无水肿、腹水、黄疸、肝脾大、高血压，肺部叩诊有无胸水体征。

三、辅助检查

应及时查尿常规、血常规和肝功能检查。怀疑膜性肾病和系膜增生性肾小球肾炎或膜增生性肾小球肾炎可做肾组织病理切片来确诊。X 线胸片、B 超是乙型肝炎病毒相关肾炎进一步明确诊断重要检查方法之一。

四、诊断

（一）诊断要点

(1) 血清 HBV 标志物持续阳性。

(2) 患肾小球肾炎并可除外继发性肾小球疾病。

(3) 肾组织切片中找到 HBV 抗原或 HBV–DNA。

(4) 肾组织病理为膜性肾病。

凡符合第 1 ～ 3 条可确诊，不论病理切片如何；符合 1、2、4 条时，尽管病理切片未找到 HBV 抗原或 HBV–DNA，可做拟诊病例。

（二）鉴别诊断

本病注意与其他继发性肾病综合征、原发性肾病综合征、IgA 肾病、急性或慢性肾小炎等相鉴别。

五、治疗

1. 注意休息

适当增加饮食中蛋白量，补充维生素。

2. 抗病毒药物

处方一：α– 干扰素

体重＜ 20 kg：100 万 U/ 次 IM 每周 3 次

体重＞ 20kg：200 万 U/ 次 IM 每周 3 次

【说明】除诱导肾病缓解外，尚可使部分患儿血清乙肝病毒标志物转阴。6 个月为 1 个疗程。不良反应有恶心、发热、头痛、寒战、关节痛、肌肉痛、疲倦和失眠等，但可随用药次数的增多而减轻。

处方二：10％葡萄糖溶液 1000 mLIV gtt

阿糖腺苷 – 磷酸盐 (Ara–A– 磷酸盐)15mg/kg q.d

【说明】2 周为 1 个疗程。主要不良反应为恶心、食欲不振、乏力、头晕，尤以快速静脉滴注时显著。

3. 中药治疗

可酌情给予活血化瘀中药，如桃仁、红花、丹参、益母草、黄芪等。

六、注意事项

乙肝相关性肾炎临床表现具有不典型性、多变性、迁延性和耐药性等特点，需慎重评价治疗方案的疗效，坚持长期随访。

第六节　急性肾功能衰竭

急性肾衰竭 (acute renal failure，ARF) 又称为急性肾功能衰竭，简称急性肾衰，是指由多种原因引起的急性肾脏功能减退的临床综合征。根据急性肾衰的病因，可将其分为 3 种类型：肾前性急性肾衰、肾后性急性肾衰。

一、病史采集

1. 现病史

询问有无少尿、肉眼血尿、尿频、尿急、尿痛、排尿困难、食欲减退、头痛、视物模糊、水肿、抽搐、神志不清、血便、呕血、鼻出血、恶心、呕吐、腹泻等。

2. 过去史

询问病前有无反复呕吐、频繁腹泻、大手术、严重创伤、烧伤、大出血、严重感染、休克、严重心律失常、心力衰竭、心包填塞、急性肾炎等肾脏疾病、尿路结石、肿瘤、肾静脉血栓形成等。近期有无误服或接触化学毒物，如汞、铅等重金属，或生物毒素如蛇毒、鱼胆、毒蕈、蜂螯等。病前有无用过肾毒性药物，如氨基糖苷类药物、磺胺类药、环孢素、头孢拉定、万古霉菌、造影剂等。

3. 个人史

一般无特殊。

4. 家族史

询问家族中有无肾脏疾病患者。

二、体格检查

注意检查心率、呼吸、血压是否正常，有无水肿、高血压、精神萎靡、嗜睡或烦躁不安、昏迷、呼吸深快、心律失常、心动过缓、心音低钝、牙龈出血、皮肤瘀点、鼻出血等体征。

三、辅助检查

应及时行血、尿、大便常规、血生化和肾功能检查。心电图可发现有高钾血症表现及各种心律失常。X 线腹部平片可了解有无肾结石、肾结核，B 超检查可了解有无肾结石、肿瘤、畸形等。放射性核素检查可了解肾血流量、肾小球与肾小管功能。对病因不明的患儿可在透析治疗配合下进行肾活检病理检查。

四、诊断

(一) 诊断要点

(1) 有休克、循环血量减少、感染、创伤、尿路梗阻等病史，有肾脏病史，如急性或急进性肾小球肾炎、溶血－尿毒综合征或药物中毒史。

(2) 尿异常

①少尿标准：尿量< 400 mL/d 或< 250 mL/(m^2·d)。

②若< 50 mL/d 为无尿。

③尿中可有不同程度蛋白、红细胞、白细胞、上皮细胞及颗粒管型等。

(3) 氮质血症其程度与病情轻重多一致。首先出现消化道症状，食欲减退、恶心呕吐、腹部不适等，可有贫血、消化道出血、皮肤瘀斑、意识障碍、躁动、谵语、抽搐、昏迷等症状。

(4) 水钠潴留表现全身水肿，胸腹水，严重者可发生心力衰竭、肺水肿、脑水肿，是此期死亡重要原因。

(5) 电解质紊乱表现为三高三低，即高钾、高磷、高镁和低钠、低钙、低氯血症。

(6) 代谢性酸中毒表现为萎靡、乏力、嗜睡、呼吸深长、面部灰、口唇樱桃红，可伴心律不齐，多随病情好转而消失。

（二）鉴别诊断

应注意区分肾性及肾前性肾功能衰竭的鉴别。

五、治疗

（一）一般治疗

去除病因和治疗原发病。选择高糖、低蛋白、富含维生素的食物，控制感染，密切监测尿量及肾功能变化。

（二）少尿期治疗

1. 严格控制液体入量

24h 液体摄入量应为前 1 日尿量 + 显性失水 + 不显性失水 − 内生水。不显性失水用不含钠液体，400mL/(m^2·d)；或儿童 100mL/(kg·d)，体温升高 1℃增加 100mL/(m^2·d)；内生水 100mL/(m^2·d)。异常丢失包括呕吐、腹泻、胃肠引流等，用 1/4 ～ 1/2 张液体补充。监测体重每日应减少 10 ～ 20g/kg，血钠不低于 130mmol/L。

2. 热量和蛋白质入量

早期用碳水化合物，情况好转能口服时应及早给予基础代谢热卡 [儿童 125kJ/(kg·d)，婴儿 209kJ/(kg·d)]。可给低蛋白、低盐、低钾和低磷食物。蛋白质应限制在 0.5 ～ 1.0g/(kg·d) 为宜，以优质蛋白为主。

处方 5% 葡萄糖液 3 ～ 5g/(k·d)i.vgtt

苯丙酸诺龙 25 mgim 每周 1 ～ 2 次

【说明】可用苯丙酸诺龙促进蛋白质合成。对有高分解状态或不能口服者，可考虑用静脉高营养。

3. 高钾血症的治疗

血钾> 6.5 mmol/L 为危险界限。

处方一：5 % 碳酸氢钠 2mL/kg i.vst 必要时可重复

【说明】如未恢复正常，15min 后可重复一次

处方二：10% 葡萄糖酸钙 10mL i.v gtt b.i.d

【说明】5min 开始起作用，可持续 1 ～ 2h，但用洋地黄者慎用。

处方三：聚苯乙烯磺酸钠树脂 g/kg 分 2 ～ 3 次 p.o

【说明】经以上抢救心电图趋于正常，但血钾仍在 5.5 ～ 7mmol/L。其间可给阳离子交换树脂口服或灌肠。

4. 控制感染

可选择敏感抗生素，但应保护肾功能。

处方青霉素 5 万 U/(kg·d) 分 2 次 im(皮试阴性后)

【说明】注意抗生素的肾毒性问题，避免使用大部分需从肾脏排出的药物，如链霉素、卡那霉素、庆大霉素、新霉素、多黏菌素等，必须使用时应减少用量，感染已经控制，立即停药。

5. 其他治疗

处方一：呋塞米 (速尿)2 ～ 3mg/(kg· 次)b.i.d 或 t.i.d

硝普钠 10 ～ 20mg 根据血压调节滴数

5% 葡萄糖液 100mL ≤ 8μtg/(kg·min)

【说明】高血压者应严格限制水分入量、限盐及利尿。如有高血压脑病可用硝普钠静脉滴注，使血压稳定在一定水平。

处方二：10% 葡萄糖酸钙 10mL i.vgtt b.i.d

【说明】出现低钙血症时可用。

6. 透析指征

(1) 血生化指标，高血钾＞ 6.5mmol/L 或心电图有高钾表现；血尿素氮＞ 28.56mmol/L；血肌酐＞ 530.4μmol/L；CO_2CP ＜ 12mmol/L。

(2) 临床有明显尿毒症症状，少尿 2 ～ 3 天，频繁呕吐、有周围神经或精神症状者。

(3) 明显水钠潴留表现。

(4) 清除化学毒物或药物中毒。

(三) 利尿期治疗

注意维持水及电解质失衡，供给足够热量，保证营养。

(四) 恢复期治疗

给予充分热量，优质蛋白质及维生素。

六、注意事项

(1) 如补液后无反应可用 20% 甘露醇 0.2 ～ 0.3g/kg，在 20 ～ 30min 内静脉滴注，观察每小时尿量，如尿量＞ 40mL/h 表明为肾前性，需继续补液改善循环。如步量增加不明

显（＜40mL/h），在循环充血情况下可再试用 1 次，或给呋塞米 1.5～3mg/kg，若仍无改善表明为肾实质性肾功能衰竭。对有循环充血者应慎用甘露醇，而对有明显血容量不足时应慎用呋塞米。

(2) 肾前性肾衰如适当治疗多可恢复；肾性肾衰患儿中以急性肾小球肾炎预后最好。非少尿性急性肾衰预后较少尿或无尿好；年龄越小预后越差，尤其并发泌尿系畸形或先天性心脏病者；学龄儿童中以急进性肾炎预后最差。

第七章 变态反应性疾病

变态反应 (allergy)：虽然很早就有变态反应疾病的记述，但到了 1906 年，Pirquet 才提出“变态反应”一词。变应性疾病曾泛指Ⅰ、Ⅱ、Ⅲ、Ⅳ型超敏反应，但现在一般指的是Ⅰ型超敏反应。

变态反应的基础是免疫反应，免疫反应是机体保护自身的一种生理反应。它识别、排除和消灭各种属于非自身的具抗原性的物质。此外，体内衰老的细胞和突变的体细胞也将被视为非自身物质予以消灭。变态反应是由免疫炎症或其他免疫应答机制所致的组织损伤或功能障碍。变态反应性疾病是最常见的慢性疾病之一，发病率每十年升高二倍到三倍。

一、变态反应的概念和分型

Ⅰ型：即速发型变态反应，又称过敏反应，是临床最常见的一种，其特点是：由 IgE 介导，肥大细胞和嗜碱粒细胞等效应细胞以释放生物活性介质的方式参与反应；发生快，消退亦快；常表现为生理功能紊乱，而无严重的组织损伤；有明显的个体差异和遗传倾向。

Ⅱ型：既细胞溶解型或细胞毒型，抗体 (多属 IgG、少数为 IgM、IgA) 首先同细胞本身抗原成分或吸附于膜表面成分相结合，然后通过四种不同的途径杀伤靶细胞：

(1) 抗体和补体介导的细胞溶解：IgG/IgM 类抗体同靶细胞上的抗原特异性结合后，经过经典途径激活补体系统，最后形成膜攻击单位，引起膜损伤，从而靶细胞溶解死亡。

(2) 炎症细胞的募集和活化：补体活化产生的过敏毒素 C3a、C5a 对中性粒细胞和单核细胞具有趋化作用。这两类细胞的表面有 IgG Fc 受体，故 IgG 与之结合并激活它们，活化的中性粒细胞和单核细胞产生水解酶和细胞因子等从而引起细胞或组织损伤。

(3) 免疫调理作用：与靶细胞表面抗原结合的 IgG 抗体 Fc 片段同巨噬细胞表面的 Fc 受体结合，以及 C3b 促进巨噬细胞对靶细胞的吞噬作用。

(4) 抗体依赖细胞介导的细胞毒作用：靶细胞表面所结合的抗体的 Fc 段域 NK 细胞、中性粒细胞、单核 - 巨噬细胞上的 Fc 受体结合，使它们活化，发挥细胞外非吞噬杀伤作用，使靶细胞破坏。

Ⅲ型：即免疫复合物型或血管炎型即免疫复合物型 (Ⅲ型变态反应)，又称血管炎型超敏反应。其主要特点是：游离抗原与相应抗体结合形成免疫复合物 (IC)，若 IC 不能被及时清除，即可在局部沉积，通过激活补体，并在血小板、中性粒细胞及其他细胞参与下，引发一系列连锁反应而致组织损伤。

在免疫应答过程中，抗原抗体复合物的形成是一种常见现象，但大多数可被机体的免疫系统清除。如果因为某些因素造成大量复合物沉积在组织中，则引起组织损伤和出现相关的免疫复合物病。

免疫复合物沉积的影响因素有如下几个。

(1) 循环免疫复合物的大小：这是一个主要因素，一般来讲分子量为约 1000kD 沉降系数为 8.5 ～ 19s 的中等大小的可溶性免疫复合物易沉积在组织中。

(2) 机体清除免疫复合物的能力：它同免疫复合物在组织中的沉积程度成反比。

(3) 抗原和抗体的理化性质：复合物中的抗原如带正电荷，那么这种复合物就很容易与肾小球基底膜上带负电荷的成分相结合，因而沉积在基底膜上。

(4) 解剖和血流动力学因素：对于决定复合物的沉积位置是重要的。肾小球和滑膜中的毛细血管是在高流体静压下通过毛细血管壁而超过滤的，因此它们成为复合物最常沉积的部位之一。

(5) 炎症介质的作用：活性介质使血管通透性增加，增加了复合物在血管壁的沉积。

(6) 抗原抗体的相对比例：抗体过剩或轻度抗原过剩的复合物迅速沉积在抗原进入的局部。

Ⅳ型：即迟发型变态反应即迟发型 (Ⅳ型变态反应)，与上述由特异性抗体介导的三型变态反应不同，Ⅳ型是由特异性致敏效应 T 细胞介导的。此型反应局部炎症变化出现缓慢，接触抗原 24 ～ 48h 后才出现高峰反应，故称迟发型变态反应。机体初次接触抗原后，T 细胞转化为致敏淋巴细胞，使机体处于过敏状态。当相同抗原再次进入时，致敏 T 细胞识别抗原，出现分化、增殖，并释放出许多淋巴因子，吸引、聚集并形成以单核细胞浸润为主的炎症反应，甚至引起组织坏死。

二、临床常见的Ⅰ型变态反应疾病

过敏性休克：药物过敏性休克、血清过敏性休克；皮肤变态反应：皮肤荨麻疹、湿疹、血管性水肿；消化道变态反应 恶心、呕吐、腹痛、腹泻；呼吸道变态反应：支气管哮喘和变应性鼻炎。

三、临床常见的Ⅱ型变态反应疾病

输血反应、免疫性血细胞减少，抗肾小球基底膜性肾小球肾炎，甲状腺功能亢进。

四、临床常见的Ⅲ型变态反应疾病

血清病，急性免疫复合物型肾小球肾炎，系统性红斑狼疮、类风湿关节炎。

五、临床常见的Ⅳ型变态反应疾病

接触性皮炎、移植排斥反应、多种细菌、病毒 (如结核杆菌、麻疹病毒) 感染过程中出现的Ⅳ型变态反应等。

第一节 变应性鼻炎

一、概述

鼻炎 (Rhinitis) 指的是鼻腔黏膜和黏膜下组织的炎症。表现为充血或者水肿，患者经常会出现鼻塞，流清水涕，鼻痒，喉部不适，咳嗽等症状。变应性鼻炎 (allergic rhinitis) 是变态反应性鼻炎的简称，一般又称过敏性鼻炎。也是鼻腔黏膜的变应性疾病，并可引起多种并发症。另有一型由非特异性的刺激所诱发、无特异性变应原参加、不是免疫反应过程，但临床表现与上述两型变应性鼻炎相似，称血管运动性鼻炎或称神经反射性鼻炎。

二、病因病理

1. 病因

1 岁以内最常见的变应原是来自室内的尘螨，温血动物的皮屑、毛发、唾液和尿，禽类的羽毛和食物。屋尘中的螨及其粪床上最多，具有抗原性的尸体碎片和粪最后落入尘土。屋内的死角、地毯等处也是尘螨最好的藏身之处。小儿匍匐爬行于地毯上吸入大量变应原从而诱发或加重疾病，在冬季婴儿经常感冒很可能是尘螨所致的变应性鼻炎。在幼儿，食物可引起变应性鼻炎，以鸡蛋和牛奶最常见。一旦进食过敏食物，一般伴其他器官系统症状，如荨麻疹、哮喘等。偶尔吸入食物气味可引起鼻症状。由于花粉引起的症状至少需要几个花粉季节，通常在 4 ～ 5 岁以后才逐渐增多。但如婴儿居住地接近某种风媒花粉的来源处，在生后最初两年大量暴露于这些花粉，则可能较早出现症状，真菌孢子的直径较小很容易逃过鼻的监视进入下呼吸道。因此，只有当真菌变应原过多时才会滞留少许于鼻黏膜引起本病。

一些刺激物包括香水、烟草的烟、油漆、除臭剂等，以及空气污染物也可诱发鼻症状。

2. 发病机制和病理改变

现已知变应性鼻炎是由于特应性患儿吸入了变应原 (如尘螨、真菌、花粉等) 后，诱发了 IgE 介导的 Ⅰ 型超敏反应所致。最后导致鼻黏膜血管扩张、鼻充血、组织水肿、堵塞和分泌增加。

三、临床表现

来自不同国家的调查提示，近年来儿童变应性鼻炎的患病率在 1.3% 和 52% 之间，年长儿组患病率在 26% 和 29% 之间、变应性鼻炎有逐渐增加的趋势。主要由于环境因素所致。本病可发生于任何年龄包括幼婴，大多数患者症状于 20 岁前出现。约 75% 的哮喘儿童也有本病，由于鼻塞患者不得不用口呼吸，因此从口腔直接吸入的变应原较多，从而使哮喘加重。特应性儿童暴露于特殊的变应原越多，对它发生过敏的机会越大。

喷嚏、鼻痒、流清涕和鼻堵是变应性鼻炎的四大症状。喷嚏多于刚睡醒时发作，鼻塞常随体位变动而改变。鼻痒是过敏的特征性表现，使小儿不断用手指或手掌上下揉擦鼻前部。不少儿童因鼻痒常作歪门、耸鼻等奇异动作。较大儿童自诉嗅觉也丧失。鼻涕为清水样，也可因鼻堵或继发感染而变稠。儿童还可见眼眶下有灰蓝色环形暗影和皱褶呈变态反应性着色 (allergic shiners)。这是由于鼻甲肿大压迫蝶腭静脉丛，引起眼部睑静脉和眼角静脉淤血所致，也是特应性儿童眼鼻过敏的一个特征性表现本病婴儿表现多不典型，常以鼻塞为主。此外，患儿常存在鼻道高反应性，因而对各种非特异刺激易发生反应。患儿常有变态反应家族史。鼻腔内部的检查典型显示鼻甲水肿，常呈苍白或紫色，上盖有一薄层水样黏液。

常见合并症：①结膜炎：主要在眼球和眼睑结膜，有眼痒、流泪，或伴有结膜充血、水肿，偶尔波及角膜，合并眼症状包括眼痒多见于动物和季节性花粉所致者。②鼻窦炎：以前认为鼻窦发育较晚，故婴幼儿合并鼻窦炎者较少。根据当前的资料认为，1 岁以上就可能患鼻窦炎了。有研究证实儿童的鼻窦炎常伴发于变应性鼻炎，因而在治疗上还要针对基本的变态反应性方面。③鼻息肉：10 岁前合并者罕见。

四、诊断和鉴别诊断

1. 诊断

(1) 仔细询问病史：以便将本病与其他慢性鼻疾患相区别。

(2) 检查 EOS；以鼻黏膜拭子涂片染色，然后仔细检查 EOS，如 EOS ≥ 5% 有助于变应性鼻炎的诊断，但对 3 月以下的幼婴不具诊断意义。

(3) 血清 IgE 检测：在儿童特别是 1 岁以下的小儿，总 IgE 稍有升高就提示很可能具变态反应性或寄生虫感染，而特异性 IgE 的检测则对明确病因有好处。

(4) 皮肤试验：是明确病因的一个安全而简单的方法，且出结果快，很有实用价值。但应结合病史、体检和其他检查解释皮试的结果。

经上述检查后仍不能明确诊断，可进行眼结膜和鼻黏膜激发试验，有助于本病的诊断和病因诊断。由于前者出现的症状明显，痛苦轻微，特别适合于幼儿。

2. 鉴别诊断

(1) 常年性非变应性鼻炎：患者常年发病，在下述三条症状中有两条，诊断即可成立。浆液性或浆液黏液性分泌增多，鼻黏膜肿胀致鼻塞和阵发性喷嚏。

(2) 突发性鼻炎：过去称血管运动性鼻炎，主要表现为鼻塞和分泌增多，在儿童中罕见。

(3) 药物性鼻炎：反复使用鼻腔充血剂超过 5 ～ 7 天，在停药后可诱发反跳性充血，鼻塞加重，患者不得不继续使用，结果缓解症状的时间越来越短，使用的次数越来越频，最终导致刺激性药物性鼻炎。

五、治疗

1. 物理治疗

(1) 避免变应原和刺激物：是釜底抽薪，特别重要。

(2) 蒸气吸入和盐水喷雾或吸入，可使鼻充血暂时减轻和增加气流。盐水可稀释黏性分泌物、改善嗅觉。

(3) 运动：可使鼻气道阻力减小，减轻鼻塞。

2. 抗组胺药

一般作为第一线治疗药物。但它们有黏膜干燥，嗜睡等不良反应。新的非镇静抗组胺药作用持续时间较长，嗜睡较少见。抗组胺药对喷嚏、鼻痒和流涕有效，而对鼻充血所致的鼻塞无效。去敏灵是孕期较安全的药物，胎儿很少伴先天畸形。

3 减充血剂

减充血剂又名血管收缩剂。鼻用减充血喷雾剂和药水有新福林、羟甲唑啉和麻黄碱等。这类药物起效均在 10 分钟内。婴幼儿用得过多易兴奋，哭闹不眠。连续使用在停药后易出现药物性鼻炎。因此鼻用减充血剂连续用 7 天就应停药。

4. 抗炎剂

(1) 局部用色甘酸钠和奈多罗米：对 IgE 介导的早期和晚期反应均有效，但对喷嚏、清涕和鼻痒较鼻充血的效果更好，＜ 10% 的患者局部有喷嚏、鼻刺痛和烧灼感，较重病例效果不及鼻用皮质激素。

(2) 鼻用皮质激素：对变应性和非变应性鼻炎均有效，鼻内用皮质激素是安全的，但地塞米松可致全身吸收，只能短期使用。鼻内存在感染时应停用。皮质激素的效果发生于几天到几周后，不能期望在几分钟内见效，一般不主张往鼻甲注射皮质激素，因个别报告有致视力丧失的危险。口服或肌注皮质激素只在鼻用药无效时短期应用。

5. 抗胆碱药

长期局部用爱全乐相当安全。

这里提一下鼻用药的技术，点鼻或喷药时，头稍后仰并偏向点药一侧，点药方向略斜向外侧。然后维持这种姿势几秒钟，使药充分分布于鼻黏膜表面，不要将药喷向鼻中隔。

6. 免疫疗法 (IT)

少数由吸入变应原如花粉等引起的、其他方法治疗无效、年龄在 5 岁以上可以考虑应用。IT 不是完全治越变应性鼻炎，而是使 80% ～ 85% 的患者症状得到明显改善，并防止发展为哮喘。

7. LTs 拮抗剂

LTs 是诱发鼻症状的重要介质，因而 LTs 拮抗剂如扎鲁斯特、孟鲁斯特等是有用的，临床多与抗 H1 受体拮抗剂合用，不过这类药物的临床效果尚待进一步评价。

8. 关于外科手术问题

手术切除不是本病的根治方法，因为它不能改变变态反应状态。

第二节 支气管哮喘

一、概述

支气管哮喘 (bronchial asthma) 简称哮喘，是儿童期最常见的慢性呼吸道疾病。支气管哮喘是由多种细胞，包括炎性细胞 (嗜酸性粒细胞、肥大细胞、T 淋巴细胞、中性粒细胞等)、气道结构细胞 (气道平滑肌细胞和上皮细胞等) 和细胞组分参与的气道慢性炎症性疾病。这种慢性炎症导致易感个体气道高反应性，当接触物理、化学、生物等刺激因素时，发生广泛多变的可逆性气流受限，从而引起反复发作的喘息、咳嗽、气促、胸闷等症状，常在夜间和 (或) 清晨发作或加剧，多数患儿可经治疗缓解或自行缓解。全球约有 1.6 亿患者，各国患病率在 1% ～ 13% 不等，发达国家高于发展中国家，城市高于农村。70% ～ 80% 的儿童哮喘发病于 5 岁以前，约 20% 的患者有家族史，特应质或过敏体质 (atopy) 对本病的形成关系很大，多数患者有婴儿湿疹、过敏性鼻炎和 (或) 食物 (药物) 过敏史。儿童哮喘如诊治不及时，随病程的延长可产生气道不可逆性狭窄和气道重塑。因此，早期防治至关重要。为此，世界卫生组织 (WHO) 与美国国立卫生研究院心肺血液研究所制定了全球哮喘防治创议 (Global Initiative For Asthma，GINA) 方案，中华医学会儿科学分会呼吸学组 2008 年修订颁布了新的《儿童支气管哮喘诊断与防治指南》，目前已成为防治哮喘的重要指南。

二、病因病理

(一) 发病机理

哮喘的发病机理极为复杂，尚未完全清楚，与免疫、神经、精神、内分泌因素和遗传学背景密切相关。

1. 免疫因素

气道慢性炎症被认为是哮喘的本质。自 19 世纪 90 年代以来，通过大量临床病理研究发现，无论病程长短、病情轻重，哮喘患者均存在气道慢性炎症性改变。新近的研究表明哮喘的免疫学发病机制为：Ⅰ型树突状细胞 (DCI) 成熟障碍，分泌 IL-12 不足，使 THO 不能向 TH1 细胞分化；在 IL-4 诱导下 CD Ⅱ促进 THO 细胞向 TH2 发育，导致 TH1(分泌 IFN-γ 减少) TH2(分泌 IL-4 增高) 细胞功能失衡。TH2 细胞促进 B 细胞产生大量 IgE(包括抗原特异性 IgE) 和分泌炎症性细胞因子 (包括黏附分子) 刺激其他细胞 (如上皮细胞、内皮细胞、嗜碱性粒细胞、肥大细胞和嗜酸细胞等) 产生一系列炎症介质 (如白三烯、内皮素、前列腺素和血栓素 A2 等)，最终诱发速发型(IgE 增高)变态反应和慢性气道炎症。

2. 神经、精神和内分泌因素

哮喘患儿的 β- 肾上腺素能受体功能低下和迷走神经张力亢进，或同时伴有 α- 肾上腺能神经反应性增强，从而发生气道高反应性 (airway hyperresponsiveness，AHR)。气道的自主神经系统除肾上腺素能和胆碱能神经系统外，尚存在第二类神经，即非肾上腺素能非胆碱能 (nonadreneergic noncholinergic， NANC) 神经系统。NANC 神经系统又分为抑制性 NANC 神经系统 (i-NANC) 及兴奋性 NANC 神经系统 (e-NANC) 两者平衡失调，则可引起支气管平滑肌收缩。

3. 遗传学背景

哮喘具有明显遗传倾向，患儿及其家庭成员患过敏性疾病和特应性体质者明显高于正常人群。哮喘为多基因遗传性疾病，已发现许多与哮喘发病有关的基因(疾病相关基因)，如 IgE、IL-4、IL-13、T 细胞抗原受体 (TCR) 等基因多态性。但是，哮喘发病率在近 30 年来明显增高，不能单纯以基因变异来解释。

(二) 危险因素

(1) 吸入过敏原(室内：尘螨、动物毛屑及排泄物、蟑螂、真菌等；室外：花粉、真菌等)。

(2) 食入过敏原(牛奶、鱼、虾、鸡蛋和花生等)。

(3) 呼吸道感染(尤其是病毒及支原体感染)。

(4) 强烈的情绪变化。

(5) 运动和过度通气。

(6) 冷空气。

(7) 药物(如阿司匹林等)。

(8) 职业粉尘及气体。

以上为诱发哮喘症状的常见危险因素，有些因素只引起支气管痉挛，如运动及冷空气。有些因素可以突然引起哮喘的致死性发作，如药物及职业性化学物质。

三、病理和病理生理

哮喘死亡患儿的肺组织呈肺气肿，大、小气道内填满黏液栓。黏液栓由黏液、血清蛋白、炎症细胞和细胞碎片组成。显微镜显示支气管和毛细支气管上皮细胞脱落，管壁嗜酸性粒细胞和单核细胞浸润，血管扩张和微血管渗漏，基底膜增厚，平滑肌增生肥厚，杯状细胞和黏膜下腺体增生。

气流受阻是哮喘病理生理改变的核心，支气管痉挛、管壁炎症性肿胀、黏液栓形成和气道重塑均是造成患儿气道受阻的原因。

1. 支气管痉挛

急性支气管痉挛为速发型哮喘反应，是 IgE 依赖型介质释放所致 (Ⅰ型变态反应)，包括肥大细胞释放组胺、前列腺素和白三烯等。

2. 管壁炎症性肿胀

抗原对气道刺激后 6 ～ 24 小时发生的气道直径减小，是微血管通透性和漏出物增加导致气道黏膜增厚和肿胀所致。伴随或不伴随平滑肌收缩，为迟发型哮喘反应。

3. 黏液栓

黏液栓形成主要发生于迟发型哮喘，黏液分泌增多，形成黏液栓，重症病例黏液栓广泛阻塞细小支气管，引起严重呼吸困难，甚至发生呼吸衰竭。

4. 气道重塑

因慢性和反复的炎症损害，可以导致气道重塑 (airway remodelling)，表现为气道壁增厚和基质沉积、胶原沉积，上皮下纤维化，平滑肌增生和肥大，肌成纤维细胞增殖及黏液腺杯状细胞化生及增生，上皮下网状层增厚，微血管生成。

气道高反应 (airway hyperresponsiveness，AHR) 是哮喘的基本特征之一，指气道对多种刺激因素，如过敏原、理化因素、运动和药物等呈现高度敏感状态，在一定程度上反映了气道炎症的严重性。气道炎症通过气道上皮损伤、细胞因子和炎症介质的作用引起 AHR。

四、临床表现

咳嗽和喘息呈阵发性发作，以夜间和清晨为重。发作前可有流涕、打喷嚏和胸闷，发作时呼吸困难，呼气相延长伴有喘鸣声。严重病例呈端坐呼吸，恐惧不安，大汗淋漓，面色青灰。

体格检查可见桶状胸、三凹症，肺部满布哮鸣音，严重者气道广泛堵塞，哮鸣音反可消失，称“闭锁肺”(silent lung)，是哮喘最危险的体征。肺部粗湿啰音时现时隐，在剧烈咳嗽后或体位变化时可消失，提示湿啰音的产生是位于气管内的分泌物所致。在发作间歇期可无任何症状和体征，有些病例在用力时才可听到哮鸣音。此外在体格检查时还应注意鼻炎、鼻窦炎和湿疹。

哮喘发作在合理应用常规缓解药物治疗后，仍有严重或进行性呼吸困难者，称为哮喘危重状态 (哮喘持续状态，status asthmaticus)。表现为哮喘急性发作，出现咳嗽、喘息、呼吸困难、大汗淋漓和烦躁不安，甚至表现出端坐呼吸、语言不连贯、严重口唇紫绀、意识障碍及心肺功能不全的征象。

五、实验室检查

1. 肺功能检查

肺功能检查主要用于 5 岁以上的患儿，采用 FEV_1/ 用力肺活量 (FVC) 比率、呼气峰流速 (PEF) 了解有无气流受阻。$FEV_1/FVC < 70\% \sim 75\%$ 提示气流受阻，吸入支气管扩

张剂 15 ～ 20 分钟后增加 15% 或更多表明为可逆性气流受阻，是诊断哮喘的有力依据。PEF 的日间变异率是诊断哮喘和反映哮喘严重程度的重要指标。如日间变异率＞20%、使用支气管扩张剂后变异率增加 20% 可以诊断为哮喘。也可用组胺或乙酰甲胆碱激发试验。

2. 胸部 X 线检查

急性期胸片正常或呈间质性改变，可有肺气肿或肺不张。胸片还可排除肺部其他疾病，如肺炎、肺结核、气管支气管异物和先天性畸形等。

3. 过敏原测试

用多种吸入性过敏原或食物性过敏原提取液所做的过敏原皮肤试验是诊断变态反应的首要工具，提示患者对该过敏原过敏与否。目前常用皮肤点刺试验法和皮内试验法。血清特异性 IgE 测定也很有价值，血清总 IgE 测定只能反映是否存在特应质。

六、诊断和鉴别诊断

(一)诊断根据 GINA

中华医学会儿利学分会呼吸学组于 2008 年制定了我国的“儿童支气管哮喘诊断与防治指南”，2002 版方案并结合我国国情，修订了儿童哮喘和咳嗽变异性哮喘的诊断标准。

儿童哮喘诊断标准：

(1) 反复发作喘息、咳嗽、气促、胸闷，多与接触变应原、冷空气、物理、化学性刺激、呼吸道感染以及运动等有关，常在夜间和 (或) 清晨发作或加剧。

(2) 发作时在双肺可闻及散在或弥漫性，以呼气相为主的哮鸣音，呼气相延长。

(3) 上述症状和体征经抗哮喘治疗有效或自行缓解。

(4) 此外其他疾病所引起的喘息、咳嗽、气促和胸闷。

(5) 临床表现不典型者 (如无明显喘息或哮鸣音)，应至少具备以下 1 项：

①支气管激发试验或运动激发试验阳性。

②证实存在可逆性气流受限。支气管舒张试验阳性：吸入速效 β_2 受体激动剂 [如沙丁胺醇 (Salbutamol)] 后 15min 第一秒用力呼气量 (FEV_1) 增加≥ 12%。抗哮喘治疗有效：使用支气管舒张剂和口服 (或吸入) 糖皮质激素治疗 1 ～ 2 周后，FEV_1 增加≥ 12%；

③最大呼气流量 (PEF) 每日变异率 (连续监测 1 ～ 2 周)20%。符合第 1 ～ 4 条或第 4 ～ 5 条者，可以诊断为哮喘。

(二)5 岁以下儿童喘息的特点

1. 5 岁以下儿童喘息的临床表现和自然病程

喘息在学龄前儿童是非常常见的临床表现，非哮喘的学龄前儿童也会发生反复喘息。可将 5 岁以下儿童喘息分成 3 种临床表现：

(1) 早期一过性喘息：多见于早产和父母吸烟者，喘息主要是由于环境因素导致肺的发育延迟所致，年龄的增长使肺的发育逐渐成熟，大多数患儿在生后 3 岁之内喘息逐渐消失。

(2) 早期起病的持续性喘息 (指 3 岁前起病)：患儿主要表现为与急性呼吸道病毒感染相关的反复喘息，本人无特应证表现，也无家族过敏性疾病史。喘息症状一般持续至学龄期，部分患儿在 12 岁时仍然有症状。小于 2 岁的儿童，喘息发作的原因通常与呼吸道合胞病毒等感染有关，2 岁以上的儿童，往往与鼻病毒等其他病毒感染有关。

(3) 迟发性喘息 / 哮喘：这些儿童有典型的特应证背景，往往伴有湿疹，哮喘症状常迁延持续至成人期，气道有典型的哮喘病理特征。但是应该注意，第 1、2 种类型的儿童喘息只能通过回顾性分析才能做出鉴别。儿童喘息的早期干预有利于疾病的控制，因此不宜在对患者进行初始治疗时即进行如此分类。

2. 5 岁以下儿童喘息的评估

80% 以上的哮喘起始于 3 岁前，具有肺功能损害的持续性哮喘患者，其肺功能损害往往开始于学龄前期，因此从喘息的学龄前儿童中把可能发展为持续性哮喘的患儿识别出来进行有效早期干预是必要的。但是目前尚无特异性的检测方法和指标，可用于对学龄前喘息儿童作出哮喘的确定诊断。喘息儿童如具有以下临床症状特点时高度提示哮喘的诊断：

(1) 多于每月 1 次的频繁发作性喘息。

(2) 活动诱发的咳嗽或喘息。

(3) 非病毒感染导致的间歇性夜间咳嗽。

(4) 喘息症状持续至 3 岁以后。

哮喘预测指数能有效地用于预测 3 岁内喘息儿童发展为持续性哮喘的危险性。哮喘预测指数：在过去 1 年喘息≥ 4 次，具有 1 项主要危险因素或 2 项次要危险因素。

主要危险因素包括：

①父母有哮喘病史。

②经医生诊断为特应性皮炎。

③有吸入变应原致敏的依据。

次要危险因素包括：

①有食物变应原致敏的依据。

②外周血嗜酸性粒细胞≥ 4%。

③与感冒无关的喘息。

如哮喘预测指数阳性，建议按哮喘规范治疗。尽管存在过度治疗的可能性，但与使用抗生素相比，抗哮喘药物治疗能明显减轻学龄前儿童喘息发作的严重程度和缩短喘息时间。因此，对于反复喘息而抗生素治疗无效的学龄前儿童建议使用抗哮喘药物诊断性治疗 2 ～ 6 周后进行再评估。必须强调，学龄前喘息儿童大部分预后良好，其哮喘样症状随年龄增长可能自然缓解。因此，对这些患儿必须定期 (3 ～ 6 个月) 重新评估以判断是否需要继续抗哮喘治疗。

（三）咳嗽变异性哮喘的诊断

咳嗽变异性哮喘 (CVA) 是儿童慢性咳嗽最常见原因之一，以咳嗽为唯一或主要表现，不伴有明显喘息。诊断依据：

(1) 咳嗽持续＞ 4 周，常在夜间和 (或) 清晨发作或加重，以干咳为主。

(2) 临床上无感染征象，或经较长时间抗生素治疗无效。

(3) 抗哮喘药物诊断性治疗有效。

(4) 排除其他原因引起的慢性咳嗽。

(5) 支气管激发试验阳性和 (或)PEF 每日变异率 (连续监测 1 ～ 2 周) ≥ 20%。

(6) 个人或一、二级亲属特应性疾病史，或变应原检测阳性。

以上 1 ～ 4 项为诊断基本条件。

由于年幼儿患哮喘其临床特点、治疗及其预后均有别于年长儿，中华儿科学会呼吸学组 1988 年提出婴幼儿哮喘诊断标准，从最初的 8 项评分到 1992 年的 5 项评分，直至 1998 年的不评分诊断。婴幼儿哮喘诊断的提出对我国儿童哮喘的早期诊断和防治起到了积极的作用。但是根据 GINA 方案以及美国、英国等许多国家的儿童哮喘诊疗指南，哮喘可以发生于儿童的各个年龄段，所以儿童哮喘的诊断不应以年龄诊断，2003 年我国儿童哮喘防治常规中没有单独列出婴幼儿哮喘。尽管不以年龄命名诊断哮喘，仍需要强调在哮喘诊断、鉴别诊断、检查、治疗等方面，儿童不同年龄段存在的不同特点。

（四）哮喘诊断和病情监测评估的相关检查

1. 肺功能检测

肺功能检测有助于确诊哮喘，也是评估哮喘病情严重程度和控制水平的重要依据之一。对于 FEV_1 ≥正常预计值 70% 的疑似哮喘患儿，可选择支气管激发试验测定气道反应性，对于 FEV_1 ＜正常预计值 70% 的疑似哮喘患儿，选择支气管舒张试验评估气流受限的可逆性，支气管激发试验阳性、支气管舒张试验阳性或 PEF 每日变异率 (连续监测 1 ～ 2 周) ≥ 20% 均有助于确诊哮喘。

2. 过敏状态检测

吸入变应原致敏是儿童发展为持续性哮喘的主要危险因素，儿童早期食物致敏可增加吸入变应致敏原的危险性，并可预测持续性哮喘的发生。因此，对于所有反复喘息怀疑哮喘的儿童，尤其无法配合进行肺功能检测的学龄前儿童，均推荐进行变应原皮肤点刺试验或血清变应原特异性 IgE 测定，以了解患者的过敏状态，协助哮喘诊断。也有利于了解导致哮喘发生和加重的个体危险因素，有助于制定环境干预措施和确定变应原特异性免疫治疗方案。

3. 气道无创炎症指标检测

痰或诱导痰中嗜酸性粒细胞、呼出气一氧化氮 (FeNO) 水平等，可作为哮喘气道炎症指标。虽然目前尚无前瞻性研究证实这些无创炎症指标在儿童哮喘诊断中的确切价值，但这些指标的监测有助于评估哮喘的控制水平和制定最佳哮喘治疗方案。

七、治疗

哮喘的治疗目标：①有效控制急性发作症状，并维持最轻的症状，甚至无症状；②防止症状加重或反复；③尽可能将肺功能维持在正常或接近正常水平；④防止发生不可逆的气流受限；⑤保持正常活动(包括运动)能力；⑥避免药物的不良反应；⑦防止因哮喘死亡。

治疗原则为长期、持续、规范和个体化治疗。急性发作期治疗重点为抗炎、平喘，以便快速缓解症状；慢性缓解期应坚持长期抗炎，降低气道反应性，防止气道重塑，避免危险因素和自我保健。

治疗哮喘的药物包括缓解药物和控制药物。缓解药物能快速缓解支气管收缩及其他伴随的急性症状，用于哮喘急性发作期，包括：①吸入型速效 β_2 受体激动剂；②全身性糖皮质激素；③抗胆碱能药物；④口服短效 β_2 受体激动剂；⑤短效茶碱等。控制药物是抑制气道炎症需长期使用的药物，用于哮喘慢性持续期，包括：①吸入型糖皮质激素；②白三烯调节剂；③缓释茶碱；④长效 β_2 受体激动剂；⑤肥大细胞膜稳定剂；⑥全身性糖皮质激素等。

1. 哮喘急性发作期治疗

(1) β_2 受体激动剂：β_2 受体激动剂是目前临床应用最广的支气管舒张剂。根据起作用的快慢分为速效和缓慢起效两大类，根据维持时间的长短分为短效和长效两大类。吸入型速效 β_2 受体激动剂疗效可维持 4 ～ 6 小时，是缓解哮喘急性症状的首选药物，严重哮喘发作时第 1 小时可每 20 分钟吸入 1 次，以后每 2 ～ 4 小时可重复吸入。药物剂量：每次沙丁胺醇 2.5 ～ 5.0mg 或特布他林 2.5 ～ 5.0mg。急性发作病情相对较轻时也可选择短期口服短效 β_2 受体激动剂如沙丁胺醇片和特布他林片等。

(2) 全身性糖皮质激素：病情较重的急性病例应给予口服泼尼松短程治疗(1 ～ 7 天)，每日 1 ～ 2mg/kg，分 2 ～ 3 次。一般不主张长期使用口服糖皮质激素治疗儿童哮喘。严重哮喘发作时应静脉给予甲基泼尼松龙，每日 2 ～ 6mg/kg，分 2 ～ 3 次输注，或琥珀酸氢化可的松或氢化可的松，每次 5 ～ 10mg/kg。必要时可加大剂量。一般静脉糖皮质激素使用 1 ～ 7 天，症状缓解后即停止静脉用药，若需持续使用糖皮质激素者，可改为口服泼尼松。

(3) 抗胆碱能药物：吸入型抗胆碱能药物如溴化异丙托品舒张支气管的作用比 β_2 受体激动剂弱，起效也较慢，但长期使用不易产生耐药，不良反应少。

(4) 短效茶碱：短效茶碱可作为缓解药物用于哮喘急性发作的治疗，主张将其作为哮喘综合治疗方案中的一部分，而不单独应用治疗哮喘。需注意其不良反应，长时间使用者，最好监测茶碱的血药浓度。

2. 哮喘慢性持续期治疗

(1) 吸入型糖皮质激素：吸入型糖皮质激素 (ICS) 是哮喘长期控制的首选药物，也是目前最有效的抗炎药物，优点是通过吸入，药物直接作用于气道黏膜，局部抗炎作用强，全身不良反应少。通常需要长期、规范吸入 1 ～ 3 年才能起预防作用。目前临床上常用的吸入型糖皮质激素有布地奈德、丙酸氟替卡松和丙酸倍氯米松。每 3 个月应评估病情，以决定升级治疗、维持目前治疗或降级治疗。

(2) 白三烯调节剂：分为白三烯合成酶抑制剂和白三烯受体拮抗剂，该药耐受性好，副作用小，服用方便。白三烯受体拮抗剂包括孟鲁司特和扎鲁司特。

(3) 缓释茶碱：缓释茶碱用于长期控制时，主要协助 ICS 抗炎，每日分 1 ～ 2 次服用，以维持昼夜的稳定血药浓度。

(4) 长效 β_2 受体激动剂：药物包括福莫特罗、沙美特罗、班布特罗及丙卡特罗等。

(5) 肥大细胞膜稳定剂：肥大细胞膜稳定剂色甘酸钠，常用于预防运动及其他刺激诱发的哮喘，治疗儿童哮喘效果较好，副作用小，在美国等国家应用较多。

(6) 全身性糖皮质激素：在哮喘慢性持续期控制哮喘发作过程中，全身性糖皮质激素仅短期在慢性持续期分级为重度持续患儿，长期使用高剂量 ICS 加吸入型民效 β_2 受体激动剂及其他控制药物疗效欠佳的情况下使用。

(7) 联合治疗：对病情严重度分级为重度持续和单用 ICS 病情控制不佳的中度持续的哮喘提倡长期联合治疗，如 ICS 联合吸入型长效 β_2 受体激动剂、ICS 联合白三烯调节剂和 ICS 联合缓释茶碱。

3. 哮喘持续状态的处理

(1) 氧疗：所有危重哮喘患儿均存在低氧血症，需用密闭面罩或双鼻导管提供高浓度湿化氧气，初始吸氧浓度以 40% 为宜，流量 4 ～ 5L/min。

(2) 补液、纠正酸中毒：注意维持水、电解质平衡，纠正酸碱紊乱。

(3) 糖皮质激素：全身应用糖皮质激素作为儿童危重哮喘治疗的一线药物，应尽早使用。病情严重时不能以吸入治疗替代全身糖皮质激素治疗，以免延误病情。

(4) 支气管扩张剂的使用：可用：①吸入型速效 β_2 受体激动剂；②氨茶碱静脉滴注；③抗胆碱能药物；④肾上腺素皮下注射，药物剂量：每次皮下注射 1:1000 肾上腺素 0.01mL/kg，儿童最大不超过 0.3mL。必要时可每 20 分钟使用 1 次，不能超过 3 次。

(5) 镇静剂：可用水合氯醛灌肠，慎用或禁用其他镇静剂；在插管条件下，亦可用地西泮镇静，剂量为每次 0.3 ～ 0.5mg/kg。

(6) 抗生素酌情使用：儿童哮喘发作主要由病毒引发，抗生素不作为常规应用，如同时发生下呼吸道细菌感染则选用病原体敏感的抗菌药物。

(7) 辅助机械通气指征为：①持续严重的呼吸困难；②呼吸音减低或几乎听不到哮鸣音及呼吸音；③因过度通气和呼吸肌疲劳而使胸廓运动受限；④意识障碍、烦躁或抑制，甚至昏迷；⑤吸氧状态下发绀进行性加重；⑥ $PaO_2 \geqslant 65mmHg$。

八、预防复发及教育管理

1. 避免危险因素

应避免接触过敏原，积极治疗和清除感染灶，去除各种诱发因素 (吸烟、呼吸道感染和气候变化等)。

2. 特异性免疫治疗

在无法避免接触过敏原或药物治疗无效时，可考虑针对过敏原的特异性免疫治疗，需要在有抢救措施的医院进行。对其远期疗效和安全性尚待进一步研究和评价，且过敏原制备的标准化及纯化也有待加强及规范。特异性免疫治疗应与抗炎及平喘药物联合，坚持足够疗程。

3. 哮喘的教育与管理

哮喘患儿的教育与管理是提高疗效、减少复发、提高患儿生活质量的重要措施。通过对患儿及家长进行哮喘基本防治知识的教育，调动其对哮喘防治的主观能动性，提高依从性，避免各种危险因素，巩固治疗效果，提高生活质量。

九、预后

儿童哮喘的预后较成年人好，病死率约为 2/10 万～ 4/10 万，约 70% ～ 80% 年长后症状不再反复，但仍可能存在不同程度气道炎症和高反应性，30 % ～ 60% 的患儿可完全治愈。

第三节　湿　疹

一、概述

湿疹 (eczema) 是一种常见的由多种内外因素引起的与变态反应有密切关系的皮肤病。临床上多伴有轻重不等的瘙痒，多种形态的皮肤损害，时有渗出以及反复发作的特点。小儿时期以婴儿湿疹最为常见，其次是儿童湿疹。其中包括一小部分异位性皮炎的小儿。

异位性皮炎 (atopic dermatitis)，又称为遗传过敏性湿疹，或特应性皮炎，是与遗传和过敏体质密切相关的疾病。可以发生在任何年龄，包括婴儿期、幼儿期、儿童期及成人期。家族中常有哮喘或过敏性鼻炎等病史。除皮炎症状外，常患其他变态反应性疾病，如哮喘、过敏性鼻炎、荨麻疹等。血清中可产生对花粉、真菌、昆虫、食物、细菌产物以及其他抗原的特异性 IgE 抗体。患儿对食物、尘螨、真菌孢子、小动物的皮毛或分泌物等过敏，血中总 IgE 及周围血嗜酸性粒细胞增高，随着年龄增大，皮肤损害逐渐局限四肢屈侧 (肘窝、腋窝)，伴剧烈瘙痒，反复不越，直至儿童期，以至延续到成人期，表现出典型的异位性皮炎临床表现。异位性皮炎在婴儿期，其临床表现与婴儿湿疹非常相像，不易区别，因此我们一般用婴儿湿疹为统括。

二、病因病理

小儿湿疹因其年龄不同，临床表现也不一样，现将婴儿湿疹和儿童湿疹的分别叙述如下：

婴儿湿疹 (infantile eczerna) 是一种常见的、由内外因素引起的一种过敏性皮肤炎症。皮损以丘疱疹为主的多形性损害，有渗出倾向，反复发作，急、慢性期重叠交替，伴剧烈瘙痒，病因常常难以确定，本病约占北京儿童医院皮肤科门诊患者的二分之一。

（一）病因

婴儿湿疹的病因较复杂，其发病与多种内外因素有关，有时很难明确具体的病因。消化道摄入食物性变应原，如鱼、虾、牛羊肉、鸡蛋等致敏因素，使体内发生Ⅰ型变态反应。婴儿湿疹的高度发病率主要是由于患儿皮肤角质层薄，毛细血管网丰富，以及内皮含水及氯化物较多，因而容易发生变态反应。此外，机械性摩擦，如唾液和溢奶经常刺激，也是本病的诱因。护理不当，如过多使用较强的碱性肥皂，过高营养，以及肠内异常消化等也可引起本病。有些婴儿，尤其在新生儿时期，由于母体雌性激素通过胎盘传给胎儿，以致新生儿皮脂增多，易致脂溢性湿疹。某些外在因素，如阳光、紫外线、寒冷、湿热等物理因素，接触丝织品或人造纤维，外用药物，以及皮肤细菌感染等均可引起湿疹或加重其病情。

（二）病理

急性期同接触性皮炎。慢性期为表皮角化亢进及角化不全，棘层肥厚，表皮突增宽下延，真皮乳头层增厚，浅层血管周围有淋巴细胞，组织细胞及少许嗜酸性细胞浸润。

三、临床表现

起病大多在生后 1 ～ 3 个月，6 个月以后逐渐减轻，1 岁半以后大多数患儿逐渐自越。一部分患儿延至幼儿或儿童期。病情轻重不一。皮疹多见于头，面部，如额部、双颊、头顶部，以后逐渐蔓延至颏、颈、肩、背、臀、四肢，甚至可以泛发全身。

初起时为散发或群集小红丘疹或红斑，逐渐增多，并可见小水疮，黄白色鳞屑及痂皮，可有渗出、糜烂及继发感染。因瘙痒患儿烦躁不安，夜间哭闹，影响睡眠。由于湿疹的病变在表皮，越后不留瘢痕。

（一）临床上可按发病过程分为三期

1. 急性期

起病急，皮肤表现为多数群集的小红丘疹及红斑，基底水肿，很快变成丘疱疹及小水疱，疱破后糜烂，有明显的黄色渗液或覆以黄白色浆液性痂，厚薄不一，逐渐向四周蔓延，外围可见散在小丘疹。面部皮肤可有潮红及肿胀。间擦部位，如腋下、腹股沟部、肛门周围等处可以受累，常合并擦烂。如护理不当可继发感染，或导致湿疹泛发全身。此期患儿夜不能眠、烦躁不安，含并感染者可有低热。

2. 亚急性期

可因治疗不当或由急性期湿疹演变而来，此期渗出红肿、结痂逐渐减轻。皮损以小丘疹为主，时有白色鳞屑，或残留少许丘疱疹及糜烂面，此时痒感稍见轻，可持续很长时间。

3. 慢性期

多由急性、亚急性期湿疹演变而来，也可一开始就是慢性期的表现。反复发作，多见于 1 岁以上的婴幼儿。皮损以皮肤粗糙、肥厚、丘疹、鳞屑及色素沉着为主要表现，极少数可发生苔藓样化。分布在四肢，尤其四窝处较多。若发生在跖或关节部位，可发生皲裂而出现疼痛。如治疗不当，或在一定诱因下，随时可以急性发作，自觉剧烈瘙痒。

（二）婴儿湿疹按皮肤损害分为三型

1. 脂溢型

多见于 1 ～ 3 个月的小婴儿，其前额、颊部、眉间皮肤潮红，被覆黄色油腻性鳞屑，头顶部可有较厚的黄浆液痂；严重时，颏下、后颈、腋及腹股沟可有擦烂、潮红及渗出；其母孕期常常有脂溢性皮炎或较严重的痤疮。患儿一般在 6 个月后改善饮食时可以自越。

2. 渗出型

多见于 3 ～ 6 个月肥胖的婴儿。先出现于头面部。除口鼻周围不易发生外，两面颊可见对称性小米粒大小红色小丘疹，间有小水疱及红斑，基底浮肿，片状糜烂渗出，黄浆液性结痂较厚。因搔抓常见出血，有黄棕色软痂皮。剥去痂皮后露出鲜红湿烂面，呈颗粒状，表面易出血。如不及时治疗，可向躯干，四肢及全身蔓延，并可引发感染。

3. 干燥型

多见于 6 个月～ 1 岁小儿，可一开始就是干燥型表现，或亚急性期以后。皮损表现为丘疹、红肿、硬性糠皮样鳞屑及结痂，无渗出，常见于面部、躯干及四肢侧伸面。往往合并不同程度的营养不良。

以上三种类型湿疹可以同时存在，三期皮损也可发生于任何一型湿疹，三期可以互相转化和重叠。

由于病因复杂难以确定而反复发作。剧烈地搔抓可继发感染，引起局部淋巴结肿大，极少数病例可发生全身感染，导致败血症或毒血症，临床上可出现精神不振、高热、乏力、腹泻等症状，周围血中性粒细胞增高，有时出现中毒颗粒。

四、诊断与鉴别诊断

根据发病年龄、皮疹的多形性表现，瘙痒和反复发作，不难诊断。耳后、腹股沟、肛周、颈颊部的急性期湿疹应与擦烂鉴别。后者多发生在肥胖婴儿，好发于夏季，因湿热、流涎、腹泻及不注意局部皮肤清洁所致。

有时需要与接触性皮炎鉴别，此病有接触史，皮肤损害发生于接触部位，边界清楚。怀疑有接触因素时可用斑贴试验鉴别。但在新生儿期及婴幼儿期，斑贴试验往往既不易表现亦不够准确。

在尿布区域或肛周、腋下等处发生湿疹时，须与尿布皮炎及念珠菌感染相鉴别。尿布皮炎位于尿布区域、会阴及股内侧，境界清楚的弥漫性红斑、丘疹、丘疱疹及鳞屑。勤换洗尿布，选择干爽型纸尿裤，保持尿区域的清洁干燥即可治愈。念珠菌感染则为淡红色斑片及扁平小丘疹，边缘隆起，境界清楚，边缘可有少量鳞屑。很容易查到真菌，同时常合并鹅口疮、口角炎等。

五、治疗

1. 病因治疗

应回避致敏原，较大儿童常可能的致敏物如室尘、羽毛、兽毛、毛织品、花粉等，应设法避免接触。如有慢性病灶，如扁桃体炎，也可考虑切除，疑与蛔虫有关的病例可每隔 3 ～ 6 个月给驱蛔药 1 次。

2. 对症治疗

(1) 外用药为主。同婴儿湿疹治疗对于顽固性皮损，用 2/3 糠馏油软膏或普连膏加中强效局部外用皮质类固醇激素类药膏混合外涂，必要时用塑料薄膜覆盖，绷带包扎，每隔 1 ～ 2 日封包 1 次。一般不超过一周，即改外用。

(2) 内用药：抗组织胺类药物：扑尔敏、异丙嗪，苯海拉明等单一或轮流内服，有较好的止痒和抗过敏效果：第一代无明显镇静作用的抗组织胺药：盐酸西替利嗪 (商品名：仙特明)，2 岁以上儿童，每次 5mg，每日 1 次；12 岁以上儿童，每次 10mg，每日 1 次。氯雷他定 (商品名：开瑞坦)，服药剂量同仙特明、息斯敏及特非那丁与大环内酯类或咪唑类药物同服时，会增加心脏的毒副作用，导致 Q-R 间期延长，应予注意。有继发感染时，酌情应用抗生素、适量用维生素 C 及钙剂是必要的。

发生在肛周的儿童期湿疹，常由蛲虫所致，称为蛲虫性湿疹。治疗应以驱虫为主，辅以外用湿疹软膏。

3. 瘙痒及干燥的处理

有效地控制皮肤干燥及瘙痒是治疗慢性湿疹，尤其是异位性皮炎患儿的一个重要环节。润肤剂对皮肤干燥有效，并可减轻瘙痒。患儿应在温热水中沐浴，每次 15 分钟左右，沐浴后 3 ～ 5 分钟内、皮肤潮湿时外用润肤剂。此时皮肤透皮吸收作用较强。每日或隔日 1 次，以纠正皮肤干燥，缓解瘙痒症状。

第四节　接触性皮炎

接触性皮炎(cnntact dermatitis)是由于皮肤或黏膜直接接触了某些外界变应原物质后，在接触部位所发生的急性炎性反应，在小儿时期本病并非少见。

一、原因

能引起接触性皮炎的物质较多，通常分化学性、植物性及动物性三大类。

1. 化学性

某些外用药，如抗生素软膏、硫黄软膏、水杨酸软膏、樟脑、薄荷、酒精、碘酒、红汞、清凉油、高锰酸钾、扑粉、痱子粉等、某些中药，如五虎丹，京红粉药膏(内含有汞)，云南白药，以及一些小膏药。还有某些化学原料、镍、铬等金属及其制品、机油、染料(尤其某些衣料内含有偶氮染料)、农药及灭虫剂如六六六、敌敌畏等。其他，如来苏儿、橡皮膏、塑料玩具、药皂、洗衣粉，以及香脂、香水、彩妆、染发剂等化妆品都可引起本病。

2. 植物性

某些植物如漆树、除虫菊、荨麻、野葛、银杏、无花果、猫眼草等。

3. 动物性

如动物的毛、羽毛、毛虫的毒素、动物的皮革等。

对儿童皮炎做斑贴试验，有资料统计，前7位致敏原分别为：硫柳汞，氯化钴，硫酸新霉素，硫酸镍，对羟丁基苯酚甲醛树脂，甲醛及芳香混合物。提示其发病与接触杀菌剂、各种玩具及护肤化妆品有关。

沙土性皮炎，撒手性皮炎多是儿童接触沙土、水等导致的。

根据致病的机制可分以下两类：

(1) 原发刺激：是指接触物本身具有强烈的刺激性，任何人接触后均可能发生皮炎。发病的时间和反应的程度与刺激物的性质、浓度和接触的时间长短有关。一般指强酸、强碱、去污粉等化学物质引起的皮炎。

(2) 变态反应：接触物本身不具有强烈的刺激性，不是每个人接触后均能发病，仅有少数人接触后在皮肤、黏膜上发生急性皮炎。这是由于接触物质属于小分子半抗原，与表皮蛋白结合后，形成完全抗原，获得了抗原性，引起Ⅳ型变态反应。首次接触后，须经4～5天以至21天的潜伏期，才发生敏感作用。以后再度接触，则在12～72小时之后即可出现皮炎。

二、临床表现

皮损的特点是局限于接触部位，多为境界清楚。如果接触物为气体或粉尘，则皮炎多发生在身体的暴露部位，如面部、颈、四肢、双手背等，呈弥漫性，而无一定的鲜明界限。皮损的性质、形态、范围及严重程度，取决于接触物的性质、浓度、接触方式及每个人的过敏程度。一般轻型皮损表现为局部潮红、发生红斑，轻度水肿，并有少许密集的丘疹。重型则出现皮肤肿胀，有大小不等的表浅水疱，甚至可发生糜烂及坏死，并有血液或浆液性分泌物渗出。患儿烦躁不安，伴有痒感或灼痛感。痒感大多剧烈，有时发生在皮疹出现之前。少数患者因搔抓将接触物质带到全身，引起全身泛发性急性皮炎，此时可发生高热、恶心和头痛，并可引起继发感染。皮疹大多在 1 ~ 2 周内消退。但如有关接触物质继续存在，则皮疹持续不退。反复搔抓可使皮炎转为慢性，局部表现为色素沉着及苔藓样变。

夏天儿童在草丛或树下玩耍，由于植物或昆虫毒毛刺激，可发生颈、背及四肢部位的皮炎；由于尿布粗糙、不干爽，或大小便后未及时更换，会导致婴幼儿臀部、外阴、股部等尿布区出现红斑、丘疹、丘疱疹及糜烂，称为尿布皮炎。玩具表面的涂料能引起口周皮炎；玩游戏机及汗液刺激能引起指端皮炎；胶鞋及足底多汗，可引起足底浸渍皮炎。秋冬等干燥季节，因经常用舌舔口唇及口周围皮肤，而在口周出现一圈红斑、脱皮及放射状小裂口，称为舌舔皮炎。吃芒果后，某些儿童由于吃杧果，口周接触杧果及杧果汁刺激，而在口周出现红斑、丘疹及脱皮，伴有瘙痒或轻度疼痛，称为杧果皮炎；西红柿汁、菜汤及口水等也可刺激口周皮肤而出现常见的小儿接触性皮炎。

除直接接触外源性抗原可导致接触性皮炎外，在个体已致敏状态下，当口服、静点、皮肤穿透或吸入的半抗原还可以通过循环系统到达皮肤而发生皮肤炎症性疾病，此称为系统性接触性皮炎。近年来，人们越来越重视皮肤的速发型接触反应（ICR），是接触性皮炎的一种特殊类型，即接触致敏原后，短时间内出现暂时性风团样红斑，随后出现湿疹样反应：引起 ICR 的原因很多，其中以杧果、香蕉、西红柿、橘子、猕猴桃、苹果、黄瓜等食物为最常见的原因。诊断速发型接触反应，一般靠局部接触史，临床症状及皮肤诊断实验，如摩擦、应用点刺、划痕等实验。

三、诊断

本病皮肤损害，外观与湿疹无明显区别，确定诊断主要依靠下列几点：①有变应原接触史，接触物与皮疹有直接关系；②无遗传及家族史；③病变多局限于接触部位，境界清楚；④除去原因后，损害较快消退，若再接触可再发病；⑤斑贴试验用来查找致敏因素，并用于接触性皮炎的诊断。在小儿作斑贴试验时应慎重，特别要注意适当的浓度，以免引起皮炎再发。

试验部位多选用前臂内侧，亦可选胸、背及接近病变附近皮肤。观察结果：阴性时标记 (−)，阳性时按其强度分别标记：(±) 为可疑阳性，仅有轻度红斑；(+) 为弱阳性，红斑、浸润，可见少量丘疹；(++) 为中阳性，红斑、浸润、丘疹及水疱；(+++) 为强阳性，红斑、浸润明显，广泛水疱出现大疱。此方法为国际接触性皮炎研究小组 (ICDRG) 所推荐。

目前多采用 Finn 斑试小室，将试验物配成合适浓度后置入碟内，放置于受试部位皮肤上，固定 48 小时后取下贴敷试剂，在 72 小时观察反应。若超出 6 天为阳性，为迟发反应，因此 7 天时可再观察一次。

四、治疗

排除病因并避免接触，是治疗接触性皮炎有效方法之一。其二为局部治疗，方法与婴儿湿疹基本相同，可按急性、亚急性及慢性期的治疗原则，对症处理。有大疱时，无菌穿刺抽液。有继发感染时，则选用抗生素软膏，必要时可内服抗生素。严重有泛发或大片水疱渗出时，可系统用内服皮质类固醇，以早服、足量、短程为原则。可用抗组织胺类药物、钙剂。

第八章　小儿常见危重急症

第一节　心跳、呼吸骤停与心肺复苏

心跳呼吸骤停 (cardiopulmonary arrest，CPA) 是儿科最危急和最严重的临床状态，表现为呼吸、心跳停止，意识丧失或抽搐，脉搏消失、血压测不出，心电图示心动极缓，停搏型或心室纤颤。采用急救手段使已中断的呼吸和心跳恢复称为心肺复苏 (cardiopulmonary resuscitation，CPR)。心跳呼吸骤停后的缺氧可造成脑细胞功能损伤甚至于不可逆的脑损伤，因此进行 CPR 的同时应采取积极措施促使脑功能的恢复称为脑复苏 (cerebral resuscitation，CR)。目前常称为心肺脑复苏 (cardLiopulmonaey cerebral resuscitation，CPCR)。

一、原因

引起心跳呼吸骤停的病因较多。有些可先致心跳停止，继而导致呼吸停止；有些则先导致呼吸停止，继而引起心跳停止；两者相继发生，互为因果，甚至两者几乎同时发生。

1. 呼吸骤停病因

(1) 急性气道梗阻：如气管异物、胃食管反流、喉痉挛、喉水肿、白喉黏膜堵塞、强酸强碱气道灼伤、重症肺炎和哮喘持续状态等。此外，尚有各种原因引起的新生儿窒息。

(2) 意外：如溺水、颈绞缢、严重创伤等。

(3) 中毒或药物过敏：如安眠药中毒，氰化物、一氧化碳、有机磷、有机氟、箭毒等中毒；青霉素等药物过敏。

(4) 中枢神经系统疾病：如颅脑创伤、颅内各种炎症、中毒性脑病、脑血管意外、脑肿瘤、脑水肿、脑疝等。

(5) 神经肌肉疾病：如急性感染性多神经根炎、进行性脊髓性肌萎缩、晚期皮肌炎等。

(6) 代谢性疾病：如低钙性喉痉挛、新生儿低血糖、甲状腺功能低下等。

(7) 胸廓损伤或双侧张力性气胸。

(8) 继发于心搏骤停或惊厥后。

(9) 婴儿猝死综合征。

2. 心搏骤停病因

(1) 心脏疾病：心肌病尤其是肥厚型心肌病、各种心肌炎 (病毒性、中毒性等)、先天性心脏病、严重心律失常等。

(2) 意外事故：电击、烧伤、颅脑或胸部严重创伤等。

(3) 药物中毒或过敏：洋地黄、奎尼丁、氯化钾、锑剂、氯喹等药物中毒，青霉素、普鲁卡因等药物过敏，血清反应等。

(4) 严重低血压：感染性休克、失血性休克、严重脱水等。

(5) 电解质与酸碱平衡紊乱：血钾过高或过低、严重酸中毒、低血钙等。

(6) 医疗过程中的意外：麻醉意外、心脏手术、心导管检查、心血管造影、支气管镜检查、纤维胃镜检查等。

(7) 继发于呼吸骤停或呼吸衰竭。

(8) 婴儿猝死综合征。

有 Richman. PB1966 ～ 1997 年间有关 CPA 的文献，归纳出小儿心搏骤停的最常见原因依次为：心脏疾病 (肥厚型心肌病、心肌炎)，呼吸道疾病 (肺炎、会厌炎和哮喘)，癫痫发作，低血容量 (胃肠道出血、异位妊娠出血等)，药物中毒 (三环类抗抑郁药、可卡因等)。Barr. P 等研究结果显示新生儿心跳呼吸骤停几乎都由缺氧引起，少数 (＜ 5%) 由心律失常所致。

二、病理生理

1. 缺氧与代谢性酸中毒

呼吸心搏骤停时首先导致机体缺氧。心搏一旦停止，氧和血的有效循环中断，供氧立即终止，随之组织缺氧并出现无氧糖酵解，产生过多乳酸而致代谢性酸中毒。严重缺氧可使心肌传导抑制，引起心律失常及心动过缓；酸中毒可抑制心肌收缩力，降低心房纤颤的电阈值，易发生心室纤颤、停搏。缺氧后心肌细胞无氧代谢导致 ATP 产生减少、致使钠泵运转障碍，Na^+ 和 H^+ 向细胞内移动，水亦随之进入胞内造成心肌细胞水肿；而 K^+ 从细胞内逸出，细胞外高钾血症和酸中毒可加重心肌病理损伤，促使或加重心室纤颤而停搏。缺氧可对脑造成严重损害。

2. 二氧化碳潴留与呼吸性酸中毒

呼吸心搏骤停后，体内二氧化碳 (CO_2) 以每分钟 0.4 ～ 0.8kPa(3 ～ 6mmHg) 速度潴留，造成呼吸性酸中毒。CO_2 浓度增高可抑制窦房结和房室结的兴奋与传导，引起心动过缓和心律失常，并可直接抑制心肌收缩力。CO_2 增加和酸中毒可致脑血管扩张和通透性增加，造成脑水肿。CO_2 持续过多还可造成 CO_2 麻醉，直接抑制呼吸中枢。

3. 能量代谢受累与能量衰竭

葡萄糖无氧酵解时所产生的 ATP 仅为有氧代谢的 1/19，因此呼吸心跳停止后能量供应大为减少并最终至能量衰竭。心肌缺血 3 ～ 10 分钟，ATP 储备即少于 50%，心肌即失去复苏可能。

4. 水电解质平衡紊乱

由于能量衰竭，细胞膜钠泵功能减速，Na^+ 和水进入胞内造成胞内水肿，而 K^+ 则外流造血细胞外高钾。

5. 脑损伤

呼吸心搏骤停对脑的损伤包括缺氧损伤和脑血流再灌注损伤。

(1) 缺氧对脑的损伤：脑耗氧量占全身的 20%～50%，年龄越小脑耗氧量所占比例越高，因此脑组织对缺氧最敏感。心跳停止 1～2 分钟，脑循环的自动调节功能即因酸中毒的影响而丧失，脑血管床扩张，脑细胞在无氧代谢 4 分钟后即可死亡。一般认为常温下心跳停止 4～6 分钟后即可导致脑细胞不可逆性损害，即使复苏成功，也会留有严重神经系统后遗症。

缺氧使脑细胞膜钠泵功能丧失，钠和水进入胞内，造成脑细胞水肿。肿胀的脑细胞尤其是星形胶质细胞压迫神经元细胞及脑血管床，使脑血流减少，加重脑细胞缺血缺氧，是造成脑细胞不可逆性损害的重要原因之一。

(2) 脑血流再灌注损伤：大量研究表明，脑细胞的不可逆损害与灌注恢复后相继发生的脑血流过度灌注、脑充血、水肿及其后持续低灌注状态有关。首先缺氧后酸中毒可使脑血管床扩张，导致心跳恢复后早期脑血流增加，脑过度灌注，造成脑充血、水肿、颅内压增高、血脑屏障功能受损，一些毒性代谢产物可进入脑内。其次则因 ATP 不足，钙泵功能无法维持，Ca^{2+} 向胞内转移。过量的 Ca^{2+} 可对脑细胞直接造成损害，并可进入小动脉周围平滑肌而引起血管痉挛；还可激活磷脂酶分解膜磷脂而产生花生四烯酸 (AA)，AA 经脂氧酶和环氧化酶作用形成白三烯 (LT)、前列环素 (PG12) 及血栓烷 A2(TXA2)，这些物质是强烈血管收缩剂，进一步加重脑血管痉挛、使脑灌注降低，脑缺血。白三烯 $B_4(LTB_4)$ 能刺激细胞释出溶酶体和过氧化物自由基，后者可对脑细胞造成严重损伤。这种脑血流过度灌注和后续低灌注称为再灌注损伤，其持续时间可长达 72 小时。

三、临床表现

(1) 突然昏迷或抽搐一般心跳停搏后 8～12 秒钟即可出现昏迷，可有一过性抽搐。

(2) 大动脉搏动消失颈、股动脉是最易检查部位，年幼儿由于颈部较短，颈动脉触诊困难时可直接触摸心尖有无搏动。

(3) 心动过缓或心音消失或心动过缓 (初生新生儿的心率＜ 100 次 / 分，新生儿＜ 80 次 / 分，年长儿＜ 30 次 / 分) 或心音消失者均是立即施行心脏按压的指征。

(4) 呼吸停止或严重呼吸困难。

(5) 瞳孔散大，一般心脏停搏 30～40 秒钟后瞳孔开始散大，对光反射消失。

(6) 心电图表现为：①心搏徐缓；②室性心动过速；③心室纤颤；④心室停搏等。前三者可为心搏骤停的先兆。在小儿心室纤颤相对较少，约占 6%～17.5%。心肌完全停止收缩而心电图上仍有心电活动者称为心电机械分离 (electromechanical dissociation，EMD)，此时心电图表现各种不同程度的传导阻滞、室性自搏，甚至正常波群的窦性节律，但心脏却无排血功能，脉搏消失及测不到血压。此型预后更差。

四、诊断

尽早诊断是提高复苏效果的前提。凡患儿突然昏迷，大动脉搏动或心音消失即可确立诊断，不应为诊断而反复听诊，更不应等待心电图的结果而延误抢救时机。开始时不必强调病因诊断，因各种病因所致的心跳呼吸骤停的一期复苏法并无区别，待一期复苏成功后再进一步作病因诊断。

五、心肺复苏方法

及时心肺复苏是提高疗效的关键。因此，强调现场及时抢救，分秒必争地开始人工呼吸和人工循环，以保证全身尤其是心、脑等重要器官血流灌注及氧供应。

一期复苏步骤按照 A、B、C、D、E、F、G、H 各项进行。新近 Losek. JO 研究显示低血糖在小儿心肺复苏过程中并不少见，监测血糖并及时纠正低血糖对改善预后有重要意义，因此建议在上述各项之后加上 S(sugar)。

1. 气道通畅 (airway，A)

呼吸道梗阻是呼吸心跳停止的重要原因，如呼吸道不通畅亦影响复苏效果。因此，施行人工呼吸之前须清除口咽部分泌物、呕吐物或异物；同时使头、颈处于有利气道通畅位置：去枕伸展头颈使头部保持轻度后仰(注意过度后仰反可使气管塌陷)，抬高下颌角防止舌根后坠。有条件时可放置口咽通气道，使口咽部处于开放状态。

2. 人工呼吸 (breathing，B)

这是借助人工方法来维持气体交换，以改善缺氧状态。应注意与心脏按压同时进行。常用的方法有：

(1) 口对口人工呼吸法：是最简易的现场抢救措施。操作方法：患儿平卧，肩背稍垫高；头轻度后仰保持呼吸道通畅；急救者位于患儿一侧，一手将下颌向上托起，以防舌根后坠阻塞咽部，另一手的拇指、示指捏紧患儿鼻孔，急救者吸气后对准患儿口腔将气体吹入(如为幼婴可用嘴完全覆盖患儿的口鼻吹气)，直至患儿胸部稍隆起，停止吹气，立即放开鼻孔，让患儿肺部气体排出，吹气与排气时间应为 1:2。重复上述动作，儿童 18～24 次/分，婴儿 30～40 次/分，吹气次数过多会影响静脉回流。注意吹气应均匀，用力不可过猛，以免引起肺泡破裂。吹气数次后，可缓慢挤压上腹一次，以助胃内积气排出。如遇牙关紧闭患者，可用手捏住口腔，采用口对鼻吹气法。过久的口对口呼吸会使急救者因过度换气而疲乏眩晕，故应尽快换用简易复苏器。

新近 Hallstrom A 等将 520 例患者分为二组，一组 (241 例) 采用单纯胸部按压，另一组 (279 例) 采用胸部按压加口对口人工呼吸，结果二组复苏效果差异无统计学意义。因此，该作者建议，如果现场急救者 CPR 经验不足，最好选用单纯胸部按压，而不加口对口呼吸。此观点已得到认同，口对口呼吸将逐渐被放弃。

(2) 简易复苏器人工呼吸法：简易复苏器适合于有气管插管和无气管插管患者，使用时急救者一手固定口罩使其紧贴患儿面部，并托举患儿下颌，另一手有节律地挤压、放松气囊，挤压次数同上，挤压与放松时间以 1:2 为宜。按压时注意观察胸部起伏及呼吸音强弱作为给气量是否适量的依据。

(3) 气管内人工呼吸法：通过气管插管或气管切开术后施行。适用于：①新生儿有羊水或胎粪吸入而致窒息者 (仅用气管插管)；②需长期人工呼吸者。插管后，若患儿出现自主呼吸，仅需进行辅助呼吸、酌情吸氧、吸痰，待呼吸平稳后即可拔管。如插管后患儿仍无自主呼吸或自主呼吸微弱，则需用简易复苏器、气囊或人工呼吸机进行加压人工辅助通气。人工辅助通气时潮气量不宜大，新近 wenzelV 等研究显示低潮气量与高潮气量效果一样，而可减少气道风压过高的副作用。

(4) 体外膜肺 (extracorporeal membrane oxygenation，ECMO)：ECMO 是一种体外生命支持技术，是将体内的血液引至体外，通过膜氧合器进行气体交换后再回体内。Duncan Bw 等采用改良的便携式 EMCO 用于心脏病患者心搏骤停复苏，使复苏成功率大大提高。

3. 人工循环 (circulation，C)

(1) 胸外心脏按压：这是在胸外将胸骨向脊柱方向按压，使心脏血液被动排向全身，以恢复血液供应的复苏措施。儿童尤其是新生儿胸廓组织较薄、弹性大，只要手法正确，有效的胸外心脏按压可使心排出量达正常的 30%～40%，可达到重要器官尤其是大脑的供血 (脑组织只需正常供血的 15% 即能避免不可逆性损害) 的目的。按压位置：新生儿在胸骨中 1/3 处，儿童在胸骨下 1/3 处。按压方法：使患者仰卧于硬板上，抢救者以手掌根部压胸骨 (10 岁以上儿童可用双掌重叠)，肘关节伸直，凭借体重、肩臂之力，垂直向脊柱方向按压，使胸骨下陷 3 ～ 4cm；新生儿或较小婴儿可用环抱法，即环抱胸部，双拇指置于胸骨中 1/3 处，余 4 指在背后，相对按压使胸骨下陷 1.5 ～ 2cm；体重较轻的新生儿还可用单掌环抱法；下压与放松时间相等或下压时间占按压周期的 60%。按压频率：同该年龄心搏正常值或为其 3/4，即 7 岁以上 60 次 / 分，学龄前儿童 80 次 / 分，3 岁以下为 100 次 / 分。心脏按压次数与人工通气比值不分年龄均为 5:1。

(2) 胸内心脏按压：是切开胸廓直接用手挤压心脏的复苏方法。此法曾被搁置一段时间，约 10 年前受到重视 (尤其是大儿童及成人)，但因其操作较繁且易引起感染，近年来又受到质疑。适应证：①胸外心脏按压 10 分钟无效；②胸骨、脊柱畸形无法正确胸外按压者；③血、气胸或心包填塞者。方法：一般由外科医师协助进行，于胸骨左侧第 4 或第 5 肋间作横切口，将右手食指和中指放入心脏后面，拇指放在心脏前面，同时按压左右心室，按压时间与频率同上，直至心跳恢复。

心脏按压有效指征是：①按压时可触及大动脉搏动，动脉血压＞ 60mmHg；②原扩大的瞳孔缩小，光反射恢复；③口唇、甲床颜色恢复；④听到心音，失常的心律转为窦性；⑤肌张力增强或有不自主运动；⑥自主呼吸恢复。

4. 药物 (drug，D)

在心肺复苏过程中，恰当使用药物有助促进自主呼吸与心搏的恢复。通常在建立人工呼吸和人工循环的同时或 1 ～ 2 分钟后即可应用药物。但不能用药物治疗取代人工呼吸和人工循环。

(1) 药物治疗目的：①提高心、脑灌注压，增加心、脑血流量；②减轻酸血症，以利于血管活性药物发挥作用，维护脏器功能；③提高室颤阈值，为除颤创造条件；④减少脑再灌注损伤。

(2) 给药途径：①静脉给药 (Ⅳ)：为首选给药途径，可选用上肢粗大静脉，如有中心静脉则最佳；②气管内给药 (endotracheal，ET)：如患儿已行气管插管或气管切开者，可气管内给药，但剂量常需加大，根据动物实验剂量可比Ⅳ增加 10 倍，可以气管内应用的药物有肾上腺素、异丙基肾上腺素、阿托品、利多卡因、纳洛酮等，而去甲。肾上腺素、碳酸氢钠、氯化钙及脂溶性药物均不能经气管内给药；③骨髓内给药 (intraosseous，IO)：在无法静脉给药时，可用此途径，凡可Ⅳ用的药物均可由 IO 给予；④心内注射：此途径因注射时必须停止心脏按压，药物注入心肌内可至室颤，可引起气胸或血胸、冠状动脉损伤及心包填塞等副作用，目前多不主张应用。心内注射最佳位置为剑突与左肋弓夹角处，针与皮肤成 45°，针尖向左乳头方向刺入，其次为胸骨左缘第 4 或第 5 肋间。

(3) 药物选择

①氧：复苏的关键是保证组织器官恢复氧合血灌注，因此可将氧视为一种药物。即使人工呼吸和人工循环的方法正确无误，也未能保证提供足够的需氧量，加之复苏时还有许多因素可导致严重低氧血症，因此，复苏时应予 100％氧而无须顾忌氧中毒。氧合血灌注适宜的最早征象是瞳孔缩小，继之是皮肤和黏膜转为红润。待复苏成功后逐渐降低氧浓度或停止供氧。

②肾上腺素：是复苏的首选药物，无论何种原因所致心搏骤停均可应用。该药可兴奋 α、β 二种肾上腺素能受体，小剂量 [0.05 ～ 0.2μg(kg·min)] 时兴奋 β 受体，其 β 受体兴奋作用可加强心肌收缩力，加快心率；β 兴奋作用可使周围血管舒张、减轻外周血管阻力；大剂量时 [0.5 ～ 2.0μg/(kg·min)] 时兴奋 α 受体，使周围血管收缩，提高血压尤其是舒张压，有利于复苏中冠脉灌注。由于心、脑血管 α 受体相对较少，故其。受体兴奋作用对心、脑血管收缩作用较轻，有利于心、脑供血。根据以上机理，从 1992 年开始普遍接受大剂量方案，但剂量过大可使心肌挛缩造成石样心，导致复苏失败。新近 Carpenrer TC 等将常规剂量与大剂量进行对比研究，结果显示二组的复苏效果并无差异，因而对大剂量方法提出质疑。因此，肾上腺素的合理剂量尚无一致意见。目前普遍使用剂量是：首剂 0.01mg/kg(1∶10000 溶液) 静脉注射，如 ET 则用 0.1mg/kg(1∶1000 溶液) 给予，如心跳未恢复，可 3 ～ 5 分钟重复 1 次，第 2 次以后无论Ⅳ、IO 或 ET 均按 0.1mg/kg(1∶1000 溶液) 给予，可反复应用 3 ～ 5 次。也有采用递增剂量方法，即首剂 0.01mg/kg，以后予 0.03mg/kg 、0.1mg/kg，每 3 ～ 5 分钟 1 次。如采用持续静脉滴注则按 2.0μg/(kg·min) 给予，此时是利用其兴奋 α 受体以提高冠脉灌注压。一旦心跳恢复，持续静脉滴注的剂量应为 0.05 ～ 1.0μg/(kg·min)，目的是发挥其 β- 受体兴奋的加强心肌收缩力作用。酸性环境 (pH ＜ 7.2)

可使肾上腺素灭活，使用时应注意纠正酸中毒。

③碳酸氢钠：心跳、呼吸一旦停止，即出现酸中毒，故纠正酸中毒非常重要。代谢性酸中毒常用碳酸氢钠，但目前的观点认为CPR早期应用碳酸氢钠需慎重，有人认为复苏最初4分钟不宜使用。其用药指征是：确立有效通气且通气量足够，pH＜7.20，严重肺动脉高压，高血钾，肾上腺素给药后效果不佳等情况下考虑使用。通常用法：先予5%碳酸氢钠5mL/kg，稀释成等张液后使快速滴入；此后可根据血气和生化结果决定补充量，以维持pH＞7.25为宜。如果心跳仍未恢复又缺乏血气分析的检查条件时，可按0.5mmol/(kg·min)缓滴。

④阿托品：为胆碱能受体阻断剂，可降低迷走神经张力使窦房结和心房频率增加，加速房室传导，适用于心肺复苏，尤其是对复跳后心动除缓者效果明显。剂量每次0.02～0.1mg/kg，Ⅳ或IO，5分钟1次，最小剂量每次0.1mg，最大剂量儿童1mg，青少年2mg。更大剂量可引起迷走神经完全阻滞。如气管内给药，剂量增加2～3倍。

⑤利多卡因：具有抑制心脏自律性和室性异位起搏点，提高室颤阈值作用，对室颤有效。用于CPR的指征是：数次电除颤失败或电转复律成功后预防室颤复发。如无电除颤条件亦可直接应用本药。用法是：首剂1mg/kg(负荷量)加入5% GS中Ⅳ或IO，以后按20～50μg/(kg·min)维持静脉滴注，维持有效血药浓度(1.5～5.0mg/L)为宜。儿科CPR时，室颤发生率较低(约10%)，且多与代谢、酸碱失衡和电解质紊乱有关。因此注意消除室颤的原因是治疗的关键。

⑥甘露醇：由于CPA时缺氧、缺血导致脑水肿可能性较大，CPR后常规应用甘露醇。剂量每次0.5～1g/kg，第一日每4～6小时静脉滴注1次，此后酌情给予。

5. 心电图(EKG，E)

心电监护或反复心电图检查，及时了解心搏骤停的原因(如室颤)，心脏受累程度，心律情况等，对指导治疗有重要意义。

6. 除颤(defibrillation，F)

心室纤颤在小儿相对少见，主要发生于年长儿、病毒性心肌炎或特发性心肌病等。电击除颤是用较高电压、弱电流短时间电击心脏，使心肌纤维同时发生除极作用，心脏于瞬间停搏，继而迅速恢复窦性心律。施行方法：将除颤器的两个电极板分别置于胸骨右侧第2肋间和左腋中线第4肋间；电极板之大小随年龄大小而异(通常婴儿用直径4.5cm，大儿童及成年人用8cm)，与皮肤接触处应涂导电膏或盐水；首次电击从2瓦秒/kg开始，如无效可递增至4瓦秒/kg、6瓦秒/kg，通常婴儿用20～40瓦秒，儿童用70瓦秒，少年用100瓦秒。电击复律时应加用利多卡因或溴苄胺以提高室颤阈值。如无除颤设备则通过心脏按压和药物除颤，利多卡因常为首选。溴苄胺能提高心肌收缩力、加速心脏传导，剂量为5mg/kg缓慢静注，必要时第二剂可用10mg/kg。此外苯妥英钠及美西律也可应用。

7. 良好的纪录(good record keeping，G)

良好记录不但可留下详细资料，更重要的是可为进一治疗提供依据。记录应详细、准确，其内容应包括患儿的临床表现、心跳呼吸停止及恢复的时间、抢救措施及患儿的治疗反应，实验室检查资料等。

8. 低温 (hyp.othermia，H)

脑组织对缺氧耐受力随体温下降而增加，当体温低于 37℃时，每下降 1℃，脑组织代谢率减少 6.7%，颅内压降低 5.5%。因此，在人工呼吸或心脏按压的同时或稍后即应予降温措施。降温方法可用人工冬眠疗法使肛温降至 35℃左右，亦可采用戴冰帽方法使头温降至 32℃左右，目前多主张使用后者。对重症患儿降温措施需持续 3 ～ 5 天，待出现听觉后才复温。

9. 血糖 (sugar，S)

小儿 CPA 后低血糖发生率较高 (可达 18%)，其临床表现尚不典型，如不及时纠正，将对脑组织造成不可逆损伤。而过高血糖可致颅内葡萄糖过多，其代谢结果使颅内乳酸堆积，导致脑水肿和脑细胞死亡。因此，复苏过程应注意监测血糖并及时纠正低血糖或高血糖，对复苏成功与否非常重要。

六、脑复苏

脑复苏是指脑受缺血缺氧损害后，为减轻中枢神经系统损害而采取的促进脑功能恢复的措施。通常脑缺血超过 4 ～ 6 分钟即可导致不可逆的损害，因此，脑复苏是复苏能否最终成功的关键。由于 CPA 后的脑损伤是多因素的，因此脑复苏应采取综合措施，并贯穿 CPR 的全过程。脑复苏无法使已死亡的细胞复活和再生，而主要是防止尚未呈现不可逆损害的脑细胞进一步受损伤，终止其病理过程的发展，为恢复正常功能创造条件。因此，脑复苏要点是：①维持颅外稳定，包括血渗透压、降温、止痉等；②维持颅内稳态，包括维持正常颅压、正常脑血流灌注、脑脊液成分和脑代谢的稳定等。脑复苏的一些措施，如氧疗法、AI 冬眠或冰帽头颅降温、钙通道阻断药应用，维持正常血糖等在心肺复苏中已经述及，下面仅作一些补充。

1. 脱水剂和利尿药的应用

CPA 后病理生理改变必然导致脑水肿和颅内压增高，故提倡复苏早期即应使用脱水剂。甘露醇不仅是渗透性脱水剂，而且是自由基清除剂，属首选脱水剂。如患儿脑水肿又伴有心功能不全时，可先使用呋塞米等利尿剂，待血容量减少后，再应用甘露醇。若患儿伴有肾功能不全，应慎用脱水剂，可考虑血液透析或腹膜透析。

2. 止痉药的应用

如有抽搐者，应及时使用止痉药以防抽搐加重脑缺氧、缺血。常用药物有巴比妥类、地西泮、硫喷妥钠等。

3. 肾上腺皮质激素的应用

肾上腺皮质激素具有稳定细胞膜及溶酶体膜、改善毛细血管通透性、改善血脑屏障功能、非特异性抗炎、减少组织水肿、减少脑脊液生成、增加尿量、清除自由基以及提高血糖等作用，因而对脑水肿疗效确切，可短期应用。常用地塞米松每次 0.5 ～ 1mg/kg，1 日 3 ～ 4 次，或用氢化可的松每日 10 ～ 20mg/kg。

4. 过度通气

亦是降低颅内高压措施之一，有利于减轻脑水肿，帮助脑复苏。

5. 其他

铁离子螯合剂 (如去铁胺) 和氧自由基清除剂 (如超氧化物歧化酶、辅酶 Q10、维生素 C、维生素 E 等) 均有助脑复苏。

七、停止复苏的指征

经过 15 ～ 30 分钟的积极抢救，仍呈深昏迷，瞳孔扩大、固定，无自主呼吸者往往提示脑死亡，继续复苏成功机会极少；有时心搏虽恢复，脑功能恢复却无保证，即使此后有自主呼吸，也有可能成为植物人；故凡证实为脑死亡者即可停止复苏抢救。但需注意某些药物可影响瞳孔和意识的判断，过度换气可抑制呼吸，造成脑死亡假象。因此应反复排除上述可能，只要心脏对各种刺激 (包括药物) 尚有反应，心脏按压应持续 1 小时以上。

八、复苏后的处理

经心肺复苏措施后心搏恢复并能维持者可认为一期复苏成功，但这仅是第一步。随之相继出现重要生命器官严重缺氧和代谢紊乱，以及抢救过程的机械和药物对机体的损害等。因此，必须采取相应的有效措施，包括维持有效循环，加强呼吸道管理，继续积极进行脑复苏，维持肾功能和防止水电解质紊乱，避免继发感染等。一期复苏成功后应注意寻找病因，积极治疗原发病，否则有可能再次发生 CPA。

1. 维持有效循环

心肺复苏后维持正常血压以保证脑、心、肾等重要器官的血液供应非常重要。CPA 经复苏后引起低血压的原因有心肌收缩乏力、严重心律失常、有效循环血容量不足、全身微循环障碍、水电解质紊乱及酸中毒、心包填塞、张力性气胸等。必须针对病因，给予相应的治疗。如心肌收缩乏力，可用肾上腺素持续静脉滴注 (剂量同上)，也可用多巴胺 5 ～ 10μg/(kg·min)，或同时给予多巴胺和多巴酚丁胺，合用时多巴胺按 5 ～ 10μg/(kg·min) 给予，主要使肾血管扩张以保障肾血流量；多巴酚丁胺按 2.5 ～ 5μg/(kg·min) 给予，主要起正性肌力作用。心律失常可由多种原因引起，如原发性心肌炎、心肌缺氧、药物剂量过大，酸中毒、电解质紊乱等，应针对原因处理，对室性心动过速或室颤者可予利多卡因。循环血量不足可先用低分子右旋糖酐或血浆，然后用 2/3 ～ 1/2 张含钠液。循环障碍在补充血容量基础上应用血管调节药物如 654-2 等。

2. 继续脑复苏

除上述脑复苏措施外，可应用胞二磷胆碱、脑活素、γ- 氨酪酸及能量合剂等。昏迷者可予克脑迷。有条件时高压氧可尽早应用。

复苏后是否遗留神经系统后遗症是一个重要问题。为了在复苏时预测脑复苏的效果，新近 Schoerkhuber.W 等在心跳恢复后 12、24、48、72 小时连续测定血清中烯醇化酶 (enolase) 并作追踪观察，发现有神经系统损害者的血清烯醇化酶明显高于无神经系统后遗症者，其中以 72 小时的血清烯醇化酶浓度最有预测价值。

3. 维持水电解质平衡

复苏后患者多有水钠潴留且有脑水肿，出入量以略呈负平衡为宜。热量补给最初为每日 167.36kJ(40kcal)·kg，以后逐渐增高，如用高浓度葡萄糖，可加胰岛素。注意酸中毒、低钙的纠正。血钾在复苏后的早期常偏高，可用高浓度葡萄糖加胰岛素纠正；但当肾循环改善排尿后，尤其使用脱水剂和利尿剂后，可迅速出现低钾血症，应及时补钾。

4. 其他

加强呼吸道管理、保持呼吸道通畅。积极治疗原发病，以防 CPA 再次发生。积极预防感染，以保证复苏后顺利恢复。

第二节　急性呼吸衰竭

由于呼吸中枢和 (或) 呼吸系统原发或继发性病变，最后引起通气和 (或) 换气功能障碍，致使呼吸系统吸入 O_2 和排出 CO_2 功能不能满足机体的代谢需要，出现缺 O_2 和 (或)CO_2 潴留。在海平面大气压、静息状态下吸入室内空气，新生儿和婴幼儿动脉氧分压 (PaO_2) ＜ 7.98kPa，动脉血氧饱和度 (SaO_2) ＜ 80%；紫绀型先天性心脏病 PaO_2 ＜ 3.99kPa，SaO_2 ＜ 55%；和 (或) 动脉血二氧化碳分压 ($PaCO_2$) 新生儿＞ 9.97kPa，婴幼儿和儿童＞ 6.65kPa，诊断为呼吸衰竭。

急性呼吸衰竭 (aeute respiratory failure，ARF) 指呼吸衰竭发展迅速，引起生命脏器功能障碍。急性通气衰竭 (acute Ventilatory failure) 为高碳酸血症 (hypercarbia) 的同义词，即 $PaCO_2$ 增高。肺衰竭 (pulmonarV failure) 指肺实质病变引起的呼吸功能障碍，如急性呼吸窘迫综合征 (ARDS) 等引起的 PaO_2 降低。

一、原因

小儿急性呼吸衰竭的病因很多，新生儿期以肺透明膜病、新生儿肺炎、支气管肺发育不良、先天性心脏病、横膈疝、颅内出血、上呼吸道梗阻和感染 IL 较常见。2 岁以下婴儿期以支气管肺炎、毛细支气管炎、先天性心脏病、横膈疝、败血症、上呼吸道梗阻、异物吸入、脑炎和中毒为主。2 岁以上幼儿及儿童期则以支气管肺炎、哮喘持续状态、急性呼吸窘迫综合征、先天性心脏病、严重感染、中毒、外伤、溺水、烧伤、急性感染性多发神经根炎及脑炎为常见。

二、发病机制

急性呼吸衰竭可分为泵衰竭、肺衰竭两大类：

1. 泵衰竭 (pump failure)

泵衰竭与中枢性、周围性呼吸机制障碍有关，先表现 $PaCO_2$ 升高，继之出现低 O_2 血症，具有气管插管和机械通气的指征。

2. 肺衰竭 (1ung failure)

肺衰竭由肺部实质性病变所致，表现为低 O_2 血症，$PaCO_2$ 开始正常和降低，此时只需要增加吸入 O_2 浓度 (FiO_2)，继之因呼吸肌疲劳导致 $PaCO_2$ 升高，此时需给予持续正压通气 (CPAP) 或气管插管机械通气。

呼吸肌疲劳在呼衰中是极其重要的一个方面，尤其对婴儿和儿童，常提示“肺”和“泵”衰竭的最终阶段。正常情况下，膈肌是呼吸肌的主要组成部分，有足够的血液供应。许多疾病可使呼吸肌工作量增加，导致膈肌 O_2 耗增加和缺 O_2，出现无 O_2 代谢，进而发展成酸中毒，促使呼吸肌疲劳。早产儿因呼吸肌发育尚不成熟，更易造成泵衰竭而窒息。即使在儿童及成人，呼吸肌疲劳也是呼吸衰竭的重要原因之一，用机械通气治疗往往可以获救。

贫血、低 O_2 血症时动脉血 O_2 含量降低，呼吸肌的供 O_2 因此受到限制。伴有心输出量减少表现的某些疾病，也可导致膈肌缺血和迅速疲劳，出现高碳酸血症性呼衰。

三、病理生理

缺 O_2 与 CO_2 潴留是呼吸衰竭的基本病理生理改变。此外，有研究发现，以 Th1/Th2 动态平衡为主的免疫应答，此时以 Th1 及其相关细胞因子和炎性介质占优势，许多病理生理改变和临床症状与 Th1 占优势的免疫应答反应有关。小儿生理特点使小儿易发生呼吸衰竭，如呼吸中枢发育不完善；呼吸肌和软骨发育不完全；呼吸运动调节差；气道内径相对狭窄；腺体分泌黏液少；纤毛运动功能差；肺血管丰富；弹力组织发育差；按体表面积计算肺容量比成人小 6 倍，潮气量小于成人，无效腔 / 潮气量之比大于成人；呼吸频率快；肺总静力回缩压较成人低；呼吸储备能力差等。当缺 O_2 时其代偿呼吸量最多不超过，2.5 倍，成人则可达 10 倍，故小儿易发生呼吸衰竭。

1. 通气功能障碍

通气功能障碍为肺泡和外界进行气体交换发生的障碍。从呼吸中枢至效应器官的任何一个部位发生病变都可导致通气障碍。呼吸中枢受到药物等抑制；延髓病变如脑炎、肿瘤、外伤、出血；高位颈椎脱位；急性脊髓灰质炎、急性感染性多发神经根炎、白喉；重症肌无力、有机磷中毒；进行性肌营养不良、呼吸肌麻痹或神经传导障碍；胸廓畸形、脊椎畸形；胸膜增厚；上呼吸道异物或肿物压迫气管；哮喘、毛细支气管炎；肺炎、肺不张、肺水肿等。肺部病变同时引起换气功能障碍。上述疾病通过不同的途径，包括呼吸运动减弱，生理无效腔量增加，肺组织扩张受限，气道阻力增加等使肺泡通气不足，最终导致 CO_2 潴留。

2. 气体弥散功能障碍

气体弥散功能障碍为肺泡与血液间的气体交换发生障碍。凡弥散面积减少如肺炎、肺不张，或弥散膜增厚如肺水肿、肺纤维化，气体弥散距离增加等均可致弥散功能障碍。PaO_2 降低，而 $PaCO_2$ 大多正常或略减低。

3. 通气 / 血流比率 (V/Q)

失调正常 V/Q 为 0.8。$V/Q < 0.8$，等于肺内分流，即血流适宜而通气不足，肺内这部分静脉血通过无通气肺泡，未经氧合再流入动脉，呈分流样改变，见于通气异常，如肺炎、肺水肿、哮喘等。$V/Q > 0.8$，等于无效腔通气，即肺泡通气适宜而血流不足，见于局部血流灌注异常，如肺栓塞或肺梗死，心排血量下降。

以上病理生理改变常同时存在，如阻塞性肺气肿，既有肺泡通气不足，又有 V/Q 失调，单纯通气功能障碍、弥散功能障碍或 V/Q 失调，临床少见。

四、临床表现

呼吸衰竭的症状和体征主要由低 O_2 血症和高碳酸血症所引起。

1. 原发病的临床表现

根据原发病的不同而异。

2. 呼吸系统的表现

周围性呼吸衰竭主要表现为呼吸困难。早期呼吸多浅而速，后期呼吸无力，但呼吸节律整齐。凡呼吸次数减至 8 ～ 10 次 / 分提示呼吸衰竭严重。一旦减至 5 ～ 6 次 / 分，则几分钟之内呼吸即可停止。周围性呼吸衰竭严重时往往伴有中枢性呼吸衰竭。中枢性呼吸衰竭表现为呼吸节律不齐。早期多为潮式呼吸，晚期出现抽泣样呼吸、叹息样呼吸、毕欧式呼吸、呼吸暂停及下颌式呼吸等。

3. 低氧血症表现

①紫绀，一般 SaO_2 降至 80%以下时出现紫绀；②神经系统表现，烦躁、意识模糊甚至昏迷、惊厥；③循环系统表现，心率先增快，以后减慢，心音低钝，轻度低氧血症时心输出量增加，严重时减少，血压先增高，严重时则降低，严重缺氧可致心律失常；④消化系统表现，可有消化道出血，亦可有肝功能受损及 ALT 增高；⑤肾功能损害，尿中出现蛋白、白细胞及管型，少尿或无尿。因严重缺氧可引起肾小管坏死，肾功能衰竭。

4. 高碳酸血症表现

早期有头痛、烦躁、摇头、多汗、肌震颤。神经系统表现有淡漠、嗜睡、谵语、视网膜充血，严重者可有昏迷、抽搐、视乳头水肿。如出现脑水肿则可出现颅内压增高、肌张力增高、意识障碍及呼吸节律不齐，以及瞳孔忽大忽小或一大一小。循环系统表现有心率增快、心输出量增加、血压升高，严重时心率减慢、血压下降、心律不齐。毛细血管扩张，表现四肢湿润、皮肤潮红、唇红、眼结膜充血及水肿。

5. 水与电解质平衡紊乱

血钾多偏高。由于缺 O_2，细胞膜通透性增高，钠泵功能失调，钾向细胞外弥撒。高碳酸血症时细胞内外离子交换增多也是高血钾的原因之一。饥饿、摄入量减少、脱水剂及利尿剂的应用，可引起低血钾低血钠。酸中毒肾排酸增多。CO_2 潴留时，HCOf 代偿性保留，使血氯相应减少。

五、诊断

熟悉小儿急性呼吸衰竭的原因，掌握其临床表现，了解其血气变化的意义。不难对呼吸衰竭作出诊断，并明确其类型和严重程度。

1. 临床表现

呼吸增快，呼吸节律改变（深浅改变、不规则呼吸、呼吸暂停），三凹征，鼻翼翕动，紫绀或面色灰白，呼吸音减弱或消失，喘鸣音或呼气延长，呼气呻吟，吸浓度为 0.4 的 O_2 紫绀无改善。心率先增快，后减慢。心音低钝或心律失常，血压下降。烦躁不安，意识障碍，惊厥、昏迷，瞳孔缩小，视乳头水肿，四肢肌张力低下等。

2. 血气诊断标准和参考条件

(1) Ⅰ型呼吸衰竭（低氧血症）：$PaO_2 < 6.67kPa(50mmHg)$。

(2) Ⅱ型呼吸衰竭：$PaCO_2 > 6.67kPa(50mmHg)$，$PaO_2 < 6.67kPa(50mmHg)$。

(3) 氧合指数 (PaO_2/FiO_2)：可作为氧合效率的指标，急性呼吸时一般氧合指数 $<$ 33.3kPa(250mmHg)。

(4) 严重呼衰的血气指标：$pH < 7.25$，$PaCO_2 > 9.33kPa(70mmHg)$，吸入 0.4 ～ 0.5 的 O_2 时 PaO_2 仍 $< 6.67kPa(50mmHg)$。结合临床表现，凡呼吸变慢，变浅，节律不整，辅助呼吸肌运动弱而无力，腱反射减弱或消失，四肢肌张力减低，面色灰白，提示为严重呼衰。

(5) $(A\text{-}a)DO_2$：可用于估计肺内动静脉分流量。计算方法为：$(A\text{-}a)DO_2=PAO_2-PaO_2$：$(PIO_2-PaCO_2/R)-PaO_2$。$P1O_2$=(当日大气压一饱和水蒸气压)× 氧浓度。即 (760−47)×0.21：150mmHg。因此将 PIO_2 代入，正常时 $(A\text{-}a)DO_2=(150 \sim 40/0.8)-95=5mmHg$。$(A\text{-}a)DO_2 > 15mmHg$ 则提示肺内分流、弥散障碍和 V/Q 比值失调。

(6) $PaCO_2+PaO_2$ 值的计算：可用于推断呼吸衰竭的原因究竟为通气障碍或换气障碍。此值 110 ～ 140mmHg 提示通气不足；若 $<$ 110mmHg 提示换气障碍；$>$ 140mmHg(不吸氧）提示可能有技术误差。

六、并发症

急性呼吸衰竭尤其Ⅱ型呼吸衰竭容易引起并发症，及时发现并处理这些并发症可改善预后。主要并发症有：

1. 应激性溃疡

(胃肠道出血)应激状态、应用激素不当、胃液酸度过高及胃扩张等，易诱发应激性溃疡。应密切注意红细胞压积，血红蛋白变化及有无大便潜血出现。可用抗酸剂及H受体阻滞剂预防。治疗可用去甲肾上腺素8mg加入0.9%盐水100mL中，不断口服，或用凝血酶溶液1:3服治疗。

2. 感染

肺部感染和败血症为常见并发症，原因为继发性免疫功能低下，肺清除功能受损，吸入治疗，导管的放置及其他器械污染所致。加强消毒隔离和无菌操作是预防感染的关键。

3. 心律失常

心律失常是呼吸衰竭的常见并发症，注意及时纠正低氧血症、低钾血症和心力衰竭，并防止DH大幅波动，可减少心律失常的发生。

4. 弥散性血管内凝血

ARDS及重症腺病毒肺炎患儿较易发生，应注意及时发现。

5. 静脉血栓及肺栓塞

长期卧床及血液浓缩者易发生，小剂量肝素可以预防，但应注意出血倾向。

七、治疗

引起呼吸衰竭的病因各异，治疗上除针对不同病因给予相应处理并预防和控制感染外，重点在于纠正缺氧和二氧化碳潴留。

1. 病因治疗

针对直接引起呼衰的病因及诱因治疗。

2. 改善呼吸功能

(1) 保持呼吸道通畅：随时清除气道分泌物，凡分泌物稠厚，可间歇或连续气管内滴注蒸馏水或0.9%盐水，每次滴入0.5～1.0mL，每隔10～15分钟一次，也可以4～6滴/分的速度缓慢滴入，一昼夜不超过100mL。也可用雾化吸入方法，雾化量每次20mL，每日2～3次。为解除支气管痉挛和水肿，可在雾化液中加地塞米松、痰易净等，也可吸入喘乐宁、喘康速(特布他林)气雾剂，每日2～3次。吸痰十分重要，吸痰管外径不可超过气管内径的2/3，吸引负压限制在100～200mm H_2O，插吸管时不应有负压，吸引动作轻柔，边退边吸，吸引一次的时间不超过10秒。痰液过于黏稠而不易吸出时，应作气管灌洗(按操作规程)，对防止小气道阻塞及感染十分有效。

(2) 给氧：一般采用鼻导管或面罩加压吸氧，以温湿化给氧为宜；吸氧浓度依病情而定；吸纯氧不超过6小时，吸0.6氧不超过24小时，以防氧中毒。一般主张低流量持续吸氧，因间断给氧，在突然中断给氧时，二氧化碳会占据原来容纳氧的肺泡空间，使 PaO_2 降低。氧疗后 PaO_2 升高并不一定表示组织氧合改善，后者取决于心搏出量、血红蛋白浓度和氧离解曲线的状况。

(3) 液体通气疗法：氟化碳 (高氟碳) 液体 (PFC) 具有氧及二氧化碳溶解度高、表面张力低、弥散性能好等优点。应用 PFC 有助于降低表面张力、改善肺顺应性及气体交换。与高频振荡 (HFO) 联用，可减少肺损伤、稳定全身血液循环、减少 CNS 并发症、减少 PFC 用量。实验证明，3mL/kg PFC 能导致更快的氧合，也有人用 15 ～ 30mL/kg 者。

(4) 气管插管及机械通气经氧疗和吸痰等处理，缺氧和二氧化碳潴留的病情仍不改善，即应进行气管插管和机械通气，等到呼吸或心跳停止已为时过晚，预后不良。

①常频呼吸机的应用：指导思想是，充分发挥患者自主呼吸的作用，尽量减少患者的肺损伤。近年来多主张采用以下措施。

A. 小潮气量、低气道压：20 年来，随着人们对呼吸生理、急性肺损伤机制的了解和呼吸机的计算机化，对人工通气治疗产生了很大影响。以往频繁使用镇静剂和肌松剂，以避免患者与呼吸机对抗，从而引起痰滞留，肺阻力增高、顺应性降低，患者需要较高的呼吸机条件。病肺出现“气压伤”和“容量伤”，并导致慢性肺疾患。为避免并发症，需要小潮气量、低气道压，并需要同步呼吸。

B. 同步呼吸：呼吸频率快时，呼吸触发时间要小于 0.1 秒，因为吸气力弱，过去靠吸气负压触发很不敏感。新近的呼吸机利用泡状传感器了解腹壁运动；气道流速传感器 (流量触发) 了解吸气和呼气流速；也可以将胸、腹电阻抗 (阻抗法) 改作触发信号，了解胸壁运动，以探测自主呼吸。使同步呼吸能在婴儿中应用。

C. 同步间歇指令通气 (SIMV)：SIMV 与间歇指令通气 IMV 比较：a. 前者平均气道压降低；b. 氧合改善好；c. 镇静剂用量少；d. 使用呼吸机的总时间缩短；e. 需要长期用氧者也较少；f. 减少了吸气做功，节约了能耗；g. 减少了血压波动。在同步方式上，可预调定压辅助吸气，特别适用于撤机前。

D. 允许性高碳酸血症：允许动脉血 pH 不低于 7.25，$PaCO_2$ 不高于 8kPa(60mmHg)，多是可逆的，是可以接受的。但应无代酸、脑水肿，或心力衰竭。因为大潮气量造成的肺过度扩张比压力的增加更重要，它可以引起类似急性呼吸窘迫综合征的改变。

E. 早期拔管：气管插管造成的高呼吸阻力可使呼吸用功明显增加，因此提倡早期拔管。早期拔管后改用鼻塞 CPAP 或鼻罩通气，对于避免呼吸机相关并发症相当有用。

②高频通气：目前用于高频振荡通气 (HFOV) 的呼吸机有：Sensor Medics 3100A、Dräger BabVlog 8000、Metran Humming V 和 Infant Star 950 四种。Sensor Medics3100A 性能最好，频率为 5 ～ 15Hz，不能用于常频通气是其不足。MetranHumming V 功能也较好，但频率范围窄 (13 ～ 17Hz)。高频呼吸机多以气泵为动力，进行送气和排气，唯有 Infant star950 是以间断气流方式送气，以文邱里效应产生负压完成呼吸。潮气量和气道压的调节互不影响。只有 Dräger Babylog 8000 调节气道压影响潮气量。HFOV 与常频呼吸机 (CMV) 除吸氧浓度外在氧合方面是一致的。HFOV 的调节：

A. 平均气道压 (MAP) 在 0.49 ～ 2.94kPa(5 ～ 30cm H_2O) 可调，一般要比 CMV 时的 MAP 高 1 ～ 3cm H_2O。压力与肺容量成正比，振荡产生的压力变化称振荡压力幅度，振荡活塞运动引起的容积变化称振荡容积。恰当的平均气道压可改善肺氧合、减少肺损伤，临床可通过 X 线胸片观察膈肌位置和肺的含气情况来判断压力与肺容量。

B. 振荡幅度 (驱动力) 在 25%～ 100%可调，一般调至可见胸廓振动即可。增加幅度可增加每分钟通气量，加速 CO_2 排出，降低 $PaCO_2$。

C. 振荡频率在 5 ～ 15Hz 可调，频率慢，吸气和呼气时间长，振荡潮气量大，通气增加，有利于 CO_2 排出，频率增加，呼气时间减少，呼气量也减少，因为 HFOV 时主动呼气是时间限制的。

D. 吸呼比 (I/E) 在 33%～ 50%调节，增加吸气时间可增加通气量。

E. 偏置气流量儿科在 15 ～ 20L/min 内调节，CO_2 储留时可每隔 15 分钟增加 5L/min 达到一定流量后不再增加 CO_2 排出。所有的调节都必须首先保证气道通畅、插管恰当。低肺容量如气漏、间质性肺炎等，高肺容量如 RDS 等，阻塞性肺疾患如胎粪吸入综合征以及弥漫性肺疾患等，都要根据病情选择恰当的调节方式。早期的高频通气试验发现高频通气与不良脑损伤有关，后期的试验不能证实此种关系。

(5) 体外膜肺 (ECMO) 的应用：体外膜氧合器可代替肺吸收氧和排出二氧化碳，维持血 pH 的稳定。主要用于治疗呼吸衰竭和心力衰竭。ECMO 治疗费用高，技术难度大，仅适用于其他疗法无效的危重患儿。

3. 吸入二氧化氮吸入一氧化氮 (NO)

可扩张肺血管、降低肺动脉高压、改善通气、提高血氧、改善无血流肺泡的呼吸功能，使无效腔减少。NO 在血管内皮细胞中由 L- 精氨酸与氧合成，NO 是高脂溶性和低水溶性的无色气体。在水溶液中的半衰期小于 10 秒，在生物系统中半衰期小于 5 秒，能很快被氧化成硝酸盐或亚硝酸盐。NO 有一个不配对的电子，极不稳定，半衰期只有几秒，氧自由基可加速其灭活，超氧化物歧化酶可阻止 NO 分解，在无氧状态下较为稳定，在有氧状态下 NO 可被氧化成 NO_2，进而转化为亚硝酸和硝酸，从而增加气道反应性。NO 进入平滑肌细胞，激活鸟苷酸环化酶，使三磷酸鸟苷 (CGTP) 转化为环磷酸鸟苷 (cGMP)，后者激活平滑肌细胞钙泵，降低细胞内 Ca^{2+}，导致平滑肌细胞松弛。其与呼吸机联用可提高氧合、减少应用膜肺 (ECMO) 的病例。除治疗持续肺动脉高压 (PPHN) 外，常用于 ARDS。吸入一氧化氮的浓度，90 年代后期多主张应用 20 ～ 40PPm，目前倾向于用 10 ～ 20PPm，甚至 1 ～ 5PPm 也有效。副作用及不利影响，NO 与 Hb 结合产生高铁 Hb；NO 与 O_2 结合产生 NO_2，对肺有损伤作用；并可延长出血时间；长时间吸入可使脂类过氧化；高浓度可使肺泡表面活性物质失活。还可抑制巨噬细胞核因子 -kB；抑制 PMN 氧化反应、黏附分子表达和细胞因子释放。

4. 肺泡表面活性物质 (PS) 治疗

十几年来已有以下一些产品，Surfactan(日本)、SurVanta(美国)、AlVeofact(德国)、

Curosurf(意大利)、Exosurf(美国)以及国内产品问世。可降低肺泡表面张力、防止肺泡萎陷、维持肺功能。PS+CPAP、PS+IMV主要用于治疗NRDS或ARDS，被认为有一定疗效，但PS+CPAP优于PS+IMV。治疗呼吸衰竭和肺损伤的作用不够理想。PS+HFO可减少肺损伤。注入的PS能被组织吸收再利用，通常只需气管内滴入或雾化吸入1～2次，最多3次，气管内滴入或雾化吸入各有优缺点。制剂不同剂量各异，一般为50～100mg/kg，按体积计算一般为1.2～4mL/kg。

5. 糖皮质激素

可增加应激功能，减少炎性渗出，改善通气；保护细胞膜及溶酶体膜免遭损伤；抗氧化作用；减少CSF生成并促进脑水肿消散，降低颅内压。地塞米松比其他糖皮质激素疗效好，多主张早期、大量、短程治疗。常用量为每次0.5～1.0mg/kg，最高量可达40～60mg/d。12～24小时才起作用。为治疗脑水肿应与脱水剂联合应用。

6. 脱水剂和利尿剂

有颅内高压或脑水肿患儿，可用甘露醇，每次0.25～0.5g/kg/次，间隔4～6小时静脉推注，症状改善后逐渐减少剂量延长间隔时间。

7. 维持水及电解质平衡

(1) 补液：视有无脑水肿、颅内高压和有无脱水而决定补液量，是“边补边脱”，还是“快脱慢补”，在密切观察中掌握分寸。

(2) 补充电解质：呼吸衰竭早期血清常为高钾、低钠、低氯，呼吸衰竭纠正后常为低钾、低钠、低氯。但影响因素很多，如脱水治疗、纠酸、热量供给等。最好参考检验报告。一般补给生理需要量。

(3) 纠酸：呼吸性酸中毒以保持呼吸道通畅、改善通气为主，不给碱性药物。混合性或代谢性酸中毒，可适当应用碱性药物。根据血气结果按公式计算：(BE-3)×0.3×体重(kg)=应补碳酸氢钠的mmol数，先用半量，以避免医源性碱中毒。

8. 洋地黄制剂和血管活性药物

对伴有心力衰竭和肺水肿者，可用利尿剂和地高辛。为减轻心脏前后负荷，可用酚妥拉明，每次0.3～0.5mg/kg，一次不超过10mg，加入葡萄糖中静脉滴注，每4～6小时1次。

9. 营养和支持治疗

注意热量、维生素供给，可通过鼻饲或静脉给予。必要时给予全血或血药。

八、预后

小儿急性呼吸衰竭，处理及时，措施得力，多能转危为安。唯伴有先心病、重度营养不良或病情危重，特别是伴有多脏器功能衰竭者，病死率高。

第三节 急性呼吸窘迫综合征

急性呼吸窘迫综合征，又称成人呼吸窘迫综合征 (aduh respiratory distress synrome，ARDS)，是与急性肺损伤有关，以进行性呼吸衰竭为特征的临床综合征。1967 年首先由 Ashbaugh 报道，“成人呼吸窘迫综合征”是因其病史和生理特点与在早产儿观察到的呼吸窘迫综合征一致而得名，除名称外，实际上 ARDS 可发生于任何年龄。1992 年美、欧 ARDS 联合委员会 (AECC) 提出了急性肺损伤 (acute lung injury，ALI) 和急性呼吸窘迫综合征 (acute respiratong distress syrdrone，ARDS) 新概念，将“A”的含义由“Adult”(成人) 改为“Acute”(急性)。1995 年以来，多数国内学者也主张采用急性呼吸窘迫综合征这一命名。本患儿童的准确发病率仍不清楚，约占小儿危重住院人数的 1%，目前仍然是重症监护病房中最常见致死性并发症之一，近年来报道小儿病死率为 40%～ 90%。

一、原因

ARDS 的病因甚多，常见的原因有休克 (低血容量性、感染性、心源性)，创伤 (溺水、意外窒息、烧伤、肺挫伤、多发性创伤、手术后)，感染 (肺炎、革兰氏阴性杆菌败血症、脑膜炎、胃肠炎)，误吸 (毒气、胃内容物、手术后吸入血液) 等。较少见的原因有药物过量、体外循环、血液透析、高原环境、胰腺炎、大量输血等。

二、发病机制及病理生理

ARDS 是继发于急性肺损伤的肺毛细血管渗透性增加所致的非流体静压性肺水肿，与继发于典型的充血性心力衰竭的肺静脉压升高的肺水肿不同。

1. 肺水肿

肺水肿是 ARDS 发病的基本环节，由微血管通透性增加所致的低压力非心源性肺水肿。肺泡毛细血管通透性异常增高，液体和蛋白质从毛细血管隙流向间质组织、肺泡内。

2. 气体交换障碍

ARDS 气体交换异常最突出的表现是低氧血症，其主要原因是肺内分流。因广泛的肺泡水肿、肺泡萎陷、小气道闭塞，毛细血管血照常灌注，造成通气 / 血流比值降低，肺内分流增加，可达 25%～ 45%。

3. 肺顺应性降低

表现为功能残气量及肺容量减少。由于肺表面活性物质破坏，肺的顺应性降低，迫使患儿用力呼吸，晚期常发展为弥漫性肺纤维化。

4. 肺损伤机制

促发肺损伤的因素很多，目前公认有氧自由基释放、肺泡表面活性物质缺乏、炎性细胞因子及氧中毒等。

三、临床表现

ARDS 多在原发病基础上出现临床表现，起病急剧而隐袭，常在原发病后 1 ～ 3 天内发病。在疾病的最早阶段很少有呼吸系统的体征，在发病后的 6 ～ 48 小时内可出现进行性缺氧，气促。最初通过吸氧可纠正低氧血症，但因有明显的通气 / 血流比例失调 (肺内分流) 和伴随肺容量减少的肺顺应性降低，使低氧血症难以纠正，此时需要机械通气。肺部听诊可有啰音。早期胸部 X 线片可能显示正常，以后逐渐出现肺纹理增多，片状阴影，毛玻璃样改变，支气管充气征，晚期全肺透亮度降低，心音不清，呈“白肺”样改变。

四、诊断

沿用 1988 年制定的全国诊断标准：

1. 具有可引起 ARDS 的原发疾病

包括：①肺部疾病，如误吸、重症肺部感染 (包括流感病毒、肺孢子虫病等)、肺外伤、栓塞 (脂肪、羊水) 和毒害气体吸入 (光气、烟雾) 等；②肺外疾病，如创伤、败血症、各种原因的休克、体外循环、输大量库存血、急性胰腺炎、DIC 期吸入高浓度氧 (＞ 70%，即体积分数为 0.7 的氧) 等。

2. 呼吸频率

新生儿＞ 60 次 / 分，婴幼儿＞ 40 次 / 分，儿童＞ 35 次 / 分。

3. 血气分析异常

低氧血症，在海平面呼吸空气时，PaO_2 ＜ 8kPa(60mmHg)；PaO_2/FiO_2 ＜ 39kPa。

4. 胸部 X 线征象

可见肺纹理增多，边缘模糊，斑片阴影或大片阴影等肺间质性的或肺泡性的病变。

5. 除外慢性肺疾病和左心衰竭

具备以上 5 项或仅缺少第 4 项即可诊断为 ARDS。

五、治疗

目前 ARDS 治疗困难，病死率高，除对原发病进行有针对性的治疗外，ARDS 本身并无特效疗法，主要是支持疗法，其主要目的是保证机体代谢对氧的需要。

1. 氧疗

早期通过鼻导管或面罩吸氧，可达到满意效果。若面罩吸入 50% 的氧仍存在低氧血症，应及时行气管插管进行呼气末正压 (PEEP) 治疗。

2. 机械通气治疗

由于肺部病变重且进展快，一般推荐采用定容式通气方式以保证适当的潮气量使输送容量不变，以应对呼吸顺应性的变化。重症病例，需要 PEEP 治疗严重缺氧。除此之外，允许的 FiO_2 应低于 1，减轻因高纯度氧作用于肺组织而致潜在的肺损伤。如肺损伤持续存在，可能导致自相矛盾的更为严重的后果。高 PEEP 可减少因肺水肿引起的肺功能变化，缩短病程（尤其是肺容量的减少，由此减少肺内分流量），但不能减少存在于肺内引起水肿的液体量。改善氧合作用所需的PEEP，根据呼吸窘迫的程度而定，轻度窘迫为0.39～0.59kPa(4～6cmH_2O)，严重窘迫可逐渐递增，但最大不应超过1.47kPa(15cmH_2O)。高PEEP潜在的损害作用包括气压伤、肺高压和减少心输出量。潜在的导致氧运输障碍。适当使用麻醉剂和镇静剂有助于患儿进行有效的通气。

3. 血液动力学支持

血液动力学支持主要是指改善灌注，增加氧运。扩容可给予浓缩红细胞，使红细胞压积维持在40%～50%，或者对无贫血的患儿可给予胶体或晶体液。对总蛋白或白蛋白浓度减少而使血管胶体压降低的患儿应给予胶体液。对于其他类型的ARDS患儿，还没有明确的最佳补液方案。正性肌力药物的应用常常是必需的，最佳剂量应根据血压、尿量、心输出量、肺脏和全身的血管阻力及患儿的气体交换决定。

4. 药物治疗

对于ARDS的患儿，药物治疗并不十分有效。临床研究正着重阻止对损伤的炎症反应。皮质激素类药物具有稳定溶酶体膜，阻止血小板聚集，阻滞磷脂酶A2的活性，使二十烷类产生减少的作用。但是临床研究表明ARDS患者应用皮质激素并没有任何疗效。异丁苯丙酸（布洛芬）与消炎痛可以阻止二十烷类的合成，但无明显疗效。血管扩张剂如硝酸甘油、硝普钠、PGE、PGI，以及钙离子通道拮抗剂被用来拮抗肺血管收缩，但因易造成全身性低血压，这些药物的应用受到限制，而且无确切证据证明这些药物有效。

5. 控制感染治疗

ARDS时极为重要的问题是预防感染，早期诊断和治疗感染。除采取常规措施减少医源性感染的发病率外，目前正在研究对ARDS的患儿实行预防性的抗菌药物的应用和消毒措施。免疫治疗有可能是预防和治疗感染最积极的措施。对革兰氏阴性杆菌及其成分的主动、被动免疫正在研究中。

6. 特殊治疗

(1) 一氧化氮 (5～20PPm) 吸入：可明显降低肺动脉高压，改善肺的氧合功能。选择接受这种治疗的患儿的标准尚未建立，而且有效性还未得到前瞻性随机临床研究的证实。

(2) 肺表面活性物质 (SAM)：ARDS存在肺表面活性物质功能不良，是造成肺换气障碍的重要原因，外源性SAM替代治疗可以增加肺脏的顺应性，降低吸入氧浓度，使患儿撤机时间提前。但这种方法仍需要进行前瞻性随机研究。

(3) 体外膜肺 (ECMO) 治疗：ECMO可代替肺进行气体交换，维持生命，为肺严重病变的治疗提供了机会。现在正在进行前瞻性研究来评价静脉—静脉ECMO的疗效，迄今为止的数据表明，在ECMO治疗组和非ECMO治疗组间无明显差别。

六、预后

ARDS病死率高，死亡常由多器官系统衰竭伴继发感染和进行性呼吸衰竭所致，和早产儿支气管肺发育不全一样，对急性呼吸衰竭(低氧血症和高碳酸血症)的呼吸支持治疗可能引起不可逆的或进行性的慢性肺损伤。尽管一些成人呼吸窘迫综合征急性期之后的慢性肺部疾病患者需要气管造术和持久的机械通气，但大多数活下来的成人在后来几乎没有后遗症。

第四节　心力衰竭的诊断和治疗

心力衰竭是指心脏因某种原因不能提供足够的血流以供机体生理需要，当动员机体代偿机制也不能弥补心排血量的不足，导致循环充血，并产生一系列临床症状和体征，称之为充血性心力衰竭 (congestire heart failure，CHF)。

一、原因

小儿心力衰竭的病因与成人不同，有非心血管疾病和心血管疾病的原因。

1. 非心血管疾病呼吸道疾病

如新生儿室息、呼吸窘迫综合征、肺炎、肺出血等引起的低氧血症和酸中毒；感染、支气管肺炎、败血症(直接或毒素影响心肌的收缩力)；代谢紊乱，如低血糖、低钙血症等；严重贫血，如Rh血型不合、白血病等引起的严重贫血等。都是因为影响心肌收缩力以及继发性肺动脉高压导致心力衰竭。

2. 心血管疾病前负荷过重

左向右分流性先天性心脏病，如房间隔缺损、室间隔缺损、动脉导管末闭、二尖瓣反流、三尖瓣反流、医源性输液、输血过多等可使心脏前负荷增加；后负荷过重：原发性或继发性肺动脉高压(如新生儿室息等)或全身高血压(多继发于急性肾炎)，主动脉或肺动脉瓣狭窄或闭锁、主动脉缩窄等；心肌收缩力减弱：左心室发育不良综合征、心肌病、心肌炎、原发性心内膜弹力纤维增生症、维生素 B_1 缺乏症、心肌糖原累积症、风湿性心肌炎等；严重心律失常：心脏房室传导阻滞、心房颤动、心室颤动、较长时间的室上性心动过速等；心室收缩协调性失调：如心肌炎、心室颤动引起的心肌收缩紊乱，心肌梗死致心肌收缩不协调(儿科罕见)等；其他，如水电解质的严重紊乱和酸碱失衡，亦可引起心力衰竭。

心脏原因存在时，感染、心律失常、运动和情绪激动、贫血、电解质紊乱和酸碱失衡等为诱发心力衰竭的主要因素。

二、发病机制

在某些病因作用下，心肌收缩性减弱，或心室的舒张顺应性障碍，或心肌各部分舒缩功能失调，致使心脏泵血功能受到损害，不能泵出足够量的血液以满足静息或一般体力活动状态下全身组织代谢的需要，发生静脉回流受阻，重要器官部位发生淤血，动脉血流灌注不足而产生一系列综合临床症状和体征。

发生心力衰竭的基本机理有以下几个方面：①心肌收缩力减弱，包括心肌细胞和收缩蛋白丧失，心肌能量代谢障碍，心脏 α、β 肾上腺素能受体及其信息传递调控障碍、和心肌兴奋收缩失耦联等；②心室舒张期顺应性异常，包括心室舒张功能障碍；③心脏各部位舒缩活动失调。

从病情和发病机制上心衰又分为急性和慢性心衰；左心衰和右心衰；收缩功能衰竭和舒张功能衰竭。

三、临床表现

小儿不同的年龄阶段临床表现有其特点，年长儿的临床特点基本上和成人相同。

1. 心功能减退的表现

(1) 心动过速：排除其他因素心率增加至婴幼儿＞ 160 次 / 分，儿童＞ 120 次 / 分为心力衰竭的表现。是一种代偿机制，但心率过快，反而会使心室舒张期充盈量减少，因而其代偿是有限的。

(2) 心脏扩大：可表现为扩大或肥厚，X 线、超声心动图可提供心脏扩大的直接证据。患儿心胸比例增大，婴幼儿大于 0.6。亦有心脏不扩大者，如肺炎引起的急性心力衰竭心脏多不扩大，亦属心功能不全的代偿机制。

(3) 奔马律：舒张期奔马律的出现为心力衰竭的有力证据。往往伴有第一心音减弱。

(4) 其他：多汗，有时可见大汗淋漓；末梢循环差，患儿面色苍白或灰暗，可有四肢皮肤发花、四肢发凉表现。皆为心力衰竭时儿茶酚胺增多所致。

2. 体循环瘀血的表现

(1) 水肿：可不明显，在眼睑、胫骨、骶骨等处轻度凹性水肿。

(2) 肝脏肿大：为静脉淤血最早、最常见的体征，触诊肝脏边缘圆钝，有轻度触痛。病情改善后可在 24 小时内明显缩小。肝脏在短期内进行性肿大为诊断心力衰竭有力证据之一。

(3) 颈静脉怒张：作肝颈静脉征试验，可呈阳性反应。较小的小儿颈短、较胖，一般不易望诊。

(4) 其他：肠道淤血可有食欲不振、腹痛，肾滤过率降低可引起少尿和轻微蛋白尿等。

3. 肺循环淤血的表现

(1) 呼吸急促：呼吸急促、费力、频率增快，小婴儿可达 50 ～ 100 次 / 分，在排除呼吸道疾病前提下为心力衰竭的有力证据之一。病情严重时可有鼻翼翕动、三凹征和青紫。平卧时呼吸困难加重，直抱或俯肩卧时可减轻。

(2) 咳嗽：为支气管黏膜、肺部瘀血水肿所致，多为刺激性干咳。当伴有感染时，也可有大量的痰。

(3) 肺部啰音：一般不易听到，如听到湿啰音，为病情较重的指征，不仅肺间质有水肿，而且肺泡壁也已累及。为前负荷增加后肺部瘀血所致。合并肺部感染后则更为明显。

四、诊断

根据 1985 年青岛小儿心力衰竭专题座谈会标准诊断如下：

1. 具备以下四项可考虑心力衰竭

(1) 呼吸急促：婴儿＞ 60 次 / 分，幼儿＞ 50 次 / 分，儿童＞ 40 次 / 分。

(2) 心动过速：婴儿＞ 160 次 / 分，幼儿＞ 140 次 / 分，儿童＞ 120 次 / 分。

(3) 心脏扩大 (体检、X 线或超声心动图)。

(4) 烦躁、喂哺困难、体重增加、尿少、水肿、多汗、青紫、呛咳、阵发性呼吸困难 (两项以上)。

2. 具备以上四项加以下一项或以上两项加以下两项可确诊为心力衰竭

(1) 肝脏肿大，婴幼儿右肋下＞ 3cm，进行性肿大伴压痛者更有意义。

(2) 肺水肿。

(3) 奔马律。

3. 严重心力衰竭

可出现周围循环衰竭。

4. 可利用各种辅助仪器设备

直接判断心脏的功能，如射血分数 (EF)，舒张末期压力，房室瓣 E 峰和 A 峰，等容舒张期等指标可反映心脏的收缩舒张功能。

下列指标可作为临床诊断新生儿心衰依据参考 (Rowe)：

1. 心功能已有衰退

具有下列四项中的三项：①心脏增大 (心胸比例＞ 0.6)；②入睡后心率＞ 150 次 / 分；③呼吸急促＞ 60 次 / 分；④湿肺。

2. 中度心衰

已具上列三项，并有以下一项者：①奔马律；②肝增大 (肋下 3cm)；③肺水肿。

3. 严重心衰

血压下降进入休克。

附：心功能的分级 (纽约心脏病学会)

Ⅰ级：仅有心脏病的体征 (如杂音)，但体力活动不受限制。

Ⅱ级：一般体力活动无症状，但较重的劳动后可引起易疲劳、心悸及呼吸急促。

Ⅲ：短程平路尚能健步而行，但步行时间稍长，快步或常速登三楼时，发生呼吸急促、心悸等。

Ⅳ级：体力活动能力完全丧失，休息时仍有心力衰竭的症状和体征，如呼吸困难、水肿及肝大等，活动时症状加剧。

婴儿的心功能分级，可拟订如下：

Ⅰ级：无症状，吮乳和活动与正常儿无异。

Ⅱ级：在乳儿，吮乳时可有轻度呼吸急促或多汗，年长儿活动时有异常的呼吸困难，但生长发育尚正常。

Ⅲ级：吮乳和活动有明显的呼吸急促，喂哺时间延长，生长发育因心衰而落后。

Ⅳ级：休息时亦有症状，呼吸急促，有三凹征、呻吟和多汗。

五、治疗

从血流动力学方面来看，治疗有几个目的：①维持满足机体需要的心输出量；②维持一定高度的动脉血压；③使升高的静脉压降低；④恢复心肌的收缩舒张功能。一种药物往往不能达到这几个目的。因此，临床多主张联合用药，应根据患儿的具体情况来设计治疗方案。治疗原则包括：①消除病因和诱因；②减轻心脏负担（改善前、后负荷以及控制水钠潴留）；③促进心功能的恢复。

1. 一般治疗

注意休息，对烦躁的患儿可用镇静剂。严重气促或有胃肠道症状者用鼻饲。对非常烦躁患儿，需快速镇静时，可用吗啡 0.1mg/kg。吸氧，维持水电解质和酸碱平衡，注意供给能量，抗感染，拍背吸痰，保持半坐卧位。

2. 去除病因和诱因

3. 洋地黄类药物的应用

洋地黄自 1785 年由 Withering 首次用来治疗心力衰竭至今已有 200 余年的历史。目前仍然是临床上治疗心力衰竭的主要药物。

(1) 洋地黄的作用

①对心脏的作用：洋地黄具有加强心肌收缩力即正性肌力作用，可使心室排空完全，心搏出量增加。其作用与下述机制有关：钠离子的外流有两种耦联过程，一是熟知的 Na^{+}-K^{+}-ATP 酶所调节的转运耦联；另一种是钠、钙间的转运耦联。正常时以前者为主，洋地黄治疗时前者受到抑制，从而使心肌细胞内的钠增多而钾减少。细胞内钠增多后，其外流亦更多地依赖钠、钙转运耦联，于是钙内流增加，从而加强了心肌的收缩力。

②对心率的影响：洋地黄减慢心率作用一方面是由于心功能改善使代偿性心动过速消失，心率减慢；另一方面有兴奋迷走神经作用，延长房室结不应期，减慢传导速度，使心率减慢，有利于心室舒张期充盈和改善冠脉循环，也改善心功能。

(2) 洋地黄的应用

①饱和量法和维持量法：在短时间内（速给法在 8 ～ 24 小时，缓给法在 4 天左右）给予足量，称为洋地黄化；此后每天给予一定量的洋地黄以维持在血中的治疗浓度，这就是维持量。近年来的临床和实验研究认为洋地黄的作用与剂量呈线性关系，即小剂量

对心肌收缩力有小的作用，随着剂量的递增其作用也随之增强，直至出现中毒。因此洋地黄达到最好疗效时，就是洋地黄化的量。所以临床上并非一定要达饱和量，较小剂量也能发挥相应的作用。

②使用洋地黄注意事项：a. 用药前应了解患儿在 2 ～ 3 周内有否使用洋地黄，以防洋地黄过量中毒；b. 心肌炎患儿对洋地黄耐受性差，易发生中毒，剂量应比常规剂量少 1/3，且饱和时间不宜过快；c. 钙剂与洋地黄有协同作用，低血钾可促使洋地黄中毒，应予注意。

③洋地黄中毒和处理：地高辛的治疗量和中毒量很接近。在早产儿、缺氧、低钾、低镁、高钙血症、心肌炎、严重肝肾疾病以及严重心功能不全时尤为容易引起中毒。中毒的主要表现有恶心、呕吐、食欲减退、头痛，腹泻也可是婴儿中毒的突出症状之一。甚至可使心力衰竭加重。心律、心率也会有改变，婴儿心率＜ 90 ～ 100 次 / 分，儿童＜ 60 ～ 70 次 / 分，P-R 间期延长＞ 0.18 ～ 0.20 秒，心律失常加重或出现新的心律失常，如交界性心律、房室传导阻滞和室性早搏。

地高辛血清浓度的测定，一般临床上认为，儿童血中浓度＞ 2ng/mL，婴儿＞ 3ng/mL，新生儿＞ 3.5ng/mL，再加上有洋地黄中毒症状，可考虑为洋地黄中毒。

地高辛中毒的治疗，首先停用地高辛。对心室异位节律可用利多卡因静脉滴注 1mg/(kg·h)。可适当给予钾盐，尤其是低钾时。苯妥英钠可用于治疗地高辛中毒引起的异位搏动，以 2 ～ 4mg/kg 溶于 5% 或 10% 葡萄糖液中缓注，每次＜ 5mg/kg，5 ～ 10 分钟后可重复。心得安也可用于控制房性和室性心动过速。对有房室传导阻滞的中毒症状，可用异丙肾上腺素 0.15 ～ 0.2μg/(kg·min) 静脉滴注，也可用阿托品每次 0.01 ～ 0.035mg/kg 静脉注射。近年国外有应用特异性地高辛抗体片段 (Fab) 治疗严重地高辛中毒，60mg 的 Fab 片段可结合 1mg 地高辛，从尿中排泄，能很快逆转地高辛中毒。

4. 非洋地黄类正性肌力药物的应用

(1) 磷酸二酯酶抑制剂：这类药物通过抑制 CAMP 转化成 AMP，使心肌和血管平滑肌细胞内 CAMP 升高，而发挥正性肌力作用和血管扩张作用。这类药包括氨力农 (Amrinone)、米力农 (Milrinone)、依诺昔酮 (EnoxIMone) 和 PiroIMone。氨力农为新合成的双吡啶衍生物，可增强心肌收缩力、降低外周阻力、减轻肺静脉淤血和增加心输出量。临床上多用于治疗顽固性心衰，小儿剂量每次 2 ～ 4mg/kg，一日 2 ～ 3 次，服药后 1 小时起作用，1 ～ 3 小时达高峰，续 4 ～ 6 小时；静脉注射 0.75 ～ 1.5mg/kg，注射时间 3 ～ 5 分钟，2 分钟发挥作用，10 分钟达高峰，持续 1 ～ 1.5 小时。亦可以 40μg/(kg·min) 静脉滴注 1 小时，以后以 10μg(kg· min) 速度维持。应注意防止血压降低，可有血小板减少，停药后可恢复。不宜用葡萄糖 (时间长可使活性降低，但可以置静脉滴注的葡萄糖胶管中推注) 一起注射。这一类药物虽然能暂时改善心衰症状，但不能降低死亡率，所以只主张短期使用。

(2) 儿茶酚胺类药物：β 受体激动剂：心肌细胞膜存在 β1 和 β2 两种受体。现代研究表明，心力衰竭时增高的儿茶酚胺与心肌细胞膜上的β1受体持久结合而使β1受体数目减少，即所谓“受体下调”。故β受体激活剂作用于心脏β受体，增强心肌收缩力，增加心排出量，可用来治疗心力衰竭。近年临床上多采用对α受体、心率作用小，不易发生心律失常的β受体激活剂治疗心力衰竭。这类药有肾上腺素，异丙肾上腺素及多巴胺等。主要用于伴有体循环血量减少的心衰患儿，以及主动脉狭窄、心内膜炎、心肌病引起的严重心力衰竭和各种心脏病术后所致的心脏低排血量综合征者。对左向右分流先天性心脏病引起的心力衰竭疗效亦好。临床上以多巴胺应用较多，小剂量1～2μg/(kg·min)时，主要作用于多巴胺受体，使肾、肠系膜、脑及冠状血管等扩张，表现为心脏指数增加，外周阻力下降，肾血流量、肾小球滤过率增加；当达到2～8/μg/(kg·min)时，作用于β受体；如＞8μg/(kg·min)，可作用于受体而发挥动脉收缩作用并增快心率。多巴酚丁胺为合成的多巴胺侧链诱导体，对β1、β2、α受体均有作用，有较强的正性肌收缩作用，无多巴胺的肾血管扩张作用，此药尤其适用于心输出量降低和舒张期充盈压升高的急性心衰。静脉滴注开始用1～2μg/kg，渐增至2～10μg/(kg·min)，最大量不超过40μg/(kg·min)。有人认为此药较多巴胺疗效好。近年国外介绍一种部分β受体激活剂，如xamotetrol可改善心肌的收缩性，又可改善心室的舒缓和充盈，使每搏输出量约增加15%，心输出量约增加10%～20%，使左室舒张末压、充盈压降低，尤其适合于既有收缩性心衰又有舒张性心衰的患者。

肾上腺素、异丙肾上腺素及多巴胺等能增强心肌的收缩力，并能扩张周围血管；但这三种药物都可引起心率增快，肾上腺素且能减少肾排钠量，而异丙肾上腺素对排钠无作用，多巴胺必须由静脉注射，作用短暂，有时可使血压上升；鉴于上述情况，这类药物在治疗心力衰竭上未能占有重要地位。但在某些情况下如在婴儿的严重心力衰竭体循环灌注不足，手术后的心排量太低，心源性休克、心肌炎及肺水肿等，可有明显的疗效。常用的异丙肾上腺素除可增强心肌收缩力外，还可使周围血管扩张，剂量为每分钟每公斤体重0.1μg[0.05～0.5μg/(kg·min)]，溶于5%～10%葡萄糖液中，浓度为每毫升250μg。

氨茶碱有轻度正性心肌收缩作用，可松弛平滑肌及轻度利尿；如与速尿同用，可增强利尿的作用。氯化钙有正性的收缩作用和提高周围循环阻力；小儿心力衰竭时常有血钙过低，如静脉滴注或点滴氯化钙可使心排量大增。

5. 血管扩张剂的应用

血管扩张剂对心脏并无直接的正性肌力作用，而是通过影响心脏的前后负荷即降低全身小动脉的阻力和扩张静脉血管而改善心脏功能。扩张动脉可使全身血管阻力降低，左心室射血阻抗减少，心脏后负荷减少使心搏出量增加。扩张静脉可使静脉系统尤其是小静脉容积扩大，使回心血量减少，肺静脉淤血减轻，肺动脉楔压和左室充盈压及舒张末压降低，减少前负荷。同时扩张动、静脉，可使心室壁张力下降、氧耗减少，心功能得以改善。

应用血管扩张剂，应注意血容量是否足够，密切观察疗效和血压，一般以收缩压下降1.33kPa为宜。其对心衰患儿血液动力学的影响，可因临床情况而异，对心室充盈量和充盈压升高者，可使心输出量增加，心率无明显变化。如充盈量和充盈压降低，反而使心输出量减少并引起心动过速。故在应用血管扩张剂前，应了解患者的情况，并在治疗过程中监测病情变化。

儿科常用的血管扩张剂如下。

(1) 酚妥拉明：为一种非选择性的α受体阻滞剂，即对α1、α2受体都有作用，可广泛地扩张小动脉，减轻心脏后负荷，紧急情况时可先以0.10～0.20mg/kg溶于5%葡萄糖液20mL中于10～15分钟内缓慢推注，然后以1～5μg/(kg·min)的剂量加入5%葡萄糖液缓慢静脉滴注。情况好转后可改口服血管扩张剂。对急性左心衰、肺水肿有较好的疗效。

(2) 血管紧张素转换酶抑制剂类：卡普托利(甲巯丙脯酸)可抑制血管紧张素Ⅰ转换为血管紧张素Ⅱ，也能抑制缓激肽的水解，醛固酮生成减少，使Na离子、水钠潴留减轻。已证实这类药物的长期疗效优于其他任何血管扩张剂。另外，近年来研究已证实在心力衰竭时机体内氧自由基增多，且参与心力衰竭的发病。巯甲丙脯酸类化学结构中的巯基具有自由基的清除作用。该药口服后75%被吸收，以原形或代谢产物从尿中排泄。故肾功能损害者应减量。临床上常用的开博通剂量为：新生儿每次0.1～0.4mg/kg，6～24小时1次，婴儿0.5～6mg/(kg·d)，6～12小时1次，较大儿童12.5mg/次，每12～24小时一次。

(3) 钙通道阻断药：硝苯吡啶有较强的血管扩张作用，能降低周围血管阻力和增加冠脉流量。由于血管平滑肌的兴奋，收缩耦联对钙通道阻断药的敏感性较心肌纤维强3～10倍，故其剂量在尚不足以影响心肌收缩力时，已出现血管扩张作用。鉴于其有较强的血管扩张作用，能迅速减轻心脏后负荷，常用于治疗急性心力衰竭。但有报道长期用药会出现对心肌的负性肌力作用。其剂量为0.5～1.0mg/kg，一日三次。

(4) 硝酸甘油、硝酸酯：直接松弛血管平滑肌，尤其是大静脉或容量血管，使心脏前负荷降低。可明显降低肺静脉压，改善肺静脉充血，改善冠脉供血。硝酸甘油静脉用药0.5～20μg/(kg·min)，不超过60μg/(kg·min)。易产生耐药性。

(5) 硝普钠：可直接扩张动、静脉血管平滑肌。具有作用强、生效快、持续时间短的特点。在儿科一些难治性心衰，尤其是在各种先天性心脏病术中及术后出现低心排血量情况下，用药后心脏指数可增加；周围血管和肺血管阻力降低，临床症状体征改善。代谢产物为硫氰酸盐，其毒性有软弱、恶心、厌食和定向障碍。如血浆硫氰酸盐达0.2g/L时可致死亡。氰化物中毒可用20%硫代硫酸盐治疗[10mg/(kg·min)，共15分钟]。硝普钠见光6小时可产生实质性降解，故应用时临时配制并避光。开始剂量为每分钟0.5～1μg/kg静脉滴注，可逐渐加量，一般每分钟不超过3～5μg/kg，病情稳定后减量或停用。开始减量时可加用口服血管扩张剂。

(6) 肼酞嗪(肼苯达嗪)：直接作用于小动脉，对静脉也有较轻的扩张作用。因其负作用太多，近年来已少用。

(7) 哌唑嗪：为一种口服血管扩张剂，为触突后 α 受体阻滞剂，能均衡地扩张动、静脉血管平滑肌，减轻前、后负荷，减轻肺淤血，增加心排出量，不大影响心率，有时可出现低血压。

近年来因血管紧张素转换酶抑制剂等的广泛应用，后两种药物已较少应用。

6. 心房肽在充血性心力衰竭中的价值

心房肽 (ANP) 为一种心脏分泌的激素。具有利钠利尿、扩张血管、抑制肾素、血管紧张素、醛固酮系统的作用。资料表明，对心力衰竭患者输注合成的 ANP 后可使动、静脉扩张，利钠利尿、前后负荷减轻，心功能改善。

7. 利尿剂

利尿剂在心力衰竭中有重要的作用，主要是减轻心脏的前负荷和消除水肿。在应用利尿剂的同时，要注意钠盐的限制。儿科常用的利尿剂有以下几种。

(1) 呋塞米 (速尿)：主要作用是抑制髓袢升支的氯、钠运转，使钾、钠、氯的排泄增加。静脉滴注每次 1 ～ 2mg/kg，2 ～ 5 分钟起效，30 分钟达高峰，维持 2 ～ 4 小时。作用快，注意补钾。

(2) 氢氯噻嗪 (双氢克尿噻)：主要抑制髓袢升支皮质部钠和氯的重吸收而产生利尿作用，也可促进钾的排泄。口服 2 ～ 5mg/(kg·d)。以间歇疗法为宜，即用药 3 ～ 5 天，停药 2 ～ 3 天。服药后 1 ～ 2 小时起效，可维持 12 小时，有中等利尿效果，注意补钾。

(3) 螺旋内酯 (安体舒通)：此药为醛固酮拮抗剂，作用于肾小管远端的钠、钾交换过程，促其排钠保钾。口服 1 ～ 3mg/(kg·d)，8 ～ 12 小时起效，停药后药效可持续 2 ～ 3 日。

临床上为了增加利尿效果避免利尿剂的副作用，联合用药较为有益。常用的方法是：保钾利尿剂 (螺旋内酯、氨苯蝶啶) 和排钾利尿剂 (依他尼酸、呋塞米) 联用；对顽固的重症心衰，利尿剂疗效不好时，可用利尿合剂。新的利尿合剂是硝酸甘油、速尿、多巴胺。联合用药时应熟悉各药的药理作用，起效、持续作用时间，根据病情、权衡利弊，以期收到良好的效果。

8. 其他辅助治疗近年来应用

1，6- 二磷酸果糖 (FDP) 辅助治疗心力衰竭。心力衰竭时心肌存在着能量代谢障碍，FDP 为糖代谢过程中的重要中间产物，可增加细胞内的 ATP 浓度，改善心肌的能量代谢。FDP 有细胞膜稳定作用，能提高膜电位降低心肌的兴奋性、改善心肌传导、消除异位起搏点。FDP 还具有抑制白细胞产生氧自由基的作用，因而可以保护心肌细胞并促使红细胞向组织供氧。因而认为 FDP 可改善心肌的收缩和舒张功能。近年来国外有体外或体内辅助循环装置帮助改善心功能，争取时间，再结合其他治疗获得较好疗效的报道。国内也正在试验研究，目前多用于术后的患者帮助其心功能恢复。

在儿科心力衰竭的治疗过程中镇静、吸氧，注意喂养、维持水电解质平衡、酸碱平衡等以及支持疗法是不可忽视的重要措施。

参考文献

[1] 叶进 . 儿科常见病外治疗法 [M]. 北京：中国中医药出版社，2017.

[2] 崔霞 . 实用儿科常见病中医外治法 [M]. 北京：中国中医药出版社，2017.

[3] 杨思源 . 儿科临床新理论与实践 [M]. 上海：复旦大学出版社，2007.

[4] 郑珊 . 实用新生儿外科学 [M]. 北京：人民卫生出版社，2013.

[5] 陈佳，李小玉，侯怡 . 儿科常见疾病健康教育手册 [M]. 成都：四川大学出版社，2022.

[6] 薛艳，时爱芹 . 现代儿科基础与临床 [M]. 哈尔滨：黑龙江科学技术出版社，2022.

[7] 袁淑华，仪凤菊 . 新编儿科诊疗进展 [M]. 长春：吉林科学技术出版社，2022.

[8] 李金玲，王新叶，李静，等 . 儿科临床护理理论与实践 [M]. 北京：科学技术文献出版社，2022.

[9] 张京华 . 现代妇产与儿科疾病诊疗学 [M]. 北京：世界图书出版公司，2019.

[10] 张桂玲 . 儿科急症急救与常见病治疗 [M]. 长春：吉林科学技术出版社，2014.

[11] 马翠玲 . 儿科诊疗临床指南 [M]. 西安：西安交通大学出版社，2014.